HÉMORRHAGIES UTÉRINES

ÉTIOLOGIE — DIAGNOSTIC — TRAITEMENT

PAR

Le Docteur SNEGUIREFF

Professeur de Gynécologie à l'Université impériale de Moscou

ÉDITION FRANÇAISE

RÉDIGÉE PAR

M. H. VARNIER

Interne des Hôpitaux de Paris

SOUS LA DIRECTION DE

M. le Docteur PINARD

Professeur Agrégé à la Faculté de Paris
Accoucheur de l'Hôpital Lariboisière

PARIS

G. STEINHEIL, ÉDITEUR

2, RUE CASIMIR-DELAVIGNE, 2

1886

HÉMORRHAGIES UTÉRINES

ÉTIOLOGIE — DIAGNOSTIC — TRAITEMENT

HAVRE.— IMPRIMERIE DU COMMERCE, 3, RUE DE LA BOURSE

HÉMORRHAGIES UTÉRINES

ÉTIOLOGIE — DIAGNOSTIC — TRAITEMENT

PAR

Le Docteur SNEGUIREFF

Professeur de Gynécologie à l'Université impériale de Moscou

ÉDITION FRANÇAISE

RÉDIGÉE PAR

M. H. VARNIER

Interne des Hôpitaux de Paris

SOUS LA DIRECTION DE

M. le Docteur PINARD

Professeur Agrégé à la Faculté de Paris
Accoucheur de l'Hôpital Lariboisière

PARIS

G. STEINHEIL, ÉDITEUR

2, RUE CASIMIR-DELAVIGNE, 2

1886

TABLE DES MATIÈRES

TABLE DES FIGURES

PRÉFACE DE L'AUTEUR

En faisant paraître une traduction française de mon *Traité des hémorrhagies utérines*, je me suis laissé guider par les considérations suivantes :

Les médecins étrangers sont peu familiarisés avec la langue russe, tandis que la langue française est universelle. En second lieu, la nation française a fait beaucoup pour la civilisation russe; pour tout ce qui touche à la médecine, par exemple, nous avons ici largement puisé aux œuvres du génie français. En ma qualité de médecin russe, je désire donner un haut témoignage d'estime à une nation qui a tant fait pour le genre humain.

Ce livre étant le premier que je fais paraître, je réclame pour lui toute l'indulgence du lecteur. S'il s'y est glissé quelques inexactitudes, j'espère les faire oublier par le nombre de faits que j'ai exposés sans aucune idée préconçue, par le vif désir dont il témoigne et qui m'a inspiré de procurer quelque soulagement à la femme malade, de guider le praticien non spécialiste dans le choix à faire au milieu de tant d'hémostatiques plus ou moins énergiques, et enfin d'attirer l'attention des gynécologues sur les résultats superbes fournis par les injections d'eau chaude et les irrigations permanentes.

Enfin, je me suis proposé de soumettre mes idées aux médecins d'une nation aussi grande que la France et de prendre place dans la littérature médicale française, imbu que je suis de cette profonde et cordiale sympathie qui a existé et existe de nos jours entre Russes et Français.

PROFESSEUR SNEGUIREFF.

PRÉFACE DE L'ÉDITION FRANÇAISE

Depuis quelques années, les traductions françaises d'ouvrages étrangers, Traités, Manuels, Mémoires consacrés à l'obstétrique ou à la gynécologie se succèdent rapidement.

D'aucuns s'en plaignent alors que tous devraient s'en réjouir.

En effet, nous pouvons apprécier, en connaissant mieux ce qui se fait à l'étranger, la place que nous occupons dans le monde scientifique ; et si nous constatons quelquefois avec plaisir, sinon avec orgueil, que nous pouvons regarder de haut en bas, il faut reconnaître aussi franchement qu'il nous appartient quelquefois, sinon souvent, de regarder de bas en ·haut. Dans tous les cas, nous en tirons profit.

Nous devons accueillir, avec reconnaissance, tout ouvrage sérieux,. d'où qu'il vienne, que l'auteur appartienne à une nation qui feint d'ignorer la nôtre, ou à une nation amie. La science est au-dessus des passions et ne doit rencontrer aucune barrière.

Aussi, ayant l'honneur de présenter au public médical français le Traité des hémorrhagies utérines du professeur Sneguireff, je ferai taire les sympathies que nous éprouvons naturellement pour tout ce qui touche à la nation Russe et, faisant abstraction de toute autre considération, je n'aurai en vue, dans mon appréciation, que la valeur intrinsèque de l'œuvre.

Le Traité des hémorrhagies utérines comprend l'étude des hémorrhagies qui peuvent survenir chez la femme pendant toute la vie. Il diffère donc essentiellement du traité d'Edouard Rigby et de Stewart Duncan, traduit par Mme Boivin, où l'on ne trouve que l'histoire des hémorrhagies pendant la grossesse. Le professeur Sneguireff a laissé de côté le grand chapitre des hémorrhagies causées par l'insertion vicieuse du placenta. Après avoir consacré une première partie à l'exposé de sa méthode générale de diagnostic des maladies des femmes, l'auteur étudie, dans une deuxième partie, l'étiologie des hémorrhagies utérines. Il divise les causes des métrorrhagies en organiques et en réflexes. Il classe ainsi les causes organiques : 1° les dégénérescences malignes; 2° les dégénérescences bénignes ; 3° les phlegmasies chroniques (métrite parenchymateuse et endométrite); 4° l'avortement, la grossesse, les maladies puerpérales; 5° les déplacements de l'utérus; 6° les apoplexies des ovaires et les hémorrhagies du péritoine pelvien; 7° la ménopause; 8° les troubles de la nutrition générale.

Un tableau montre la fréquence relative des causes des hémorrhagies aux différents âges. Un chapitre est consacré à chacune de ces causes, à propos du diagnostic.

Le traitement est divisé en deux parties : 1° traitement des hémorrhagies utérines en général; 2° traite-

ment des diverses affections qui causent les hémorrhagies.

Cette énumération montre le plan suivi par l'auteur.
Je ne crois pas qu'il en existe de plus logique. En effet,
dès la première partie, le lecteur apprend non seulement
à interroger et à explorer, mais encore il est éclairé
à chaque instant sur des points de pathogénie dont
l'importance est trop souvent méconnue. Il voit ensuite
quelles sont les causes qui déterminent le plus souvent
l'hémorrhagie suivant les âges. Il est guidé autant qu'on
peut l'être à propos du diagnostic, et enfin il apprend
quand et comment il faut avoir recours au traitement
symptomatique ou au traitement curatif. Je ne sache pas
que dans aucun livre cette méthode d'exposition ait été
encore suivie, et cependant je la crois supérieure à toutes
les autres.

L'auteur, contrairement à ce qu'on rencontre trop
souvent aujourd'hui, n'a pas publié ce livre pour faire
croire qu'il est érudit ; aucune litanie bibliographique
n'encombre les pages de son volume. Il s'est contenté de
se montrer médecin dans la belle et large acception du
mot. Homme de cœur et de sens, instruit et expérimenté, il nous donne le fruit de son labeur avec la plus
entière bonne foi ; se gardant de formuler un jugement
sur les choses qu'il ne connaît pas assez ou qu'il n'a pas
vues, il se montre affirmatif quand l'expérience l'a convaincu et sait toujours rester à égale distance de la pusil-
lanimité et de l'audace téméraire.

Pour ces raisons, nous sommes persuadés que ce livre

sera justement apprécié par les médecins français, et nous ne saurions trop remercier M. Varnier et M. Steinheil des efforts qu'ils ont faits pour rendre possible la publication de cet ouvrage en langue française.

Paris, le 25 avril 1886.

Dr A. PINARD.

LIVRE PREMIER

MÉTHODE GÉNÉRALE DE DIAGNOSTIC DES MALADIES DES FEMMES

Le diagnostic des maladies des femmes repose sur l'interrogatoire et sur la constatation de signes objectifs. Il est de la plus haute importance, pour arriver à un diagnostic juste et précis, de savoir profiter des renseignements fournis par les malades sur leur état antérieur et actuel. Sans doute il faut pour cela connaître à fond la pathologie et la clinique ; pourtant l'expérience m'a prouvé que les débutants eux-mêmes peuvent tirer profit de cet interrogatoire qui les met dans la bonne voie et les conduit à un diagnostic correct. Je ne veux pas dire que l'interrogatoire seul, sans l'examen direct, suffise à nous éclairer ; mais j'affirme qu'il peut nous faire pressentir la solution du problème que vient confirmer cet examen. Le médecin arrive, par l'interrogatoire, à reconstituer la physionomie de la vie passée de sa patiente, à reconnaître si la maladie siège ou non dans la sphère génitale, quelle en est la nature et comment se comportent les quatre grandes fonctions de la femme : gestation et accouchement, menstruation, coït, sécrétions.

Comment faut-il diriger ces investigations ? Depuis longtemps déjà j'ai réglé, à la Clinique, l'interrogatoire et l'examen des femmes d'après le schema reproduit ci-contre (1). Il est

---

(1) Le schema dont il s'agit ici est présenté dans l'ouvrage russe sous la forme d'un tableau qu'il faut déployer. Cela m'a paru peu pratique pour prendre les notes que l'interrogatoire nécessite. Avec l'aide des conseils de M. le docteur Pinard, j'ai modifié ce tableau que je présente sous la forme d'un carnet. On le trouvera à la fin du volume. *(Note de l'éditeur.)*

court mais donne exactement tous les renseignements indispensables. Grâce à lui le médecin s'habitue à ne rien laisser
inexploré de ce qui touche aux organes génitaux.

CHAPITRE PREMIER

De l'interrogatoire.

*Le genre de vie des femmes, leur position sociale, leur
profession* influent sur le fonctionnement de l'appareil sexuel
et doivent être connus du médecin. Il est inutile d'insister
longuement sur ce point ; c'est ainsi, par exemple, que pour
juger de l'influence exercée sur cet appareil par un travail
physique pénible, il suffit de comparer les organes génitaux
des blanchisseuses avec ceux des femmes qui, nées dans l'ai-
sance, n'ont jamais été soumises à de rudes travaux. L'inter-
prétation des phénomènes morbides accusés par les malades
diffère suivant que celles-ci appartiennent aux classes ouvrières
ou oisives. Si une femme du peuple se plaint de flueurs blanches,
on peut être assuré qu'il y a réellement chez elle une hypersécrétion pathologique; tandis que, pour les femmes du monde,
la sécrétion physiologique passe aisément pour une leucorrhée
abondante. J'en dirai autant du symptôme douleur. Chacun connaît les différences qui existent, au point de vue de la conduite
et de l'hygiène de l'accouchement et de la période puerpérale,
dans les classes pauvres, riches ou aisées ; les pauvres ne con-
sultent le médecin que contraints et forcés, lors de maladies
puerpérales graves. Aussi mainte complication puerpérale
d'apparence légère, qui suffit pour laisser après elle des maladies sérieuses, passe inaperçue dans ces cas. La position sociale et la profession doivent être également prises en sérieuse
considération dans tout ce qui a trait à la menstruation, aux
rapports sexuels, à la thérapeutique et au pronostic des maladies des femmes.

Aux points de vue diagnostique et pronostique *l'âge de la
femme* joue un rôle important; il en est de même pour les
indications thérapeutiques. C'est ainsi que, tandis qu'on

doit combattre énergiquement les causes de la stérilité chez une femme de 20 ans, cette conduite ne s'impose pas chez une femme déjà âgée. S'il faut restaurer le col atteint de déchirure et d'ectropion avant 35 ans, lorsqu'il n'y a pas de contre-indication vitale, la même indication n'existe pas après 35 ans, et si la femme est multipare le col sera amputé. Tandis qu'on doit combattre la métrite chronique chez les femmes jeunes et chercher, par tous les moyens possibles, à obtenir la restitutio ad integrum, il est de rigueur chez les femmes agées de favoriser la sclérose. Chez les femmes jeunes la castration et l'hystérectomie ne doivent être pratiquées qu'en présence d'indications vitales. En résumé la gynécologie doit être d'autant plus conservatrice et restauratrice, surtout au point de vue de la fonction génératrice, que le sujet est moins avancé en âge.

Les divers processus pathologiques se comportent différemment aux diverses périodes de la vie sexuelle. Cette vie sexuelle s'étend de 15 à 45 ans ; ce n'est que dans ce laps de temps que la femme peut devenir enceinte, accoucher, allaiter, être menstruée. En dehors de cette période, elle perd les caractères du type féminin qui a sa plus haute expression de 30 à 35 ans.

On peut diviser la période sexuelle en 3 périodes secondaires :

1° Période de 15 à 25 ans.
2° id. de 25 à 35 ans (acmé du développement).
3° id. de 35 à 45 ans qui aboutit à la ménopause.

La première période pourrait être appelée préparatoire, incomplète, car les fonctions, surtout la menstruation et la fonction du coït, n'y parviennent pas au maximum de leur développement. La femme peut cependant, durant ce temps, devenir enceinte, accoucher, allaiter.

Pendant la seconde période, de 25 à 35 ans, la femme se caractérise aux points de vue physiologique et pathologique ; les fonctions parviennent à l'apogée de leur développement, les processus morbides sont plus intenses et plus extensifs ;

c'est là une donnée dont le pronostic et la thérapeutique doivent s'inspirer. L'influence des inflammations, des néoplasmes des organes génitaux sur le moral, et l'influence de ce dernier sur les maladies des organes génitaux, tout cela s'accuse de la façon la plus nette et la plus intense. Ajoutons qu'une autre fonction qui, étroitement liée à l'existence des organes génitaux et influant intimement sur leur pathologie, mérite une attention toute particulière, la fonction du coït, parvient ici également à l'acmé de son développement. Ces faits sont assez connus pour qu'il ne soit pas nécessaire d'y insister.

Durant la troisième période, de 35 à 45 ans, période plus ou moins tranquille, les organes sexuels sont peu exposés à devenir malades ; dès 40 ou 45 ans, on observe une tendance, un acheminement à la cessation complète des fonctions, ce qui s'observe surtout lorsque les deux premières périodes ont évolué régulièrement. Mais s'il y a eu de nombreuses irrégularités pendant les deux périodes antérieures, les organes sexuels deviennent alors plus vulnérables, et il n'est pas rare d'y voir se développer des néoplasies malignes. De même, si la fonction du coït n'a pas trouvé satisfaction dans les deux premières périodes, il est assez fréquent de voir survenir la nymphomanie, surtout si le coït n'a été pratiqué qu'un an ou deux durant la première période, et si la femme n'a eu qu'un enfant ou même pas du tout. Les femmes sont alors atteintes de ce qu'on appelle langueur et névrose.

On admet encore, dans la vie sexuelle de la femme, une autre période qui s'étend de 45 à 50 ans ; c'est la période de la ménopause, caractérisée par la lenteur d'évolution, la ténacité des processus pathologiques. Elle voit finir une fonction importante : la menstruation et l'ovulation ; la cessation des règles, l'atrophie des ovaires et de l'utérus s'accompagnent de troubles locaux et généraux. Ici l'examen local des organes génitaux constitue la base principale du diagnostic, car l'interrogatoire donne la plupart du temps des renseignements faux.

Le médecin doit rechercher si la malade est *mariée ou non, fille ou veuve, si elle a eu des enfants*, questions importantes au point de vue du genre de vie et de la position sociale des femmes, et par suite au point de vue pathologique. Un long veuvage, le célibat influent fortement sur l'état des organes sexuels. Il ne faut pas oublier que l'abstinence prolongée du coït entraîne presque constamment de nombreux dérangements nerveux (pollutions, congestions des organes génitaux, prurit vulvaire, onanisme, dyspepsie et hypochondrie). Le veuvage prolongé amène souvent l'embonpoint prématuré, la diminution des règles et parfois leur cessation.

Gestation. Accouchement. — On passe ensuite aux fonctions les plus importantes : la gestation et l'accouchement. La femme est-elle féconde ou stérile, quel est l'âge du mari, son état de santé, sa puissance ? Le médecin arrive ainsi à diagnostiquer, en cas de stérilité, si la faute en est à la femme ou au mari ; il est parfois nécessaire d'examiner le mari pour trancher cette question. La fonction génératrice est la plus essentielle ; la femme est pour ainsi dire faite pour procréer des enfants ; si elle est stérile, on peut la considérer comme un sujet imparfaitement développé.

On ignore encore aujourd'hui combien de fois la femme doit accoucher, et quel est l'intervalle de temps qui doit séparer les différentes grossesses. On estime en général qu'une femme en bonne santé ne doit pas avoir moins de quatre enfants, sans une seule fausse couche ; lorsqu'il n'en est pas ainsi, et que toutes les fonctions s'accomplissent bien, il y a en elle un état pathologique quelconque. Les observations nous prouvent que, chez une femme qui n'a pas accouché ce nombre de fois, les organes sexuels deviennent extraordinairement vulnérables. Je ne puis rien dire de l'influence produite par les grossesses nombreuses, 8 ou 10 par exemple, sur la vulnérabilité des organes sexuels ; mais je puis affirmer que le non accomplissement des fonctions est une cause de maladie. Les femmes stériles en sont des exemples frappants, comme le lecteur pourra le voir au chapitre des antéflexions congénitales.

Quand la femme a-t-elle accouché ? Le médecin pourra savoir, par la réponse faite à cette question, à quelle époque l'appareil sexuel était suffisamment sain pour avoir pu accom-

plir une fonction d'une aussi haute importance que l'accouchement. Il est en effet exceptionnel qu'une grossesse se
termine heureusement s'il existe une affection quelconque
des organes génitaux. Voici par exemple une jeune femme
ayant moins de 30 ans, chez laquelle la dernière grossesse
remonte à 3 ou 4 ans; probablement elle souffre d'une affection quelconque, puisqu'il est presque obligatoire qu'une femme
bien portante accouche après 2 ans. On peut considérer cet
état comme une stérilité relative.

Allaitement. — L'allaitement des enfants est une des
principales fonctions de la femme. Malheureusement, dans
le monde et parmi les médecins, on méconnaît la portée de
cette fonction; et nous sommes arrivés à un point tel qu'une
femme envisage l'accomplissement de ce devoir à contre-
cœur, comme un luxe, une charge, une fatigue sans but. On
a de l'argent et on paye une nourrice. Ce sont là des mœurs
déplorables, contre lesquelles les médecins doivent réagir
d'autant plus que beaucoup de confrères, imbus d'idées fausses
à l'égard de l'hérédité des maladies, se font les complices de
ces préjugés absurdes qui courent le monde sur la fonction de
l'allaitement. Il faudra une grande patience et une grande
persévérance pour bannir de la société cette coutume barbare
et déplorable de l'allaitement des enfants par des mercenaires,
coutume qu'il faudrait supprimer par voie législative. Il n'est
pas admissible en effet que la richesse ait assez de puissance
pour faire allaiter un enfant, né de parents maladifs et caco-
chymes, par une femme bien portante dont l'enfant, qui pourrait être plus tard un citoyen robuste, est élevé au biberon.

Nombreuses sont les femmes qui ne comprennent pas tout
le tort qu'elles font à leur santé en ne s'appliquant pas à
cette fonction. L'abondance de la sécrétion lactée (44 onces 1/2
par 24 heures, d'après Lamperrière; 34 à 100 onces, d'après
Robin), n'est-elle pas une preuve de l'importance énorme de
cette fonction pour l'organisme? Mon expérience personnelle
m'a en outre conduit à cette conclusion : qu'il s'accomplit durant
l'allaitement une involution générale de l'organisme, se traduisant localement par l'involution de l'utérus, des ligaments,
du vagin, des parois abdominales. La lactation procure pour

ainsi dire le repos aux organes sexuels puisque, tant qu'elle dure, à de rares exceptions près, la menstruation ne se fait pas, et la femme ne devient pas enceinte. Il est impossible, en considérant tout ce que je viens d'exposer, de ne pas comprendre la nécessité absolue de l'allaitement maternel. Je glisse sur les considérations de sentiment que comporte ce sujet, et je conclus : la femme doit allaiter son enfant elle-même ; le médecin devra y tenir énergiquement la main.

État puerpéral. — L'état puerpéral a pour nous un bien plus grand intérêt, car on sait qu'avec lui commencent la plupart des affections génitales.

Les divers points sur lesquels devra porter l'enquête sont les suivants : la durée du travail, le mode de délivrance immédiate ou tardive, l'existence d'une hémorrhagie après la délivrance, bref toutes les anomalies de l'accouchement. La femme a-t-elle accouché en ville, à la campagne, chez elle ou dans une maison d'accouchements ; a-t-elle été assistée par un médecin et pourquoi ? Quel jour l'accouchée a-t-elle quitté le lit? La réponse à cette question ne peut avoir de signification, au point de vue de l'existence d'une affection puerpérale, que si la malade s'est relevée seulement plusieurs semaines après l'accouchement ou si, appartenant à la classe ouvrière, elle a gardé le lit 10 ou 12 jours. Quelles ont été la quantité et la qualité de l'écoulement lochial, son odeur, sa couleur ; l'odeur fétide, l'existence pendant 12 jours de lochies brunes ou sanguinolentes, leur suppression, trahissent une complication. Si les malades ont éprouvé de vives douleurs après leur accouchement, elles en feront elles-mêmes mention, sinon il vous sera difficile d'en obtenir une réponse satisfaisante. Les douleurs se sont-elles accompagnées de ballonnement du ventre, de vomissements, de fièvre vive, vous en concluez nécessairement qu'il y a eu inflammation des organes sexuels et du péritoine.

Il faudra rechercher si, pendant les suites de couches, il y a eu de grands frissons avec claquement de dents, de l'élévation de la température avec soif vive, sécheresse de la bouche, de l'œdème des membres inférieurs, et à quelle époque après l'accouchement la malade s'est considérée comme rétablie. La convalescence a pu ne pas être franche, et la femme fait alors remonter sa maladie à ses dernières couches. Si une affection puerpérale est survenue, l'allaitement a-t-il pu être continué, ou bien a-t-il dû être suspendu par suite du manque ou de l'insuffisance de la sécrétion lactée ? A quelle époque a eu lieu le retour de couches ? L'enfant est-il mort et de quoi ? Ces investigations suffisent à esquisser la physionomie exacte de la période puerpérale, et à éclairer le médecin sur l'existence antérieure d'une affection puerpérale, ainsi que sur ses relations avec la maladie observée en dehors de la gestation.

Prenons quelques exemples : chez une femme vivant de son travail qui, accouchée en ville aux mois de janvier, février ou mars, n'a pas quitté le lit avant 12 jours, l'existence d'une complication est évidente. Le diagnostic rétrospectif est plus facile dans la bourgeoisie et la classe éclairée, si l'on songe que pas une seule accouchée bien portante ne reste alitée plus de douze jours. La suppression des lochies indique soit une inflammation quelconque (cellulite ou péritonite), soit une septicémie. L'absence de lochies durant 2 ou 3 jours, suivie au 4e ou 5e jour d'un écoulement abondant, souvent fétide, avec violentes coliques, est en faveur d'une rétention des lochies dépendant d'une ante ou d'une rétroflexion de la matrice. La fétidité de l'écoulement lochial fait penser à la rétention d'une partie du placenta ou des membranes, au sphacèle limité ou étendu, à la diphtérite du vagin ou de la matrice, à la décomposition rapide des lochies sous l'influence d'une température élevée, ou enfin à la subinvolution utérine. Lorsqu'en même temps que des lochies fétides il y a eu des hémorrhagies et des coliques, les probabilités sont pour la rétention ou l'adhérence anormale des membranes ou d'une partie du placenta.

La couleur de l'écoulement est un réactif excellent de l'état de santé ou de maladie de l'accouchée. A l'état normal il s'écoule, durant les 3 ou 4 premiers jours, des lochies sanguinolentes remplacées, du 3me au 6me jour, par des lochies sanieuses, et du 6me au 7me jusqu'au 9me ou 10me, par un écoulement blanc laiteux. Lorsque l'écoulement est brun chocolat, cailleboté ou aqueux l'endométrite est hors de doute. Des frissons avec cla-

quement de dents annoncent la résorption de lochies putrides,
ou un début de septicémie, d'infection.

Si la femme a été souffrante plus de quatre semaines, et qu'on
note l'absence ou la diminution des lochies, des frissons, de
la fièvre, sans douleurs, il y a lieu de supposer qu'il s'est
agi d'une septicémie, qu'il y a eu d'abord endométrite
puis lymphangite. La malade a-t-elle été tourmentée par de
vives douleurs, des vomissements, du ballonnement du ventre,
c'est que les lésions ne se sont pas bornées aux vaisseaux
lymphatiques; elles se sont étendues aux veines. Il est très
probable qu'il y a eu cellulite pelvienne et pelvipéritonite
adhésive. Il est à remarquer que lors d'écoulement lochial abondant, fétide ou non, survenant sans douleurs, avec peu ou pas
de fièvre, le tout suivi d'un retour de couches abondant et
persistant, il est presque certain que l'utérus a été ou est encore
en état de subinvolution. La phlegmatia alba dolens, attaquant
un membre inférieur ou les deux, est un signe que les vaisseaux
lymphatiques et veineux ont été affectés, la source de leurs
lésions se trouvant dans l'utérus et le ligament large corres-
pondant au côté atteint.

S'il ne reste aucun doute sur l'existence d'une complication septique après l'accouchement, le médecin devra rechercher si la malade a présenté des éruptions, de l'érysipèle,
des métastases, signes d'une affection très sérieuse. En résumé
l'apparition, à la suite de l'accouchement, d'une maladie de
longue durée mérite de fixer toute l'attention du médecin,
attendu qu'il n'est pas douteux que toutes les affections
puerpérales tenaces ne soient infectieuses. Les modifications
qu'elles déterminent se trahissent par le retard des règles;
si passé 4 ou 5 mois celles-ci ne reviennent pas chez une
femme qui n'allaite pas, il est clair que le sang n'est pas
revenu à l'état normal, que la malade n'est pas guérie.

On s'inquiétera également de savoir s'il n'est pas resté, à la
suite de l'affection septique, une dégénérescence graisseuse du
cœur. Parfois la malade raconte d'une manière très nette qu'elle
éprouve une sensation d'angoisse, d'étouffement, de pesanteur
du côté du sternum, avec des vertiges, du refroidissement des

extrémités qui sont cyanosées, et cela longtemps après la disparition des accidents septiques. La face reste œdématiée, comme bouffie, subictérique; les yeux sont ternes, la physionomie souffreteuse, deux ou trois ans après la maladie. J'ai même rencontré dans ces cas l'hypertrophie de la rate. Ces faits s'expliquent lorsqu'on veut bien se souvenir que presque toutes les affections puerpérales sont le plus souvent septiques, autrement dit que ce sont des maladies du sang, dont les lésions locales constituent des déterminations, des complications qui disparaissent avant que la crase sanguine ne soit revenue à l'état normal. Ces septicémies laissent surtout des traces dans les organes sexuels et le cœur.

Jamais je n'ai vu un rétablissement plus prompt du sang que lors d'une nouvelle grossesse, terminée par un accouchement heureux et de bonnes suites de couches. Si, avec cela, la malade allaite, la santé achève de se restaurer complètement. On ne sait pas au juste après quel laps de temps la grossesse agit ainsi d'une façon bienfaisante sur les femmes qui ont été atteintes de septicémie; j'ai vu pour mon compte des cas où le fait s'est produit après 1 an 1/2 ou 2 ans. Lorsque, dans les suites de couches, il y a eu des symptômes de péritonite et que la femme souffre ensuite de métrorrhagies, il est très probable qu'il existe des adhérences de l'utérus surtout en arrière.

Quand depuis les dernières couches les règles sont devenues plus abondantes et plus fréquentes, en même temps que la malade découvre l'existence d'une tumeur hypogastrique, on doit soupçonner un fibrome. J'ai souvent constaté que la puerpéralité déterminait l'accroissement rapide de ces tumeurs. Dans les cas où, après l'accouchement, le ventre ne revient pas à son volume normal et reste gros, où il y a de la fièvre, des douleurs, en un mot des signes de péritonite, on devra songer au phlegmon du ligament large.

. Les affections puerpérales graves tarissent la sécrétion lactée, et la femme cesse ordinairement d'allaiter du 14e au 15e jour, parfois même avant; dans d'autres cas, lors de complications inflammatoires, principalement du côté du péritoine, l'allaitement est rendu impossible par l'intensité des douleurs. Parfois les règles sont supprimées pendant un ou deux ans après

l'accouchement ; ce fait dépend de l'atrophie ou superinvolution de l'utérus et des ovaires consécutive à la péritonite.
L'atrophie des ovaires résulte de leur suppuration ou de leur
compression par des néomembranes ; dans ces cas il n'y a pas
de molimen menstruel. Si en l'absence des règles et en même
temps que le molimen il existe de la fièvre hectique, un affaiblissement général, la superinvolution est probable.

Avortement. — Les avortements, les accouchements pré-
maturés sont une preuve évidente d'une affection locale ou
générale ; si les avortements se répètent souvent, l'affection est
probablement chronique. Les causes locales pouvant amener
l'avortement sont : les vices de conformation congénitaux de
l'utérus, surtout l'utérus unicorne, l'antéflexion et la conicité du
col, les déplacements en arrière (rétroversion et rétroflexion).
L'avortement a lieu le plus souvent du 3e au 4e mois, quand
l'utérus et ses annexes sont immobilisés par des adhérences,
comprimés par des tumeurs telles que polypes, fibromes, ou qu'il
y a métrite chronique. Parmi les causes générales d'avortement
il faut ranger toutes les affections aiguës du sang, l'état fébrile
tenace, la syphilis. Enfin on ne doit pas perdre de vue les causes
accidentelles : traumatisme, excès de coït, frayeur, secousse
morale. Il est naturellement difficile de remonter par l'interrogatoire à la cause de l'avortement. Les symptômes de la
syphilis par exemple peuvent manquer chez la femme alors que
le fœtus est infecté : aussi devra-t-on parfois s'informer de la
santé du mari.

Lors d'avortement dans les premiers mois de la grossesse,
le médecin doit s'inquiéter des faits suivants : quelle a été
l'importance de l'hémorrhagie ; l'œuf a-t-il été ou non
complètement expulsé, en entier ou sous forme de caillots ?
Un retard des règles suivi de métrorrhagie, de l'expulsion de
caillots avec douleurs conquassantes, est un indice d'avortement.
Parmi les modifications locales qui se manifestent aussitôt
après l'avortement, et même parfois après deux mois, on peut
constater la dilatation de l'orifice externe du col utérin et
l'augmentation de volume de l'utérus. Toutes les complications
des suites de couches peuvent se rencontrer dans l'avortement.
Il ne faut pas confondre les avortements habituels avec la

dysménorrhée membraneuse ; le diagnostic différentiel ne s'appuie que sur l'examen du corps du délit. Si une femme, devenue enceinte peu de temps après un avortement, vient à accoucher à terme, il est hors de doute que la cause de l'avortement a été purement accidentelle.

Le médecin ne doit jamais oublier que, de nos jours, on rencontre souvent des fausses couches provoquées par l'introduction de sondes dans l'utérus, et l'ingestion d'ergot de seigle. Ces manœuvres, faites le plus souvent par des personnes ignorantes, donnent lieu à des accidents septiques graves : c'est là un fait important à retenir si l'on veut éviter une erreur, car, dans ces cas, l'exploration vaginale ne donnant que des résultats négatifs, on est porté à croire à une maladie générale. Dans d'autres cas, faute de symptômes bien nets permettant d'établir le diagnostic, la femme sera soumise à un traitement systématique quelconque, par exemple au traitement antisyphilitique. Si le médecin lui expose alors toutes les conséquences d'un tel traitement, il obtiendra souvent le récit exact et sincère de la façon dont s'est accompli l'avortement. Un avortement provoqué prédispose fortement à l'avortement habituel ; le rôle du médecin consiste dans ce cas à faire disparaître cette prédisposition en procurant à l'utérus un repos complet, en conseillant l'abstinence du coït.

En résumé l'enquête relative à l'avortement et à ses suites doit être conduite d'après le même plan que celle de l'accouchement à terme et de l'état puerpéral proprement dit.

Menstruation. — Pratiquement la menstruation doit être considérée comme l'accouchement mensuel d'un ovule non fécondé. Fausse peut être au point de vue physiologique et histologique, cette façon d'envisager la question est des plus profitables en clinique, car elle force le médecin à calquer l'hygiène et la diététique de la période menstruelle sur celles de la période puerpérale.

Je propose de diviser l'examen de cette fonction de la façon suivante. En premier lieu on étudiera la puberté. On apprend en général que la première menstruation a eu lieu de 14 à 16 ans. Si tout a été normal, le flux périodique s'est établi d'une façon régulière dès le début; sinon les règles, après avoir apparu une première fois, se sont supprimées pendant un an, puis ont commencé à revenir d'une façon plus ou moins régulière Dans d'autres cas elles ne reviennent pas tous les mois, mais tous les 2 ou 3 mois, surtout pendant les deux premières années, puis deviennent normales à partir de ce moment. La première apparition des règles a-t-elle été ou non douloureuse? C'est la question la plus importante à résoudre. Si la douleur s'est manifestée lors des premières règles, on peut dire qu'il y a dysménorrhée innée (tenant le plus souvent à un vice de conformation de l'utérus, de ses annexes), par opposition à la dysménorrhée acquise consécutive à une affection quelconque.

Lorsque les règles ne s'établissent pas d'un seul coup, on doit considérer la femme comme excessivement vulnérable et prédisposée aux affections génitales. Il en est de même lorsque la première menstruation a eu un grand retentissement sur la santé générale. Le plus souvent le début à grand fracas de la fonction menstruelle marche de pair avec la suppression pendant les premiers temps. Si la femme est mariée, s'il y a eu coït, nous aurons à rechercher comment s'est établie la menstruation, si elle a été régulière jusqu'aux premiers rapports sexuels, après combien de jours ou de semaines revenaient les règles, quelle était leur durée, leur abondance, si elles étaient ou non accompagnées de douleurs, si le sang était de bonne couleur et s'il renfermait des caillots.

Vient ensuite l'étude de la menstruation après l'établissement des rapports sexuels et après les couches. En thèse générale le coït et l'accouchement n'ont qu'une bien faible influence sur la menstruation, et, si celle-ci s'est modifiée, c'est que les organes génitaux n'étaient pas encore entièrement développés lors des premiers rapports sexuels, ou que l'accouchement et les suites de couches ont été le point de départ d'une affection quelconque qui a retenti sur la fonction cataméniale.

A l'état normal les règles reviennent toutes les 3 ou

4 semaines, c'est-à-dire après 21 ou 31 jours. En dehors de ces limites la menstruation ne peut être appelée régulière. La durée habituelle est de 3 à 7 jours. Il est difficile d'apprécier exactement la quantité de sang perdu ; cependant si, au moment ou à la suite des règles, on constate des symptômes d'anémie et d'affaiblissement général, c'est que la perte de sang a été plus considérable qu'à l'état normal. La présence de caillots indique toujours une anomalie. L'odeur âcre ou putride ne se remarque que dans les cas pathologiques. La coloration du sang est foncée, parfois jaune brunâtre ; si elle est rosée c'est un signe de ménorrhagie ou d'ulcération du col. L'écoulement séreux qui précède ou suit immédiatement les règles n'est pas un signe constant de maladie.

La menstruation régulière ne s'accompagne que de légers phénomènes de molimen qui peuvent même faire défaut. Aussi lorsque la femme raconte qu'elle a des douleurs au moment de ses règles, on peut les considérer comme pathologiques. Ces douleurs, qui peuvent revêtir les caractères de coliques ou être conquassantes, s'observent le plus souvent avant l'apparition de l'écoulement périodique ou lors de ménorrhagies. Elles peuvent être de cause inflammatoire et sont alors constantes ; les mouvements les augmentent toujours, elles s'exaspèrent pendant les premiers jours des règles. Plus la femme perd, plus elles se calment et inversement ; elles se localisent le plus souvent du côté des ovaires, d'où elles s'irradient dans tout l'abdomen et la partie inférieure du tronc ; elles dépendent soit d'affections des ovaires ou des trompes, soit d'un léger degré de pelvipéritonite. Enfin les douleurs qui accompagnent les règles peuvent survenir en dehors de toute modification appréciable de l'utérus ou de ses annexes ; elles sont alors irrégulières dans leurs apparitions, et se rencontrent chez les personnes nerveuses, hystériques, anémiques ; on les nomme douleurs nerveuses. Parfois elles se déclarent au milieu de la période intermenstruelle.

Si l'on découvre un retard des règles, on doit toujours, en pratique, songer à une grossesse soit utérine, soit extra-utérine : c'est là un point important à noter afin d'éviter des erreurs graves. En dernier lieu on recherche l'époque des dernières règles ; si elles doivent bientôt revenir, il faudra apporter de grandes précautions dans l'examen des organes génitaux, éviter l'emploi du spéculum et de l'hystéromètre, bref toutes les causes d'irritation. On échappera ainsi à de grands désagréments.

La femme est-elle à l'époque de la ménopause, on demande à quand remonte la disparition de la menstruation. En thèse générale plus la menstruation est précoce et abondante, plus la femme se rapproche du type normal. Lorsque les règles n'ont apparu qu'à 18 ans ou plus tard, et qu'elles ne se sont pas établies tout d'un coup, il est probable que les organes sexuels sont imparfaitement développés. Si dans ces conditions la femme accouche, ce n'est le plus souvent qu'une seule fois, et la ménopause s'établit vers 30 ou 35 ans.

Passons maintenant à la maladie actuelle.

Maladie actuelle. — La femme a-t-elle été ou non bien portante jusqu'à cette maladie ; a-t-elle eu des flueurs blanches, des hémorrhagies, combien de fois et à quelle époque remontent les dernières ? Parfois les réponses de la malade relatives à la marche de l'affection indiquent clairement que celle-ci a attaqué successivement un tissu après l'autre, d'abord la muqueuse, puis le muscle utérin, le tissu cellulaire et enfin le péritoine.

Une fois au courant des maladies antérieures, le médecin demandera si l'affection actuelle dure depuis longtemps. Il est rare que la malade puisse préciser le début des accidents ; car pour elle le terme maladie implique l'existence de douleurs vives, de flueurs blanches, d'hémorrhagies. En serrant l'interrogatoire, on arrive le plus souvent à reconnaître que le début de la maladie remonte à la dernière couche ou fausse couche, ou à une inflammation dont la malade a gardé le souvenir. Par exemple une malade se présente avec de l'ovarite ou de la péritonite ; en recherchant la date des accidents, on apprend qu'ils ne remontent pas à plus d'une semaine, c'est-à-dire que ce n'est que depuis ce temps que la femme a eu des douleurs vives, de la fièvre, des hémorrhagies ; mais, en insistant, on apprend que cette femme,

d'un âge mûr (28 à 29 ans), n'a pas eu d'enfant depuis 7 ans
bien que son mari soit bien portant. Dans ce cas il est évident
qu'elle est malade depuis 7 ans ; la stérilité ne s'expliquerait
pas autrement. De même l'examen attentif des quatre fonctions
principales, ainsi que l'examen direct et indirect, montrent
qu'il y avait, avant l'affection actuelle, un autre état chronique
qui, outre la stérilité, devait se manifester tôt ou tard par
d'autres complications. Depuis longtemps, depuis le dernier
accouchement à terme ou prématuré, depuis l'inflammation
antérieure, les règles étaient plus abondantes ; et c'est une
cause insignifiante qui, déterminant une hémorrhagie, a
poussé la malade à avoir recours au médecin. En somme,
relativement à l'âge de l'affection, on ne doit pas se guider sur
la durée de la maladie actuelle, mais sur l'ancienneté des
troubles survenus dans les fonctions primordiales : accouchement, menstruation, sécrétions et coït.

On recherche ensuite de quoi se plaint particulièrement la
patiente ; le plus souvent les femmes se plaignent de douleurs
au bas-ventre ou dans le bassin. Ces douleurs peuvent être
spasmodiques, continues, irradiées, augmentant lors des mouvements et de la marche, diminuant pendant le repos ou inversement. La détermination de leur siège est des plus importantes.
Elles siègent le plus souvent dans les reins, s'irradiant d'habitude
dans les aines et dans le bassin ; parfois on les observe à l'hypogastre, immédiatement au dessus du pubis ou dans l'une
des fosses iliaques. Certaines malades accusent spécialement
des douleurs sacrées ou coccygiennes. Toutes ces douleurs
peuvent être localisées, ou se propager vers les extrémités
inférieures, en avant ou en arrière, du côté des reins, de
l'épigastre, dans le dos, vers les nerfs intercostaux. Dans le
diagnostic des maladies des femmes elles n'ont d'ailleurs
qu'une signification médiocre ; au point de vue pratique pourtant il est indispensable de les bien connaître, car elles sont
le phénomène dont se plaignent surtout les patientes ; et le
médecin qui ne saurait les atténuer ou les faire disparaître
passerait pour un ignorant et un inexpérimenté. Bien souvent
en effet la femme vient vous dire : Calmez-moi mes douleurs,
je m'inquiète peu du reste et ne désire pas me traiter. Nous

reparlerons des douleurs en traitant de l'examen interne et externe.

Leucorrhée. — La femme a-t-elle des *pertes blanches* et, si elles existent, quelle est leur quantité et leur qualité ; sont-elles permanentes ou intermittentes ? Elles peuvent être blanches, ressemblant au blanc d'œuf, au lait ; ou jaunes, porracées, séreuses, avec ou sans odeur, liquides, épaisses, irritantes ou non. On peut parfois, d'après leurs caractères, juger du siège et de la nature de la maladie : en thèse générale les flueurs blanches semblables à l'albumine proviennent de la cavité utérine ; la leucorrhée filante, gluante, difficile à détacher, du col utérin ; les écoulements purulents peuvent venir de toute l'étendue du canal génital. Ceux qui sont crémeux se rencontrent dans la première moitié de la grossesse. Les flueurs blanches irritantes accompagnent le cancer ou le catarrhe sénile de la cavité utérine et du vagin, la gonorrhée au début, le catarrhe bénin du col utérin. En général il est plus important de noter le simple fait de l'hypersécrétion que d'essayer de faire, des caractères de la leucorrhée, des signes diagnostiques.

Si la leucorrhée existe, on recherche si elle affaiblit la malade ou si elle est nécessaire, et si sa cessation brusque ne déterminerait pas des troubles plus graves. C'est là un sujet que je recommande aux méditations des médecins qui emploient des remèdes énergiques pour faire cesser les flueurs blanches. Il m'est arrivé bien souvent d'observer des cas dans lesquels, à la suite d'injections fortes et astringentes et de cautérisations énergiques, les flueurs blanches s'étaient arrêtées subitement ; si les malades étaient obèses ou très nerveuses et près de la ménopause, il y avait une aggravation visible de leur affection : des maux de tête, des vertiges, des battements de cœur, des tintements d'oreilles, de la tendance aux syncopes et aux attaques d'hystérie, accentuation des souffrances locales, bref maintes complications inattendues, le tout disparaissant quand revenait la leucorrhée. Je pense donc, m'appuyant sur ces observations, qu'il ne faut pas guérir toutes les leucorrhées, pas plus que tous les ulcères ; si on les guérit, il faut prendre des précautions et procéder graduellement. Si la leucorrhée épuise l'organisme comme les hémorrhagies, le traitement doit être énergique. Le traitement local consiste à diminuer la surface de sécrétion en modifiant sa texture. Le traitement général visera le rétablissement de la nutrition.

Métrorrhagies. — Le médecin recherchera ensuite si la femme a eu des métrorrhagies.

Que faut-il entendre par le terme : métrorrhagie? Comme je l'ai dit plus haut, la menstruation revêt un type périodique régulier; la métrorrhagie est l'écoulement sanguin par les organes sexuels, survenant entre deux périodes menstruelles, ou le retour plus fréquent qu'à l'état normal du flux menstruel. En d'autres termes lorsque les règles reviennent après une ou deux semaines, lorsqu'elles durent plus de 7 jours, enfin lorsque la perte sanguine est abondante, que chaque fois on observe des symptômes d'anémie aiguë, on peut considérer qu'il y a métrorrhagie. Au point de vue pratique cette façon d'envisager les choses est très juste, et tout médecin qui les comprendra ainsi rendra aux malades un grand service. Il y a évidemment des exceptions dont nous parlerons au chapitre : *Thérapeutique générale*.

Miction et défécation. — Le médecin bien fixé sur toutes les fonctions de l'utérus et de ses annexes, ainsi que sur leurs modifications, abordera l'examen des organes associés, la *vessie* et le *rectum*. On sait que les affections utérines retentissent rapidement sur l'état de ces deux organes, soit d'une façon mécanique, soit par voie réflexe en déterminant des changements organiques ou fonctionnels.

La souffrance de la *vessie* se traduit par des mictions fréquentes et pénibles, du ténesme, la rétention d'urine ou l'incontinence. Les affections du col utérin déterminent souvent ces symptômes, à cause des rapports intimes qu'il affecte avec la vessie; lorsqu'il se déplace il entraîne la vessie; il la comprime quand il s'hypertrophie. Ainsi s'explique, dans le cas de prolapsus, la formation de la cystocèle vaginale; de même encore l'inflammation aiguë du col produit une irrita-

tion aiguë de l'urèthre et du col vésical. Ces troubles vésicaux
sont si considérables que ce sont eux qui souvent décident les
malades à consulter un médecin. Il est d'ailleurs rare que chez la
femme la vessie soit atteinte pour son propre compte, et le plus
souvent son exploration ne donnera que des résultats négatifs.

L'influence exercée par l'utérus sur le *rectum* n'est pas
moins considérable ; ce dernier organe est en effet situé dans
la concavité sacrée, vers laquelle tendent à se porter le fond et
le corps de la matrice lorsqu'elle s'hypertrophie (rétroversion,
rétroflexion). Les épanchements sanguins, les exsudats péritonitiques s'observent le plus souvent dans la cavité de Douglas.
Au moment du travail le rectum subit une violence considérable, et son involution est intimement liée à celle de la paroi
postérieure du vagin. Les tumeurs du bassin, l'utérus gravide
entravent la circulation rectale. L'insuffisance d'involution des
parois abdominales détermine l'atonie intestinale, la pléthore
abdominale : on s'explique dès lors la fréquence des hémorrhoïdes, de la constipation dans les affections utérines. La
défécation peut être douloureuse, ce qui ne dépend pas toujours
de fissures ou d'inflammation des hémorrhoïdes. Souvent il
faut incriminer l'irritation de la paroi utérine postérieure par
le passage du bol fécal. L'état douloureux de l'utérus et des
annexes est parfois tel que la défécation est impossible. C'est
là, on le comprend, une cause puissante de constipation.

Dans d'autres cas, beaucoup plus rares, ce n'est plus de la
constipation mais au contraire une diarrhée abondante qu'on
observe chez certaines femmes, au début de chaque menstruation, après le coït, la cautérisation de la portion vaginale, etc.
Les douleurs rapportées au coccyx sont beaucoup plus souvent
d'origine réflexe que locale. Le médecin doit s'inquiéter des flux
hémorrhoïdaux qui s'observent fréquemment, conjointement
avec les hémorrhagies utérines auxquelles elles servent parfois de régulateur. Dans ces cas, il ne faut pas perdre de vue
la pléthore abdominale dont le traitement donne toujours des
résultats satisfaisants. Il est à remarquer que quelquefois les
malades ressentent au niveau du vagin la sensation de la défécation, par exemple après une longue marche, des efforts

pour soulever un fardeau, l'ascension d'un escalier. Cette sensation dépend le plus souvent d'un prolapsus de la paroi antérieure du vagin, et plus rarement de la postérieure; parfois ce n'est que l'utérus abaissé et rétroversé qui fait au dehors une légère apparition.

Là se termine l'enquête sur les troubles fonctionnels pelviens.

La section suivante a pour but de renseigner le médecin sur l'état du *canal gastro-intestinal* dont on interrogera les principales fonctions. Les nausées, les vomissements, les douleurs au niveau de l'épigastre se manifestant à jeun, reconnaissent souvent une origine utérine. Il ne faudra pas prendre le ballonnement du ventre, la tympanite et les douleurs qui en dépendent et qu'on observe surtout lors de la période menstruelle, pour des affections utérines ou ovariques. La percussion, la palpation préviendront l'erreur. Il faut se souvenir qu'au point de vue fonctionnel, les appareils génital et gastro-intestinal sont connexes; se rappeler l'influence qu'ont la gestation, la menstruation, l'ovulation, l'endométrite, les affections des ovaires et du péritoine sur l'appareil digestif. La disparition subite des règles, l'aménorrhée causent parfois toute une série de dérangements intestinaux, parmi lesquels rentre la tumeur imaginaire; inversement les affections des intestins, du foie, des reins retentissent puissamment sur l'état de l'utérus et de ses annexes. Le rôle du médecin est de savoir discerner, dans la pathologie pelvienne et abdominale, l'affection primitive de la secondaire; c'est affaire de science et d'expérience. Quel que soit d'ailleurs le siège de l'affection primitive, la base du traitement sera d'empêcher la constipation par un régime approprié.

Le médecin s'informera également si la malade tousse; la toux en effet ébranle l'utérus et ses annexes et contrarie le traitement. Les lésions du *poumon*, en entravant la circulation, prédisposent à la stase sanguine pelvienne. La phtisie, rarement au début, plus souvent à une période déjà avancée de son évolution, entraîne l'aménorrhée.

Les *palpitations* ne sont pas rares dans les affections utérines; le médecin lorsqu'il les rencontrera aura à rechercher

si elles ne reconnaissent pas pour cause une lésion organique,
la surcharge ou la dégénérescence graisseuse du cœur.

La *céphalalgie*, les *migraines*, les *vertiges* peuvent suivre
ou accompagner les maladies de l'utérus, et s'amender et
s'aggraver avec elles ; lorsque ces phénomènes sont d'origine
utérine, la menstruation influe ordinairement sur eux.

Les *organes des sens* devront également être interrogés, au
point de vue de leurs modifications en rapport avec la menstruation, l'état de gestation, le coït, les sensations douloureuses
rapportées au bassin.

Enfin la marche de la *température*, l'existence de la fièvre
hectique pourront éclairer le diagnostic.

Du côté de la *peau* on notera les exanthèmes, le prurit, la
disposition à la sudation, la sécheresse, la peau pouvant se
ressentir du trouble des organes sexuels.

Avant de procéder à l'examen extérieur de l'abdomen et de
la région pelvienne, le médecin observera avec soin l'expression du visage de sa malade, car c'est à juste titre que depuis
longtemps on a créé les expressions de *facies utérin* et *ovarique*, etc. J'y ajouterais volontiers le *facies septique*, caracté-
risé par l'apathie, l'accentuation du sillon naso-labial, la bouffis-
sure de la face, la teinte gris jaunâtre de la peau flasque et
flétrie, les yeux ternes, les sourcils froncés, en un mot une
expression générale de souffrance et de stupéfaction. On le
rencontre chez les femmes qui viennent de subir l'atteinte
d'une forme grave de septicémie ; il peut persister deux ans et
plus après l'apparition des accidents. L'expression du visage,
la coloration toute particulière du teint qui se rapprochent de
celles des tuberculeux révèleront la superinvolution utérine.
Quant à la teinte ictérique foncée accompagnant l'amémorrhée,
elle fera toujours soupçonner une forme grave d'affection hépatique. Il est indispensable d'observer attentivement l'expression du visage pendant tout le temps que dure l'examen de la
malade, les douleurs déterminées par les manœuvres de diagnostic se traduisant par l'altération des traits, le grincement
des dents, etc.

CHAPITRE II

De l'exploration.

On fait mettre la femme dans un fauteuil, sur une table ou dans un lit, ordinairement dans le décubitus dorsal. Le médecin se place entre les jambes de la malade ou sur le côté, et découvre le ventre ; il est parfois commode pour l'examen de faire fléchir les genoux et les cuisses.

§ Ier. **Exploration externe.** — La *forme du ventre* fixera tout d'abord l'attention. Il est bombé, uni ou plat ; il peut faire le dôme comme dans le cas de kyste de l'ovaire, de fibromes, de météorisme, de tumeur imaginaire. S'il renferme du liquide à l'état libre, le ventre est volumineux ; il ne bombe pas mais tend à s'étaler vers les flancs dans le décubitus dorsal (ventre de batracien). Un ventre plat accompagne les lésions cancéreuses et tuberculeuses, surtout celles du péritoine. Lorsque la forme en dôme du ventre dépend de la présence d'une tumeur ovarique, d'un fibrome, etc. on peut, en examinant les déplacements que subit le contour supérieur pendant les mouvement respiratoires, reconnaître s'il y a ou non des adhérences à la paroi abdominale ; pour cela le médecin se met de côté, en recommandant à la malade de faire une profonde inspiration ; s'il y a adhérence les parois et la tumeur s'abaissent et se relèvent simultanément. L'ombilic est-il très enfoncé ou attiré en haut, il est probable qu'il existe en ce point une adhérence entre la tumeur et la paroi. En examinant le volume du ventre on cherchera quelle est la région de la cavité abdominale où se rencontre la plus forte saillie : hypogastre, épigastre ou flancs.

La *peau* de l'abdomen est-elle sèche, rugueuse, écailleuse, polie et luisante, on pense à l'ascite ou à l'œdème des parois. Le développement du réseau veineux sous-cutané est d'une grande importance pour le diagnostic de la malignité de la lésion, des adhérences étroites, aussi bien que d'une affection hépatique, surtout lorsqu'il existe en même temps de l'œdème des parois.

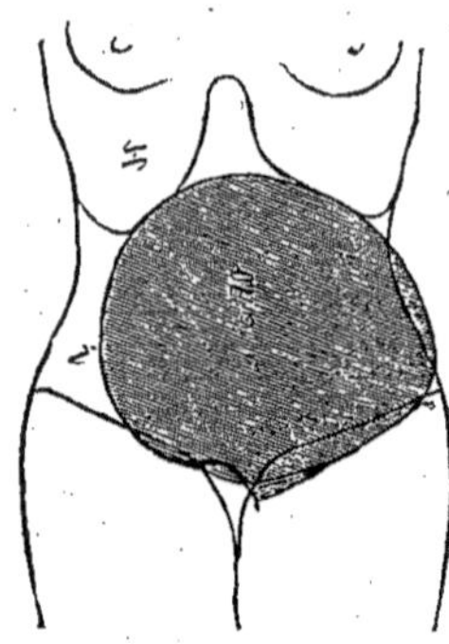

Fig. 1. — Zone de matité dans le kyste de l'ovaire.
OT. Kyste. — I. Intestin. — H. Foie.

Le *volume du ventre* peut dépendre de la surcharge graisseuse de la paroi ou de sa flaccidité (Ventre en besace). Dans le premier cas l'abdomen présente deux sillons superposés, convexes en bas. L'inférieur s'étend de l'une à l'autre des épines iliaques antérieures et supérieures ; le supérieur siège dans la région ombilicale. Ce dernier sillon n'existe pas dans le ventre en besace. D'ailleurs, en saisissant les parois abdominales à pleine main, on fera aisément la différence entre ces deux variétés, diagnostic important, car le pronostic et le traitement sont essentiellement différents dans les deux cas. La surcharge graisseuse est en effet, le plus souvent, le premier symptôme de l'adipose générale ; il est indispensable de pouvoir la reconnaître au début pour en arrêter les progrès.

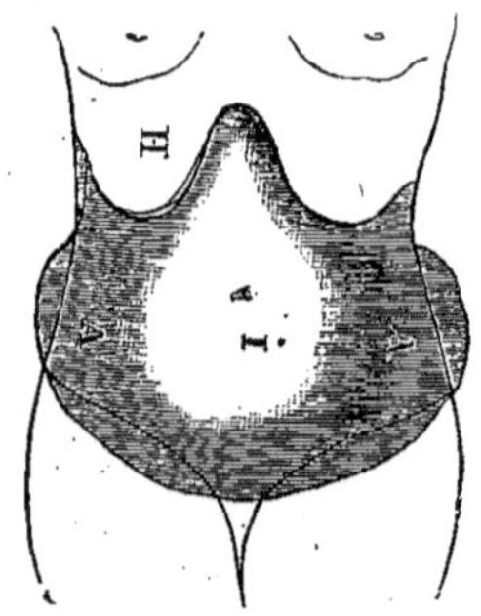

Fig. 2. — Zone de matité dans l'ascite.
A. Ascite. — I. Instestin. — H. Foie.

La coloration de la ligne médiane ne mérite pas une description spéciale ; la direction, les solutions de continuité qu'elle présente sont en rapport avec les déplacements de la ligne blanche, fait important à se rappeler dans les opérations. (Laparotomie).

Mensuration. — On a recours à la mensuration soit pour juger instantanément de l'augmentation du volume du ventre, soit pour se rendre compte de l'accroissement d'une tumeur ou de la rapidité variable avec laquelle se fait un épanchement ; on mesure la circonférence abdominale au niveau de l'ombilic, la distance qui sépare la symphyse pubienne de l'ombilic et du creux épigastrique, celui-ci de la cicatrice ombilicale ; l'ombilic et l'épigastre des épines iliaques antérieures et supérieures droite et gauche. Si les dimensions de la partie inférieure l'emportent sur celles de la partie sus-ombilicale, il est probable que la tumeur vient de la région pelvienne ; de même si l'augmentation de volume porte sur un des flancs, il est probable que c'est de ce côté que la tumeur s'est développée.

Percussion. — La percussion de l'abdomen doit se faire en suivant les lignes blanche, mamelonnaire et lombaire. Elle sera superficielle et profonde ; cette percussion double est nécessaire, la sonorité pouvant être normale avec des tumeurs, des collections enkystées ou libres, à cause de l'existence constante de gaz dans l'intestin et de la mobilité des anses intestinales. Ainsi on peut trouver de la matité à la percussion superficielle, et un son tympanique avec le plessimètre fortement appuyé. Dans ce cas il y a, entre les intestins et la paroi abdominale antérieure, une mince nappe de liquide libre. La percussion superficielle donne-t-elle au contraire un son sourd, et la profonde un son mat, c'est qu'une anse intestinale s'est glissée entre la tumeur et la paroi. Lors de surcharge graisseuse ou d'œdème de la paroi, la percussion superficielle donne généralement un son assourdi.

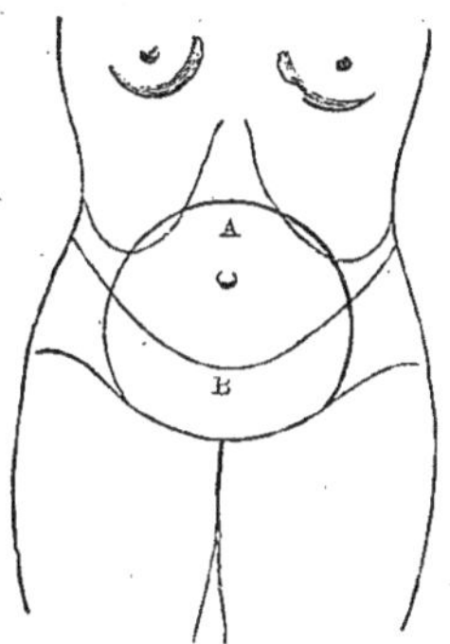

Fig. 3. — Zones de matité dans le kyste de l'ovaire compliqué d'ascite.
A. Zone de matité du kyste.
B. Zone de matité de l'ascite.

On ira toujours, en percutant, du rebord costal vers le bassin. Dans les tumeurs pelviennes la zone de matité inférieure est séparée, par un ruban à sonorité tympanique, de la zone mate du foie, de la rate et des autres organes. Si la matité pelvienne se continue avec la matité abdominale, la tumeur est le plus souvent intra-péritonéale. Si l'abdomen est rendu volumineux par une tumeur quelconque, molle ou dure, et que la percussion au niveau de la paroi antérieure donne un son tympanique, quelle que soit la position de la malade, il est probable que cette tumeur est extra-péritonéale et même qu'elle provient de l'espace rétro-péritonéal.

En général la percussion est d'une extrême importance pour le diagnostic ; car seule elle peut nous dire s'il existe une tumeur abdominale ou pelvienne, et quelles sont ses connexions avec les organes voisins ; elle nous indique encore d'où elle vient, et dans le cas où il s'agit d'une collection liquide, si elle est libre ou enkystée. Il est indispensable de la répéter un certain nombre de fois, à cause de la variabilité du contenu intestinal, et des modifications possibles dans la quantité des liquides libres. Règle générale, la percussion réitérée doit être pratiquée dès qu'on a constaté la présence d'une tumeur qui sort du petit bassin pour gagner la cavité abdominale. Je renvoie les lecteurs qui désireraient approfondir ce sujet aux ouvrages de Peaslee et de Spencer Wells où ils trouveront tous les schémas de percussion que peuvent donner les gros ventres.

Auscultation. — Le médecin se gardera de négliger l'auscultation. Chaque fois qu'il se trouvera en présence d'une augmentation de volume du ventre chez une femme, durant la période de la vie sexuelle, il devra d'abord songer à la grossesse, c'est-à-dire à la cause physiologique par excellence de l'accroissement de l'abdomen. L'auscultation fait découvrir les battements du cœur fœtal, les souffles placentaires, des souffles vasculaires normaux ou pathologiques. Les souffles vasculaires physiologiques s'entendent dans la direction de l'aorte et de ses ramifications ; lorsqu'on appuie fortement le stéthoscope ils peuvent disparaître. S'il s'agit de souffles siégeant dans les vaisseaux d'une tumeur, le lieu où ils s'entendent est variable et la pression forte peut ne pas les faire disparaître. Plusieurs médecins auscultent les artères épigastriques et assurent qu'on y rencontre parfois des souffles qui coïncident toujours avec les fibro-myômes ; mais l'observation n'a pas confirmé cette assertion. On les a en effet rencontrés également lors de kystes ovariques. En auscultant l'abdomen on entend parfois très nettement un bruit de frottement ou de crépitation qui trahit le frottement de deux surfaces rugueuses, celle du péritoine et celle de la tumeur. Cela tient soit à l'épaississement du péritoine, soit plutôt à la présence d'adhérences lâches.

Palper. — Nous demandons au palper des renseignements précis sur la consistance, la fluidité, la mobilité, la sensibilité, le siège des tumeurs utérines. A-t-on affaire à une tumeur pelvienne, les doigts enfoncés au-dessus de la symphyse pubienne ne peuvent atteindre le promontoire, l'aire du détroit supérieur étant occupée par la tumeur ; on ne peut faire passer cette tumeur de la région pelvienne dans l'abdomen. Sans doute ici aussi il peut y avoir des exceptions, dépendant soit du pédicule soit de l'atrophie et de l'amincissement du col utérin, soit de l'adhérence des tumeurs abdominales avec les organes pelviens. Nous avons déjà parlé du palper du ventre obèse et flasque.

Nous allons maintenant envisager la sensibilité du ventre. En palpant, le médecin doit observer attentivement l'expression du visage de sa malade, qui lui indiquera s'il y a ou non sensibilité à la pression ; on recommandera à la patiente de respirer librement et largement en ouvrant la bouche ; on lui parlera afin de détourner son attention et d'empêcher la contracture des muscles abdominaux. On voit parfois, lors du palper, l'abdomen tendu en forme de dôme, sonore à la percussion : ce fait s'observe le plus souvent chez des femmes nerveuses, hystériques ; c'est un signe qui ne trompe guère, lorsqu'on a une certaine habitude des malades. On a donné à ce phénomène le nom de *tumeur imaginaire*. La tension des parois abdominales est souvent si grande qu'il faut recourir à l'anesthésie chloroformique pour pratiquer le palper.

En explorant une tumeur, il faudra la maintenir longtemps sous la main, et dans les cas de grossesse, d'hématomètre, on la sentira se contracter et diminuer de volume. Ce fait une fois constaté, il faudra procéder à une exploration minutieuse avant d'éliminer la grossesse. Il faut en outre, lors de chaque palper abdominal, examiner du même coup les ganglions inguinaux en se souvenant qu'à l'état normal on ne les sent que très difficilement. Si en palpant on sent sous la main des mouvements, un craquement ou un frottement, une sorte de crépitation, ce signe a la même valeur diagnostique que lorsqu'il est perçu par l'auscultation.

Examen des mamelles. — Il ne faut jamais négliger d'exa-

miner la mamelle qui, dans des cas douteux, peut nous mettre
dans la bonne voie diagnostique. Chez la femme qui a des
mamelles bien développées et des ovaires sains, les lobules
glandulaires se sentent très nettement à la palpation ; c'est
là le fait capital du palper mammaire. Le volume, l'élasticité
ou l'état flasque de ces organes n'ont pas une grande valeur.
Lorsque la puberté tarde à s'établir, l'existence des lobules
de la mamelle, perçus par le palper, renseigne sur le développement des ovaires. L'atrophie des mêmes lobules est
pour ainsi dire le premier signe avant-coureur de la ménopause. L'examen du mamelon, insignifiant, indique seulement
les difficultés qui pourront entraver l'allaitement. Au contraire
l'examen de l'aréole et des tubercules de Montgomery a une
signification très grande. La coloration foncée de la première,
surtout si elle forme deux cercles, dont l'interne est plus
sombre, l'augmentation de volume des seconds, éveilleront l'idée
d'une grossesse. Ces signes sont surtout marqués du 4e au
5e mois de la gestation. On cherche ensuite à faire sourdre le
colostrum par le mamelon ; pour cela il faut saisir la mamelle
à pleine main par sa base, puis par des pressions légères des
doigts on se dirige vers le mamelon. Arrivé à deux centimètres
de sa base on presse plus vivement, et parfois on observe une
issue de colostrum ou de lait en jet. Au début d'une grossesse
extra-utérine ce signe est précieux ; il apparaît vers le 3e ou
4e mois.

§ II. **Exploration interne.** — L'examen externe terminé, le médecin procède à l'examen interne. Mettant à découvert les organes génitaux externes, il examine les grandes
et les petites lèvres, leur consistance, leur volume et leur
sensibilité ; puis les écartant avec le pouce et l'index il découvre le clitoris, son capuchon, le frenulum, le méat urinaire, l'orifice vulvaire et le périnée. En examinant le clitoris
on fera particulièrement attention à la sensibilité, au développement du gland et du corps caverneux, dont la palpation
est indispensable chez les femmes stériles et les multipares
pour lesquelles le coït est indifférent. Parfois, dans ces conditions, l'excitation directe ne détermine pas l'érection du corps
caverneux. On examinera attentivement la base du gland

clitoridien, au niveau de laquelle la muqueuse présente bien
souvent des fissures causant des douleurs assez vives. Un
volume anormal des corps caverneux chez une femme stérile
peut faire soupçonner la masturbation, surtout lorsque les
petites lèvres sont très pigmentées. En explorant l'orifice vulvaire on voit immédiatement si le périnée est entier, car, lors
de rupture, la fosse naviculaire, la fourchette n'existent plus.
Dans ce cas on examine avec soin la direction des cicatrices.
De même on porte son attention sur les caroncules myrtiformes : si elles sont flétries, flasques, mal développées, on peut
croire qu'il en est de même des organes internes. Nous parlerons plus loin de la coloration de l'orifice vulvaire. L'exploration de la vulve fait constater encore le prolapsus de la paroi
antérieure et postérieure du vagin ; pour cela il faut faire tousser la femme ou lui faire faire un effort. Le même examen
permet de reconnaître la coloration de la muqueuse et la qualité
des sécrétions.

Toucher. — L'index de la main droite ou gauche est introduit dans le vagin. On note au passage la sensibilité de l'orifice
vaginal, et on pénètre plus profondément, la paume de la main
tournée en haut, en suivant la paroi antérieure du vagin dont
on reconnaît la consistance, la sensibilité, la température.

On arrive ainsi, avec la pulpe du doigt, jusqu'à la portion
vaginale du col, qu'on trouve en avant, en arrière ou dans un
des côtés de l'excavation dont elle peut aussi occuper le centre.
Sa situation déterminée, on apprécie son volume, sa longueur,
sa consistance, sa direction et sa sensibilité. La portion intra-
vaginale du col a 9 à 10^{mm} de long, un peu plus en arrière ; sa
consistance est dense, sa sensibilité nulle, sa surface lisse,
égale, glissante. On passe alors à l'orifice externe du col qui
doit être fermé, sans déchirures chez la nullipare et raboteux
chez la multipare. Il ne doit pas être sensible ; la consistance
est la même que celle de la portion intra-vaginale ; si elle est
comme veloutée, il est fort probable qu'il existe des ulcérations et on peut de confiance introduire le spéculum, car il
est rare qu'on soit trompé par ce signe qui est presque constant.

L'exploration digitale de la portion vaginale du col et de l'orifice utérin constitue pour ainsi dire la base de l'examen gynécologique interne. Dans certains cas, chez les personnes obèses ou lors de tympanisme, le fond et le corps ne peuvent être sentis que très difficilement par le palper ; on se fait alors, d'après la consistance, la forme et le volume du col, une idée approximative de l'état du corps et du fond. De même la situation du col indique le plus souvent où l'on doit rechercher le fond de l'utérus. Il est clair que si l'utérus en masse se trouve dans la moitié postérieure du bassin, c'est-à-dire en rétroposition, la vessie étant vide, cette situation est absolument pathologique. Si le col est près de la symphyse pubienne, il est probable que le fond et le corps de la matrice se trouvent dans la moitié postérieure du bassin, c'est-à-dire en rétroversion ou flexion. Mais si on ne les y trouve pas par le palper, c'est que l'utérus est en antéposition. Autrement dit la direction du col est inversé de celle du fond et du corps. Il faudrait apprécier la distance qui sépare le col de l'entrée du vagin ; mais l'utérus est extrêmement mobile de telle sorte que cette donnée est variable. En thèse générale, lorsque le col est près de la symphyse pubienne et au-dessous de son bord inférieur, la matrice est abaissée ou bien le col hypertrophié.

Passant à l'examen des culs-de-sac on doit les trouver profonds, élastiques, souples, insensibles, sans pulsations distinctes des vaisseaux ; leur souplesse est telle qu'on peut, à travers leur paroi, sentir assez nettement toute la portion sus-vaginale du col utérin, sans faire souffrir la malade. Il faut se rappeler qu'à l'état normal les axes du corps et du col forment un angle léger ouvert en avant. On s'attachera d'une façon toute particulière à déterminer la mobilité de l'utérus ; le fond et le corps peuvent se déplacer aisément et sans douleurs, soit en avant soit en arrière, pendant que le col se porte en sens opposé ; les mouvements d'élévation et d'abaissement sont également possibles, et tout cela sans la moindre douleur. Pour ce qui est de la sensibilité utérine, on devra principalement explorer la face postérieure de l'organe en introduisant le doigt profondément dans le cul-de-sac postérieur, et en repoussant la matrice en avant. Si la mobilité de l'utérus est limitée, si le toucher est douloureux, nous en rechercherons la cause : tumeur, exsudats, adhérences.

Hystérométrie. — L'hystéromètre ne doit s'employer que rarement, et seulement quand on ne peut faire autrement ; par exemple lorsqu'il est indispensable de connaître les connexions de l'utérus avec les organes voisins, en d'autres termes, lors de tumeurs fibreuses, ovariques ou pelviennes. La présence d'un exsudat quelconque dans la sphère pelvienne en contre-indique l'emploi ; il en est de même si l'utérus est immobile ou mobile mais douloureux. Je vais plus loin et j'affirme que, si le toucher et le palper combinés font découvrir distinctement l'existence du pouls vaginal, l'hystérométrie doit être rejetée. L'oubli de ces principes entraîne toute une série d'inconvénients. Lorsqu'il sera absolument nécessaire de sonder l'utérus on s'entourera des précautions antiseptiques les plus sévères.

Toucher et palper combinés. — Le toucher et le palper combinés permettent également de constater l'état des ligaments larges qui, chez les multipares, sont souples, insensibles, de telle sorte que quand les parois abdominales sont un peu affaiblies, on peut amener au contact le doigt vaginal et celui qui déprime la paroi. Chez les multipares ce procédé peut ne pas réussir, mais dans les deux cas on ne doit pas déterminer la moindre douleur. On sent parfois, dans les ligaments larges, des cordons qu'on pourra, d'après leur position et leur direction, reconnaître pour la trompe, le ligament rond ou le ligament ovarique. Nous avons parlé des culs-de-sac à l'état normal : lorsqu'ils sont effacés, aplatis, on doit songer aux tumeurs, à l'existence d'exsudats, des déviations utérines. Ainsi par exemple, au début de la grossesse, l'utérus est en antéversion, de telle sorte que le cul-de-sac antérieur, par suite de la déviation du col en arrière et du fond en avant, est toujours effacé.

A l'état normal le palper et le toucher combinés ne permettent pas de sentir les ovaires. Lorsqu'on sent, à la place qu'ils occupent, des corps en forme d'amande qui glissent aisément entre les doigts, sans qu'il y ait amaigrissement ou flaccidité des parois abdominales, il est probable qu'ils sont malades. Pour se rendre compte du volume, de la consistance, de la mobilité ou de la sensibilité des ovaires, il faut avoir recours au palper abdominal combiné au toucher rectal à l'aide d'un ou mieux de deux doigts.

Le diagnostic des affections des trompes se fait soit par exclusion soit par l'analyse logique des symptômes observés.

Exploration de la vessie d'après la méthode de Simon d'Heidelberg. — On a pu déjà, lors du toucher et du palper combinés, apprécier l'épaisseur et la sensibilité des parois de la vessie, en rapprochant les extrémités des doigts au-dessus de la symphyse pubienne; mais parfois des indications spéciales exigent une exploration digitale de la surface interne de la vessie. Ces indications sont: la présence de corps étran-

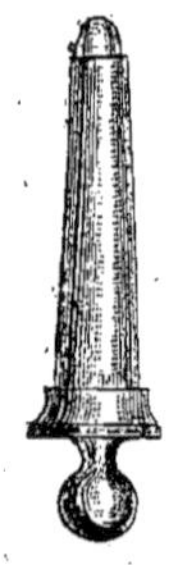

FIG. 4.
Spéculum de Simon.

gers dans la vessie (gravelle, sécrétions anormales, tumeurs), les troubles de la miction. Dans tous ces cas l'exploration par la méthode de Simon est préférable à toute autre. Avant d'y procéder on observera, par le toucher, la sensibilité, l'état poli, uni de la muqueuse. La méthode de Simon exige l'emploi d'un spéculum spécial dont il existe sept numéros *(Figure 4)*. Le jour qui précède l'examen on donne à la femme un purgatif; un lavement est administré immédiatement avant l'opération, et la malade est soumise à l'anesthésie chloroformique.

On pratique sur la circonférence du méat des incisions profondes, en forme d'étoile, divisant la muqueuse et le tissu musculaire, puis on introduit successivement les différents numéros du spéculum en commençant par le plus petit calibre. Déjà avec le calibre 6 le méat est dilaté au point d'admettre facilement l'index; avec le calibre 7 on peut, en se servant d'un réflecteur, distinguer la couleur de la membrane muqueuse de la vessie, ou la présence d'un néoplasme. On procède alors à l'exploration digitale d'après les règles habituelles du toucher vésical combiné avec le palper abdominal et le toucher vaginal. On peut également instituer immédiatement un traitement topique ou chirurgical. L'opération terminée la femme est reportée dans son lit. Ordinairement il n'y a pas d'incontinence d'urine et je n'ai jamais vu de complication fâcheuse suivre cette dilatation forcée.

Simon propose en outre d'explorer, par la vessie, les uretères et le bassinet ; pour cela on emploie de longues et fines bougies. Je n'ai jamais eu l'occasion de mettre cette manœuvre à profit sur le vivant. La méthode de Simon peut également rendre des services, aux points de vue diagnostique et thérapeutique, lorsqu'il existe une oblitération congénitale ou acquise du vagin.

Exploration par le rectum d'après la méthode de Simon. — Souvent les gynécologistes, lorsqu'ils pratiquent le toucher rectal, se servent de un, deux et même quatre doigts pour s'assurer de l'état de la matrice et de ses annexes, et de leurs rapports avec les tumeurs pelviennes. Cette façon de faire est parfois insuffisante, la tumeur pouvant être placée trop haut; c'est pourquoi Simon propose d'introduire dans le rectum la main entière et l'avant-bras jusqu'au coude.

Pour cela on commence par vider l'intestin à l'aide d'un lavement, puis on anesthésie la malade par le chloroforme ; plusieurs incisions préalables sont faites sur le sphincter anal. On introduit ensuite d'abord un doigt, puis un second, un troisième, un quatrième disposés en cône, en exécutant des mouvements de vrille ; tournant la pulpe des doigts en haut et en arrière, vers le sacrum, on fait pénétrer le pouce et on porte l'extrémité des doigts à gauche du promontoire, dans la direction de l'S iliaque. Quand les extrémités digitales ont franchi le promontoire il ne faut plus avancer qu'avec une grande prudence, attendu qu'il peut se faire au détour de l'S iliaque une perforation de l'intestin. Il est douteux qu'il soit nécessaire d'aller plus avant, car on peut dès lors facilement amener les deux mains au contact au niveau de l'ombilic. On retire ensuite doucement la main du rectum. L'anus et l'intestin sont lavés à l'aide d'une solution antiseptique, et on applique sur l'orifice anal une compresse imbibée d'eau de Goulard.

L'incontinence des matières fécales ne s'observe pas à la suite de cette opération, mais il persiste parfois longtemps de la douleur au moment de la défécation. Toutes ces manœuvres peuvent s'exécuter en faisant prendre à la malade soit la position de la taille, soit le décubitus latéral à la mode anglaise, soit enfin la position génu-pectorale. Personnellement j'ai appliqué cette méthode de Simon au diagnostic d'une dégénérescence des reins, d'une grossesse extra-utérine tubaire. Je pense qu'on ne doit l'employer que lorsqu'il existe des indications sérieuses.

LIVRE II

ÉTIOLOGIE DES HÉMORRHAGIES UTÉRINES

Les causes des métrorrhagies qui surviennent aux différents âges de la vie, peuvent être divisées en organiques et
réflexes.

Les causes réflexes sont occasionnelles ou prédisposantes :
violentes secousses morales, frayeur subite, etc.

Au premier rang des causes organiques se placent : 1º les
dégénérescences malignes ; puis viennent : 2º les *dégénérescences bénignes ;* 3º les *phlegmasies chroniques* (métrite parenchymateuse et endométrite); 4º *l'avortement*, la *grossesse*,
les *maladies puerpérales ;* 5º les *déplacements de l'utérus ;*
6º les *apoplexies des ovaires*, et les *hémorrhagies du péritoine
pelvien ;* 7º la *ménopause ;* 8º les *troubles de la nutrition
générale* (obésité; stase sanguine, pléthore abdominale). La
métrorrhagie peut encore être traumatique, primitive ou
secondaire (rupture du col), enfin opératoire.

Le tableau suivant montre la fréquence relative des causes
des métrorrhagies aux différents âges. On peut s'étonner au
premier abord d'y voir figurer des affections qui, comme l'inflammation du tissu cellulaire et du péritoine, la dégénérescence des ovaires, etc., ne peuvent pas produire l'hémorrhagie ;
mais il est évident que les maladies en question sont venues
compliquer une des affections quelconques que nous avons ci-
tées plus haut comme hémorrhagipares. Une femme **a** un
fibrome qui détermine des hémorrhagies ; elle se présente à la

clinique pour une pelvi-péritonite ; nécessairement, en présence des symptômes aigus, on fait le diagnostic pelvi-péritonite et il est parfois impossible de préciser la nature de la maladie principale, primitive : le fibrome.

Il reste acquis qu'on ne devra pas considérer ces maladies comme les causes déterminantes de l'hémorrhagie, mais comme des complications de l'affection hémorrhagipare.

Explication du Tableau I.

La ligne courbe du tableau qui porte le n° 1, et les chiffres qui l'accompagnent, sont destinés à montrer combien de fois sur cent l'hémorrhagie est causée par chacune des maladies qui figurent dans la colonne de gauche.

Prenons par exemple l'endométrite ; nous voyons que dans la colonne qui lui correspond la courbe se trouve sur la 8me division ; nous en concluons que l'endométrite est 8 fois sur 100 la cause de la métrorrhagie. La table montre de même que 25 fois sur 100 ou dans un quart des cas, la cause de la métrorrhagie est le cancer du col de l'utérus ; 19 fois sur 100, le fibro-myome. Dans 44 cas sur 100 (presque dans la moitié) on a affaire à des néoplasmes soit bénins soit malins. On doit par conséquent, en présence d'une hémorrhagie utérine, penser tout d'abord à ces deux grandes causes.

Sur les 50 autres cas on trouve 10 0/0 la métrite, 8 0/0 l'endométrite, 5 0/0 l'avortement et la subinvolution. Il ne reste plus pour toutes les autres affections réunies que 32 0/0 d'hémorrhagies.

La table n° 2 est destinée à montrer la fréquence relative des différentes causes d'hémorrhagies utérines aux différents âges. Les malades ont été à ce point de vue réparties en 4 groupes : 1° jusqu'à 25 ans (période de développement) ; 2° de 25 à 35 ans (âge mûr de la vie sexuelle) ; 3° de 35 à 45 (période de la décroissance) ; 4° au delà de 45 ans (ménopause). La courbe est remplacée ici par un quadrillé de couleurs différentes pour chaque groupe. La proportion est toujours calculée sur cent cas.

Nous pouvons voir, par ce tableau, que passé 45 ans, l'hémorrhagie reconnaît pour cause le cancer 58 fois sur 100, puis vient le fibrome avec 25 0/0. Par conséquent, à l'époque de la ménopause, il y a une prédominance marquée de ces deux affections dans la genèse des métrorrhagies. C'est à elles qu'on devra penser tout d'abord; les autres causes se partagent les 17 0/0 qui restent. De 35 à 45 ans les chiffres sont à peu près les mêmes que dans le tableau n° 1. De 25 à 35 ans on note une diminution considérable. La plus grande fréquence revient aux dégénérescences fibreuses (16 0/0) et non aux malignes (8 0/0). En dehors du fibrome et du cancer il faut s'attendre ici à rencontrer la métrite, l'endométrite, l'avortement ou l'involution insuffisante. Enfin nous remarquons que, dans le jeune âge, le cancer et le fibrome n'ont à leur actif que 6 ou 5 0/0 des métrorrhagies. La métrite entre en ligne avec 15 0/0, la subinvolution avec 13,5 0/0, l'antéflexion et le col conique 12 0/0. L'endométrite occupe le premier rang.

LIVRE III

———

CHAPITRE PREMIER

Cancer du col de l'utérus.

Le cancer du col de l'utérus donne la proportion la plus considérable d'hémorrhagies utérines (24,75 0/0).

§ I. **Diagnostic.** — Le diagnostic du cancer confirmé repose sur les données suivantes : les malades, le plus souvent multipares, ont de 35 à 45 ans ; il y a des exceptions à cette règle générale. Des observations nous prouvent en effet que la dégénérescence cancéreuse du col peut se rencontrer à un âge bien moins avancé, et il nous a été donné de la voir chez des personnes de 26 à 27 ans ; je l'ai observée également après 60 ans.

Les malades se plaignent surtout de pertes qui se présentent le plus souvent sous forme de *métrorrhagies*, parfois sous celle de ménorrhagies, parfois enfin sous les deux formes réunies. A ces hémorrhagies se joint un *écoulement vaginal séreux*, ressemblant à de la lavure de chair, ordinairement d'une odeur repoussante.

Très souvent les malades accusent des *douleurs* à l'hypogastre, dans les lombes, douleurs lancinantes, tiraillements continus ou intermittents ; les douleurs lombaires sont parfois si poignantes que les femmes ne peuvent rester assises ; ce fait s'observe lorsque l'espace rétro-péritonéal est envahi par le cancer. Quant aux douleurs dans les régions trochantériennes elles se manifestent ordinairement à la dernière période, dans la forme nodulaire à sécrétions peu abondantes, dans le *cancer sec;* elles indiquent que les os du bassin eux-mêmes sont envahis par le néoplasme. La névralgie sciatique est rare; lorsqu'elle existe, on peut être assuré que les nerfs qui sont en rapport avec la face antérieure du sacrum sont comprimés ou atteints par l'infiltration cancéreuse. La douleur peut faire totalement défaut, malgré la destruction complète du col et l'envahissement des tissus avoisinants et des annexes de l'utérus. En un mot, les douleurs dans le cancer de l'utérus ne sont pas pathognomoniques : elles existent dans certains cas, manquent complètement dans d'autres, et présentent parfois un caractère d'acuité très marqué. L'explication de ces différences reste encore à trouver.

Troubles de la miction. — La miction devient plus fréquente, douloureuse; les envies d'uriner sont pressantes. L'incontinence d'urine se montre par intervalles; ou bien elle est continuelle, ce qui résulte de la perforation de la cloison vésico-vaginale. Cette perforation se reconnaît aisément à l'odeur âcre et putride qu'exhalent les malades, à l'œdème et à l'érythème de la vulve et de la face interne des cuisses, à la gêne de la marche. La miction douloureuse, les besoins fréquents, la rétention d'urine, indiquent que le cancer a envahi soit la paroi antérieure du vagin, soit la paroi postérieure de la vessie et de l'urèthre. Toutefois ces différents symptômes peuvent dépendre du cancer limité au col. Les troubles de la sécrétion urinaire sont la conséquence de la difficulté qu'éprouve l'urine à s'écouler des bassinets, par suite de la compression ou de l'infiltration carcinomateuse des uretères. On peut observer la rétention complète de l'urine dans les bassinets, la dilatation des uretères, l'hydronéphrose. On ne sait que peu de chose sur les modifications de l'urine : il n'est pas rare d'y rencontrer de l'albumine, du sang, du pus, des détritus cancéreux. Ces symptômes urinaires peuvent d'ailleurs manquer; ils ne sont pas pathognomoniques.

Troubles de la défécation. — La constipation opiniâtre, le ténesme rectal, les hémorrhoïdes, le catarrhe ano-rectal dépendent de l'envahissement du rectum et du tissu cellulaire qui l'entoure. Cet envahissement peut aboutir à une perforation du rectum donnant lieu à la formation d'un cloaque vaginal et à l'incontinence des matières fécales. Cette complication s'observe à la dernière période, pour ainsi dire à la veille de la mort. La diarrhée, le flux hémorrhoïdal se rencontrent plus rarement.

Symptômes généraux. — L'appétit est mauvais ; il existe souvent des nausées et des vomissements ; l'haleine est fétide, la langue sèche, surtout en son milieu, un peu chargée, parfois même fissurée. Ce signe joint à l'éclat du regard, à l'animation du teint, à l'émaciation et à la coloration jaunâtre du visage, indique en général l'existence de complications inflammatoires pelviennes. Si en même temps les malades accusent des douleurs hypogastriques, pelviennes, on peut affirmer que le tissu cellulaire et le péritoine du bassin sont déjà envahis par le cancer ou qu'il existe quelque part une collection purulente. La céphalalgie, les vertiges, l'insomnie sont fréquents. On observe assez souvent des sueurs visqueuses. Les frissons, la fièvre sont sous la dépendance des complications inflammatoires. Quelquefois les membres inférieurs sont œdématiés.

L'*habitus extérieur* des malades est caractéristique : teint jaune paille, terreux, yeux excavés, physionomie exprimant une souffrance profonde. Cependant il faut être prévenu que le teint et l'expression du visage peuvent être tout à fait normaux et n'éveiller aucun soupçon de cancer, bien que celui-ci soit déjà avancé et en voie d'ulcération.

En somme l'examen subjectif conduit à cette conclusion : qu'il n'existe aucun symptôme pathognomonique, puisque les plus importants, la métrorrhagie et l'écoulement sanieux, peuvent manquer totalement.

C'est ce qui arrive malheureusement dans ces formes hectiques, accompagnées de douleurs telles qu'il est nécessaire d'employer contre elles, par jour, jusqu'à 180 grammes d'infusion opiacée et 3 centigrammes de morphine en injections hypodermiques, formes qui cèdent le moins à l'intervention chirurgicale et méritent, vu la gravité de l'intervention dans ces cas, et le coup de fouet qui peut suivre une tentative opératoire, le nom de *noli me tangere*. Par bonheur cette variété est rare ; je ne puis dire au juste dans quelle proportion elle s'observe.

L'hémorrhagie peut également manquer dans d'autres formes du cancer, ou y être si légère que ce n'est pas elle qui décide la malade à venir consulter le médecin. Il en est de même pour la leucorrhée, surtout la leucorrhée à odeur infecte; dans d'autres cas elle est si minime qu'elle attire à peine l'attention, bien que le cancer soit déjà constitué et avancé dans son évolution. Quelquefois, lorsqu'elle survient à l'âge critique ou quelque temps avant, les malades sont portées à l'attribuer à la cessation physiologique des règles.

Un autre indice du cancer est le *prurit* qui peut atteindre une acuité extraordinaire, au point de rendre la vie insupportable aux malades. Je ne puis l'expliquer ni par l'infiltration cancéreuse, ni par la quantité ou la nature de l'écoulement vaginal, attendu qu'il n'est pas nécessairement lié à ces manifestations. Je crois plutôt qu'il est lié aux complications gastro-intestinales. C'est en effet en s'adressant à ces dernières que la thérapeutique a la plus grande prise sur lui. Les sujets atteints de cancer sont parfois tourmentés par des sensations prurigineuses, dont j'ignore la cause, qui se manifestent sur les diverses parties du corps, apparaissant et disparaissant brusquement. C'est un signe qui m'a toujours conduit à une intervention chirurgicale prudente. J'ai vu en effet, dans certains cas où je l'avais rencontré, la pullulation rapide succéder à l'opération, bien que la plaie opératoire se soit cicatrisée très vite et que la fièvre ait fait défaut.

Le médecin doit s'enquérir de l'époque à laquelle remontent les symptômes, car l'apparition des métrorrhagies et de la leucorrhée indiquent seulement la période destructive, ulcéreuse du cancer. Si l'on en croit la statistique de Simpson, la vie de ces malades ne se prolongerait pas au delà de deux ans à partir de la période ulcéreuse. Nous ne pouvons malheureusement fixer le début de l'affection; non seulement en effet au début, mais à la période ulcéreuse, et même lorsque le col et le tissu cellulaire paramétrique sont complètement envahis, toutes les fonctions, menstruation, sécrétions, coït

et gestation, peuvent être tout à fait normales. On sait d'ailleurs
que les femmes atteintes de cancer du col peuvent accoucher
à terme et fort heureusement.

Je signalerai le fait suivant à l'attention du lecteur : parfois, au début du cancer, les femmes éprouvent des sensations voluptueuses exagérées, sont lascives, insatiables. Cette
hyperesthésie génitale conduit parfois à l'onanisme, les malades
cherchant à apaiser le prurit vulvaire surtout marqué pendant
la nuit. On a vu, dans ces cas, le coït exagéré être suivi presque
immédiatement d'un petit écoulement sanguin que les femmes
attribuent ordinairement, au début, à l'excès de jouissance
ou à un dérangement de la matrice. Bientôt pourtant la
reproduction de cet accident les conduit à consulter un médecin qui, à son grand étonnement, trouve un col déjà envahi par
l'épithélioma non encore ulcéré. Cet accident est donc heureux
pour la patiente, car, dans ces cas, l'intervention opératoire
donne les plus heureux résultats, l'infiltration n'ayant pas
encore atteint le tissu cellulaire ou ne l'intéressant que d'une
façon légère. J'ai constaté l'apparition de quelques gouttes de
sang à la suite du coït chez d'autres femmes malades, non
atteintes de cancer, mais ayant de l'engorgement folliculaire
de la portion vaginale, un développement exagéré des œufs de
Naboth ou de l'endocervite granuleuse. Enfin j'ai constaté ce
symptôme chez des femmes qui, arrivées à l'âge critique, souffraient d'une augmentation du volume et de la consistance de
l'utérus associée à la métrite fongueuse. Le diagnostic de
l'endométrite fongueuse ne saurait être basé que sur l'examen
microscopique, car, à la vue, on pourrait aisément la confondre
avec l'épithélioma utérin.

Exploration externe. — Le ventre est plat comme une
planche ; les parois abdominales sont dures. Ce signe mérite
d'attirer tout particulièrement l'attention ; ce n'est que chez
les personnes adipeuses qu'on ne le rencontre pas nettement ;
partout ailleurs il est constant, et il reconnaît pour cause l'envahissement du péritoine, par contiguïté ou à distance, par la
dégénérescence cancéreuse. C'est surtout au-dessus de la symphyse pubienne qu'on rencontre cette résistance, au niveau des
muscles droits et pyramidaux. La peau du ventre est

ridée, relâchée, comme œdémateuse, bien que le doigt n'y détermine pas de godet. Quant aux ganglions inguinaux leur hypertrophie n'est pas constante ; lorsqu'ils sont augmentés de volume et atteignent celui d'une noisette, il est certain que le bassin presque entier est affecté de carcinome. Le plus souvent ils ne dépassent pas le volume d'un pois, et si on les sent par le palper, c'est plutôt à cause de l'amaigrissement des malades que par suite d'une véritable hypertrophie des ganglions. Bref leur absence ou leur présence n'a rien de pathognomonique. Les mamelles sont d'ordinaire atrophiées, amaigries, mais les lobules sont assez distinctement sentis par le palper. Parfois les lobules du côté qui correspond à la partie du bassin la plus touchée par le cancer sont plus aisés à palper que ceux du côté opposé. Lorsqu'on vient à toucher la mamelle dans ces conditions la malade ressent parfois des douleurs lancinantes, une sorte de tiraillement dans le bassin.

Exploration interne. — Le médecin, après avoir écarté les grandes et les petites lèvres qui peuvent être très atrophiées, examinera soigneusement l'entrée du vagin.

La muqueuse de cette région est, chez la plupart des femmes atteintes de cancer du col de l'utérus, d'une coloration blanchâtre qui me paraît des plus caractéristiques. Je l'ai trouvée dans 90 cas sur 100. En dehors du cancer cette coloration ne se rencontre que chez de très vieilles femmes, de 60 à 70 ans, qui ne souffrent d'aucune affection de l'utérus et de ses annexes. Il m'a semblé d'abord possible d'expliquer cette coloration toute spéciale par l'anémie très prononcée consécutive aux hémorrhagies ; cependant il ne m'a jamais été donné de la rencontrer dans les cas de fortes métrorrhagies dues à des fibromes, à des avortements, à l'accouchement et à l'endométrite fongueuse, etc. Je suis donc porté à considérer ce signe comme caractéristique. Lorsque le médecin le constate, il doit procéder à un examen très soigneux avant de rejeter le diagnostic de carcinome. Cette coloration a plus de valeur diagnostique que la coloration violacée de la vulve pendant la grossesse. C'est surtout à l'extrémité antérieure du vagin qu'on l'observe : on trouve au niveau du bord inférieur du méat deux bandes blanchâtres qui se dirigent sur les côtés, et peuvent se réunir ou non au niveau de la fourchette.

Le tissu cellulaire de cette région semble atrophié, et lorsqu'on écarte les grandes et les petites lèvres, de façon à mettre à nu l'entrée du vagin, il semble que la membrane muqueuse soit intimement unie aux branches descendantes du pubis. Les caroncules myrtiformes sont toujours œdémateuses, flasques, flétries et pendent parfois à la façon de polypes. La muqueuse du vagin crie, pour ainsi dire, sous le doigt, chose étrange vu l'abondance de l'écoulement séro-sanguinolent, qui est parfois tout à fait caractéristique et constitué par un liquide rouge brunâtre, non filant, muqueux, à odeur putride, comparable à de la lavure de chair putréfiée, dans lequel nagent de petits grains blanchâtres semblables à de la semoule. La présence de cet écoulement impose la recherche minutieuse du cancer que le toucher vaginal fait reconnaître dans la majorité des cas sous forme d'une masse dure qui peut être peu éloignée de l'entrée du vagin (à 5 centimètres) ou assez élevée (8 cent. 1/2 à 10 centimètres).

Avant de décrire les différentes formes du cancer, leurs signes et leur diagnostic, je désire appeler l'attention des médecins encore peu expérimentés sur l'induration, la consistance du col qui ont une si grande importance pour le diagnostic de cette affection. C'est une consistance ferme sans aucune élasticité ; cette dureté est presque toujours associée à la fragilité cause d'hémorrhagie. Voilà pourquoi, lorsqu'on touche la masse dure, il s'écoule souvent du sang par la vulve. La dureté du cancer ne peut être comparée à la consistance du cartilage ou de l'os qui ont une surface lisse, unie, glissante, caractères qui font défaut ici. La masse cancéreuse est en effet rugueuse, bosselée, et le doigt ne glisse pas à sa surface comme dans le cas de polypes ; il est au contraire retenu par des enfoncements et des saillies. La consistance n'est pas partout égale ; çà et là, le plus souvent au niveau des dépressions, elle est molle, pâteuse, de sorte que le doigt sent une sorte de crible : les points fermes correspondent à l'entrelacement des parties constituantes du crible, les points mous aux orifices qu'elles limitent. Parfois le doigt croit passer sur une langue de chat. Je ne sais si je suis parvenu à exprimer nettement les sensations fournies par le cancer du col ; je conseillerais volontiers aux débutants de s'exercer à reconnaître ces différentes consistances, en touchant des cancers superficiels, comme ceux de la lèvre ou du sein. Je conseille au médecin de se familiariser avec la consistance fibreuse dure et élastique, car la fréquentation des étudiants m'a convaincu que ceux d'entre eux qui percevaient le mieux la dureté spéciale au cancer, étaient ceux qui connaissaient à fond la consistance fibreuse.

La membrane muqueuse de la portion vaginale est peu mobile, mais il faut malheureusement une certaine habitude pour reconnaître ce détail. Le plus souvent l'épithélioma envahit toute la portion vaginale ; dans les cas avancés, la tumeur s'avance jusqu'au niveau de l'orifice interne sans que le tissu cellulaire péricervical soit infiltré dans les mêmes proportions. Le col peut être augmenté dans son diamètre longitudinal ou dans sa circonférence ; rapidement le néoplasme se propage vers les culs-de-sac postérieur, antérieur, et latéraux qui perdent leur élasticité, et se confond par degrés avec les tissus sains.

La topographie de la lésion, au point de vue de l'envahissement, peut être indiquée comme suit : le cancer est senti avant tout dans les ligaments utéro-sacrés qui forment des sortes d'arcs tendus qu'on reconnait bien par le rectum, lorsqu'après avoir introduit profondément le doigt dans la direction du promontoire on le recourbe en avant en crochet. C'est là un fait très important, au double point de vue pronostique et thérapeutique, que Schröder, si je ne me trompe, a signalé le premier. La connaissance de ce signe m'a porté à rejeter dès son apparition, l'opération de Freund, dans une communication que j'ai faite à la Société physico-médicale ; ma manière d'envisager la question s'est depuis complètement vérifiée comme je le montrerai plus loin. Les ligaments utéro-sacrés une fois envahis, le cancer s'étend du col au cul-de-sac postérieur, attaquant le tissu cellulaire sous la membrane muqueuse. L'induration, l'épaississement, l'effacement du cul-de-sac postérieur s'accompagnent d'une diminution dans la mobilité et d'une sensibilité peu prononcée. Puis le néoplasme descend sur la paroi antérieure du vagin. A cette époque les culs-de-sac latéraux peuvent encore être libres ; mais bientôt l'induration s'en empare, et alors toute la tumeur cancéreuse devient immobile, attachée pour ainsi dire aux parois du bassin. Ordinairement alors elle commence à s'ulcérer bien que, dans certains cas exceptionnels, l'induration tarde encore à paraître. A partir de ce moment l'épithélioma avance rapidement dans le tissu cellulaire du bassin, et bientôt après la plus grande partie des organes pelviens sont infiltrés.

Comme pour défendre l'abdomen contre l'invasion cancéreuse, le péritoine pelvien s'enflamme ; il se fait des adhérences ; des fausses membranes se développent dans l'espace de Douglas, puis dans le cul-de-sac vésico-utérin, partout enfin, et il en résulte une immobilité complète de l'utérus, et des douleurs. A cette époque la destruction atteint non seulement le col mais habituellement les culs-de-sac. L'ulcère cancéreux proprement dit se développe : la propagation de l'infiltration cancéreuse se fait rapidement, ordinairement en bas, affectant d'abord la paroi postérieure de la vessie, puis la face antérieure du rectum, si bien que les parois vaginales antérieure et postérieure deviennent dures, friables, douloureuses. L'infiltration s'étend aux culs-de-sac latéraux, descend rapidement vers la vulve ; bref les deux tiers parfois du vagin sont occupés par l'épithélioma et, si cette tumeur se désagrège, on voit fatalement se produire un cloaque. Bientôt après apparaissent des métastases, d'abord dans le péritoine, puis dans les organes les plus éloignés ; les voies urinaires sont oblitérées, et la mort survient fatalement, soit par épuisement, soit par hémorrhagies, septicémie ou urémie.

Les choses ne sont pas toujours aussi nettes qu'on pourrait le croire d'après la description précédente. Les points les plus intéressants touchant la propagation de l'infiltration cancéreuse nous sont inconnus ; nous ne savons pas davantage pourquoi, dans tel cas, le cancer né dans le col s'arrête, après l'avoir totalement envahi, au niveau de son orifice interne et ne gagne pas le corps et le fond de l'utérus qui pourront rester indemnes jusqu'à la fin ; pourquoi l'inverse s'observe dans tel autre cas. Nous ignorons si les trompes et les ovaires sont atteints immédiatement ou non par le cancer, et comment ils le sont. Nous ne savons rien touchant l'époque de l'envahissement des ganglions rétro-péritonéaux. Bardenheuer a décrit l'extirpation de ces ganglions dans l'hystérectomie par la méthode de Freund, mais je me permets de mettre en doute sa description ; à vrai dire une telle extirpation est à peine possible. Ce sont là des lacunes essentielles dans l'étude du cancer de l'utérus que les gynécologistes doivent combler grâce à l'anatomie pathologique. Jusque-là la chirurgie ne fera aucun progrès de ce côté.

§ II. **Différentes formes du cancer du col.** — Dans ma description des cancers du col de la matrice, je suivrai Schröder ; non que sa classification soit irréprochable et qu'on rencontre ordinairement les faits tels qu'il les décrit, mais parce que cette classification est systématique et qu'il est d'après elle très facile de formuler les indications thérapeutiques. Schröder lui-même convient que, vers la fin de l'affection, ces formes ne peuvent être distinguées ; or le cancer se rencontre le plus souvent chez les femmes de la classe ouvrière qui, comme on sait, ne viennent consulter le médecin qu'à la dernière extrémité. Telle est la raison qui me porte à décrire une autre forme du cancer, en dehors des trois de Schröder, forme que je propose d'appeler mixte et sur laquelle, j'en préviens d'avance le lecteur, la thérapeutique n'a presque aucune action.

Schröder distingue, dans le cancer du col, les trois formes suivantes : *le cancroïde, les nodosités* (carcinome du col), *le cancer de la muqueuse du canal cervical.*

1re *forme. Cancroïde.* — Le cancroïde est malheureusement assez rare. Ne présentant aucune tendance à gagner en profondeur, il se développe en bas dans le vagin et augmente le volume du col surtout suivant la longueur, en partie seulement dans le sens transversal. Parfois l'hypertrophie se limite à une seule lèvre, plus souvent à la lèvre antérieure. Lorsque la dégénérescence englobe la portion vaginale tout entière, celle-ci peut revêtir des formes variées ; elle peut être en poire, cylindrique, en forme de champignon, d'agaric, comme cela s'observe dans les cas de rupture bilatérale du col décrits par Emmet.

Le museau de tanche peut être, sauf dans la dernière forme, fermé ou béant ; il est fermé chez les nullipares, ouvert chez les multipares. La consistance est toujours dure. Si l'orifice est ouvert, le doigt, en pénétrant, rencontre une résistance caractéristique ; il semble que si l'on tentait la dilatation forcée, il se produirait inévitablement une rupture, tant l'élasticité est peu marquée dans le cancroïde de la portion vaginale. La surface du col est lisse ; le poli de la muqueuse se remarque surtout au niveau des culs-de-sac ; en bas, près de l'orifice du col, on sent la muqueuse veloutée, absolument immobile, parsemée de bosselures et d'inégalités ; les lèvres de l'orifice sont ulcérées. Lorsque l'ulcération est grande et profonde, ses bords sont limités par la muqueuse vaginale, dentelée, fragile. Le col n'est pas douloureux au toucher. L'augmentation de son volume peut être très variable : tantôt il est doublé, d'autres fois il s'avance jusqu'à l'entrée du vagin.

Les hémorrhagies sont fréquentes, mais non constantes ; les sécrétions sont abondantes et fétides, surtout lorsque l'épithélioma est ulcéré.

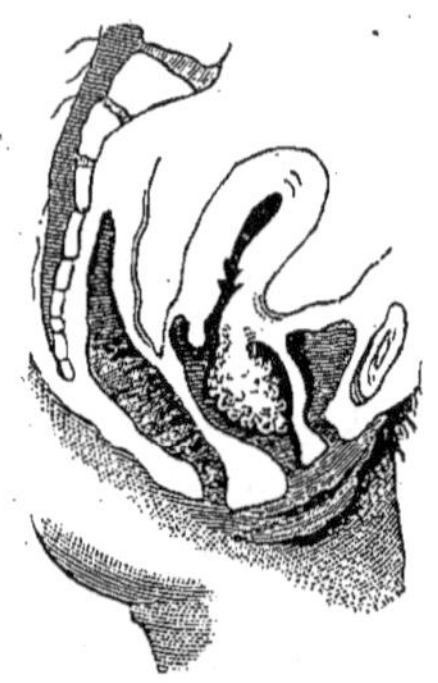

Fig. 5. — Polype cancroïde de la lèvre antérieure du col.

Le corps et le fond de l'utérus ne sont pour ainsi dire pas augmentés de volume. L'organe est absolument mobile, peu sensible. On peut, par le palper et le toucher combinés, abaisser aisément l'utérus en appuyant de la main gauche sur le fond, au travers des parois abdominales, et amener ainsi la tumeur jusqu'à l'entrée du vagin. Si cette manœuvre ne permet pas de constater suffisamment la mobilité, il faut introduire le spéculum de Simon ou de Sims et, saisissant le col avec des pinces de Museux, l'attirer en bas vers la vulve. Alors de deux choses l'une : ou le col et l'utérus se laissent aisément abaisser ; c'est qu'il n'existe pas encore d'infiltration dans les ligaments utéro-sacrés ; ou bien la mobilité de la matrice est limitée, et très probablement alors ces ligaments sont déjà envahis, comme on peut s'en convaincre par le toucher rectal. La constatation de ce signe a l'importance du *to be_or not to be*. Si on le rencontre, le traitement ne peut être que palliatif ; dans le cas contraire, on peut obtenir une guérison complète. J'ai vu des cas où le cancroïde n'avait pas encore reparu six et sept ans après l'opération. Braun a vu un fait analogue ; après dix-neuf ans il n'y avait pas encore de récidive.

Le médecin inexpérimenté ne devra pas s'en laisser imposer ici par la périmétrite postérieure adhésive qui est fréquente. Dans ce cas en effet, la matrice se trouvant soit en rétroposition soit en antéversion, on ne sent pas les ligaments utéro-sacrés. Pour éviter une erreur je conseille d'avoir recours à la manœuvre suivante qui est simple, sans danger : saisissant sans spéculum la portion vaginale à l'aide de pinces de Museux, on l'attire aussi bas que possible pendant qu'on introduit l'index droit dans le rectum ; si la cause du peu de mobilité de l'utérus réside dans l'infiltration des ligaments utéro-sacrés, on les sentira sous forme de cordons larges, tendus, dirigés de haut, en bas, résistant aux tentatives d'abaissement. On peut, de la même façon, reconnaître l'infiltration des ligaments larges, qu'elle soit constituée par des plaques, ou par des noyaux de volume variable, depuis celui d'un pois jusqu'à celui d'une noisette. Dans la forme à noyaux on peut croire aisément sentir l'ovaire abaissé et adhérent. Mais j'appelle encore l'attention des débutants sur ce signe diagnostique d'une grande valeur : la douleur pour ainsi dire pathognomonique que détermine la compression de l'ovaire, et qui rappelle un peu la douleur testiculaire.

Tout ce qu'on vient de dire du cancroïde peut être répété de la forme en *champignon*, en *agaric*, qui présente pourtant quelques caractères particuliers. C'est ainsi que la tumeur, au point de vue de la consistance, offre des points ramollis, tandis qu'au niveau des lèvres antérieure et postérieure du col on rencontre la dureté caractéristique.

La présence ou l'absence d'une ulcération et des signes caractéristiques ne suffit pas à établir le diagnostic. La mollesse de la tumeur peut la faire confondre avec le sarcome du col de l'utérus. Si la consistance est inégale, on peut se demander si l'on a affaire au cancroïde ou au sarcome lequel est malin comme le cancer. D'après mon expérience personnelle, le pronostic des sarcomes du col est aussi sombre que celui des cancers. C'est l'examen microscopique seul qui, pratiqué avant ou après l'ablation du néoplasme, peut servir de pierre de touche. On peut confondre encore cette forme avec l'ectropion simple du col qui accompagne la rupture bilatérale d'Emmet; et bien qu'au point de vue pratique cette erreur n'ait pas grande importance, ni pour la malade ni pour

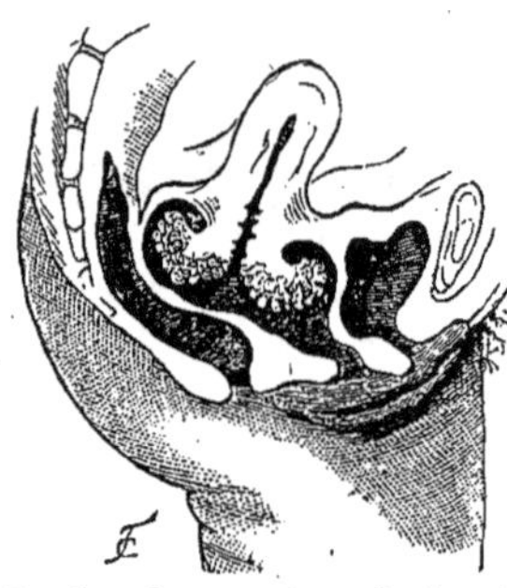

Fig. 6. — Cancer en forme de champignon du col de l'utérus.

le médecin, je conseille pourtant toujours d'avoir recours à la manœuvre suivante proposée par Emmet : mettant à découvert à l'aide du spéculum de Simon ou de Sims la portion vaginale du col, on saisit la lèvre antérieure et la lèvre postérieure à l'aide de deux crochets longs et pointus ou bien de la pince de Museux, et l'on essaie d'amener les lèvres au contact. Dans le cas de rupture du col celui-ci reprend à ce moment sa forme normale; en cas de cancroïde ou de sarcome la restauration du col ne réussit pas, probablement par suite de l'induration et de l'infiltration des tissus.

Il est encore une autre erreur qu'on voit malheureusement parfois commettre, même par de vieux médecins expérimentés, surtout par ceux qui sont atteints du prurigo secandi. Lors de simple chute avec hypertrophie de la membrane muqueuse et engorgement des glandes, on peut croire au cancroïde ou au cancer et on fait alors subir à la femme une opération inutile et déplacée : l'amputation du col. Il suffit d'introduire le spéculum et de mettre à nu la portion vaginale pour qu'à l'instant même on s'aperçoive de l'erreur : sur le fond rouge sombre de la membrane muqueuse ulcérée on observe des bosselures, des points jaunâtres, des productions polypeuses à contenu colloïde, jaunâtre ou translucide qui s'écoule lorsqu'on vient à rompre un des kystes. Jamais ces lésions ne s'observent dans le cancer où les piqûres donnent du sang. Même sans spéculum on peut arriver au diagnostic; en effet le doigt constate que la membrane muqueuse de l'orifice du col, ainsi que celle du canal cervical, est immobile.

S.

4

Si le cancroïde n'est pas traité de bonne heure il dégénère et se transforme avec le temps en cancer.

La forme papillaire ou en *chou-fleur* (Blumenkohlgeschwulst), vient immédiatement après le cancroïde. Bien que cette forme soit décrite, par beaucoup de personnes, comme une affection intermédiaire entre les dégénérescences bénignes et malignes, mes observations personnelles me conduisent à la mettre au rang des cancroïdes. Si cette classification n'est pas en accord avec les caractères histologiques, elle est justifiée par la clinique, le pronostic et la thérapeutique qui sont les mêmes dans les deux cas. Les symptômes présentent la plus grande analogie et la récidive est aussi rare.

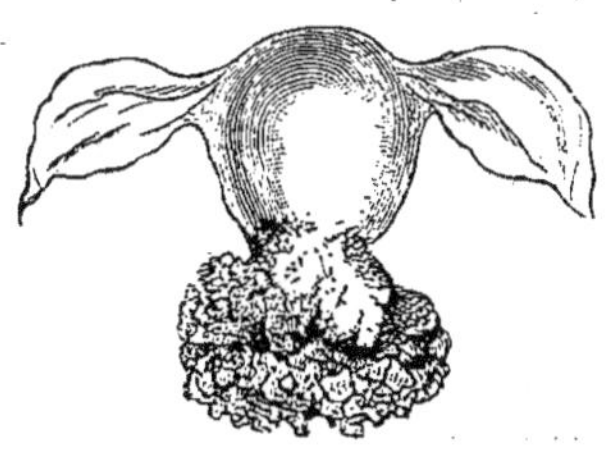

Fig. 7. — Cancer papillaire (en chou-fleur) du col de l'utérus.

Au toucher on sent, au centre ou à la partie antérieure du vagin, une masse molle, spongieuse, friable, dont la base élargie regarde en bas et dont le pédicule se confond avec la base de la portion vaginale comme dans le cancroïde en champignon (Fig. 7). Cette variété est rare ; pendant une pratique de 10 ans je ne l'ai rencontrée que 3 fois. Les hémorrhagies dans ces cas étaient très abondantes, la leucorrhée extrêmement fétide. La membrane muqueuse recouvrant la surface externe du col était lisse, mobile et élastique ; l'utérus non augmenté de volume et mobile.

Ces femmes avaient des métrorrhagies et des flueurs blanches depuis 2 ans, et, bien que l'aspect général fut celui du cancroïde, l'exploration la plus attentive des ligaments utéro-sacrés et du tissu cellulaire paramétrique, ainsi que des ligaments larges, n'y faisait découvrir aucune trace d'infiltration. Dans tous ces cas on enleva le col à l'aide de l'anse galvano-caustique ; toutes les femmes guérirent. Je les ai revues l'une 8 ans, l'autre 4 ans, la troisième 3 ans après l'opération et il n'y avait pas trace de récidive. Comme seule différence à l'examen objectif, entre la forme papillaire et le cancroïde, on trouve la mollesse de la tumeur unie à la fragilité.

2ᵉ *forme. Cancer nodulaire.* — Le cancer nodulaire du col de l'utérus se développe, sous forme d'une tumeur circonscrite, sous la membrane muqueuse qui est tout à fait normale ou légèrement irritée ; ce noyau peut se développer soit sous la muqueuse qui recouvre la surface externe du col, soit sous celle qui tapisse le conduit cervical ; il augmente graduellement, se ramollit au centre et finit par perforer la membrane muqueuse. L'ulcère cancéreux est alors constitué et il occupe la surface externe du col, l'orifice externe, ou enfin le canal cervico-utérin. Plus tard le noyau augmente encore de volume ; tout le col est transformé en tumeur ; la dégénérescence gagne la portion susvaginale du col, puis le corps de l'utérus, le tissu cellulaire du bassin.

La lésion débute effectivement par la formation de nodosités dans le col, le plus souvent en arrière et sur le côté droit ; puis le col s'hypertrophie. Les nodosités se sentent surtout au niveau des culs-de-sac, de telle sorte qu'il semble qu'elles se développent de préférence dans le tissu cellulaire paramétrique, envahissant tout le bassin, surtout sur les parties latérales.

Lorsque la lésion est complètement développée, toute la région du bassin se trouve bourrée de ces noyaux. Ensuite ils gagnent la région du grand bassin et on les sent, lors de l'exploration combinée, sous forme d'une masse bosselée qui semble constituée par un entassement de billes. La destruction ou l'ulcération de la portion vaginale est fort minime, superficielle, sèche, avec des bords sans saillie, durs, calleux, raboteux, d'une sensibilité exagérée. Il n'y a pas de sécrétion, les règles sont peu abondantes, rares ou irrégulières. Les malades ressentent, en dehors des règles, des douleurs dans les lombes, à l'hypogastre, dans les extrémités inférieures, la vessie, le périnée, le rectum. Au moment des règles, il s'y joint des phénomènes de dysménorrhée et les douleurs acquièrent une intensité énorme. Les cris et les gémissements de ces malades s'entendent de très loin.

L'insomnie prolongée, la constipation opiniâtre, les vertiges provoqués par les douleurs et les opiacés leur donnent une physionomie spéciale, qu'il suffit d'avoir vue une fois pour ne l'oublier jamais. Les malades accusent en général de ces troubles l'absence de flux cataménial ; elles supplient le médecin

de leur faire avoir leurs règles, assurant qu'immédiatement
après elles seront rétablies. Et en effet, si les règles deviennent plus fortes ou qu'il survienne une hémorrhagie, il se produit une détente.

C'est le plus souvent chez les femmes du monde obèses,
que j'ai rencontré cette forme à laquelle j'ai, en 1880, donné
le nom de *noli me tangere;* ces femmes sont toujours des
multipares, ayant eu des soucis et subi de violentes secousses
morales. Les souffrances durent longtemps; j'ai eu, en effet, à
soigner deux infortunées malades qui, pendant deux ans et
demi, n'ont cessé de remplir la maison de leurs cris. Je me
souviens que, lorsque j'étais encore étudiant, je vis une femme
atteinte de carcinome du col : elle garda le lit trois ans et
ne mourut que la quatrième année.

Cette forme n'est justiciable d'aucune intervention chirurgicale, ce dont je me suis persuadé à l'autopsie. J'avais trouvé,
dans un cas, des noyaux dans l'épaisseur et autour du col ;
ils avaient le volume d'un œuf d'oie, étaient mobiles avec
l'utérus et le col. Les tissus environnant l'utérus ainsi que ses
annexes paraissaient tout à fait indemnes. En présence des
supplications réitérées de la malade et de son entourage, je
me décidai à l'opérer avec l'assentiment des médecins consul-
tants. J'enlevai non seulement les noyaux, mais tout le col
de l'utérus jusqu'au niveau de l'orifice interne. Les noyaux
extirpés formaient une masse dure, fibreuse, criant sous le couteau, présentant à l'examen microscopique tous les caractères
du carcinome. L'examen histologique de la partie enlevée,
au niveau de l'orifice interne, ne révélait aucune trace de
carcinome. La plaie commença à se cicatriser, des granulations de bon aspect la recouvrirent; il n'y eut pas de fièvre
et pas de douleurs durant les deux premiers jours. A la fin
du 3e jour la malade ressentit des douleurs d'abord insignifiantes, lancinantes, des tiraillements qui allèrent toujours
en augmentant, malgré l'absence de fièvre et d'inflammation.
A la fin du 12e jour les douleurs devinrent aussi fortes
qu'avant l'opération. L'examen fit découvrir au niveau des
bords de la plaie des bourgeons charnus qui avaient bon aspect
et ne saignaient pas ; la sécrétion était bonne et purulente.
L'utérus était augmenté de volume et mobile ; on ne trou-

vait dans son voisinage aucune production inflammatoire. Je sentis à mon grand étonnement sur le côté droit du bassin une tumeur de la grosseur d'une noix. Vers la fin de la 3e semaine, c'est-à-dire au 25 ou 26e jour après l'opération, tout le bassin était parsemé de noyaux. Au niveau de l'épigastre et de l'abdomen on pouvait sentir des noyaux semblables de même qu'au-dessus de la clavicule. La malade ne tarda pas à succomber.

Ce cas m'a laissé une impression ineffaçable. Alors que tout semblait marcher vers la guérison, la généralisation était survenue tout d'un coup. À partir de ce moment, j'ai pris pour règle de conduite de ne jamais toucher à pareil cancer, malgré les prières des malades et l'insistance des médecins. Depuis cinq ans je n'ai pas encore eu d'occasion de m'en repentir. J'ai vu, durant cet espace de temps, dix cas dans lesquels mes conseils furent négligés des malades et des médecins qui les traitaient. Les suites ont justifié mes prévisions. J'ai revu par la suite toutes ces femmes, soit aussitôt après l'opération, soit au bout d'un mois, quelques-unes au bout de deux mois; toutes sont mortes rapidement par suite de la propagation et de la généralisation du cancer. Lorsque je les vis elles se repentaient amèrement d'avoir consenti à se laisser opérer, et les parents avaient perdu toute confiance dans l'intervention chirurgicale. Il faut savoir qu'avant l'opération, bien que les souffrances fussent grandes, les malades mangeaient, dormaient, et, chose capitale, marchaient; après l'opération elles ne dormaient plus, ne mangeaient plus, ne quittaient plus le lit, et souffraient constamment. Je dois ajouter, bien que je sois moins affirmatif à cet égard, qu'on doit renoncer aux opérations palliatives, raclage, excision profonde, cautérisation énergique. Je vais plus loin : j'ai vu le simple examen gynécologique empirer l'état et les souffrances des malades.

C'est pour toutes ces raisons que j'ai donné à cette forme le nom de *noli me tangere.* Ce serait une erreur profonde de croire que cette susceptibilité lui soit propre. On verra que d'autres formes de cancer, dans certaines conditions, se comportent de la même façon.

3e *forme. Cancer du canal cervical.* — Le cancer du canal

cervical paraît lié au catarrhe ancien du col. Né de l'épithé-
lium cylindrique du canal cervical, il se propage dans le tissu
cellulaire sous-muqueux et ulcère le canal cervical. Le cancer
gagne vers le haut, envahit l'utérus, et ce n'est que tardi-
vement qu'il atteint l'orifice externe du col. Dans cette forme
l'ulcération occupe le premier plan.

J'ai vu un cas où non seulement le col tout entier mais
toute la matrice étaient envahis, ainsi que le tissu cellulaire
paramétrique. Aussi ne pouvait-il être question d'opération
radicale.

Dans un autre cas, qui certainement appartient à cette variété, je constatai un carcinome du col non ulcéré. Le col
avait 6 centimètres de longueur et 5 dans le sens antéro-pos-
térieur. L'orifice externe admettait difficilement le bout du
doigt; il était uni, lisse, non ulcéré. Au travers de la membrane muqueuse de la portion vaginale augmentée de volume on sentait des bosselures. L'utérus se trouvait peu
hypertrophié et mobile. Cela se passait en 1876. Lorsque
j'amputai le col au bistouri, je fus frappé de voir que tout le
col de l'utérus, toute sa surface interne ainsi que celle de la
matrice étaient envahis par l'ulcération cancéreuse. On pouvait facilement introduire le doigt dans la cavité de l'utérus
dilaté, et parvenir jusqu'au fond d'où l'on retirait aisément des
fragments de la masse cancéreuse. J'enlevai ce que je pus, tout
en restant persuadé que la plus grande partie de la couche
musculaire de l'utérus était détruite, de telle sorte qu'il semblait que la paroi utérine fût formée seulement de plusieurs
couches de tissu cellulaire paramétrique épaissi. Il n'y eut
pas d'hémorrhagie et je bornai là mon intervention. Le col de
l'utérus extirpé présentait les très intéressantes particularités
qui suivent: à la surface interne, on remarquait une ulcération qui en occupait les deux tiers supérieurs ; dans le tiers
inférieur, jusqu'à l'orifice externe, la muqueuse du canal cervical était lisse et, à ce qu'il semblait, saine. En un mot, la
partie inférieure de la portion vaginale, particulièrement au-
près de l'orifice utérin, était intacte. On se demande où le cancer
a débuté? Est-ce un cancer du corps de la matrice ayant gagné
le col ou un cancer du col propagé au corps de l'organe ? C'est
une question que je ne saurais résoudre. A la suite de l'opéra-

tion et du badigeonnage de la plaie au brome, la femme
parut un instant se rétablir ; les hémorrhagies avaient cessé,
les sécrétions étaient purulentes. Elle mourut de généralisation hépatique.

4° *Forme mixte.* — J'aborde maintenant la forme de cancer
que j'ai appelée mixte ; dans ces cas, on ne peut déterminer
le point où a débuté la lésion. Est-ce le canal cervical, ou la
surface externe de la portion cervicale, est-ce sous forme de
noyaux ou sous forme de cancroïde qui a dégénéré ? On ne
sait. Le point essentiel ici est la destruction du néoplasme,
la formation d'une ulcération d'apparence cancroïdale, en

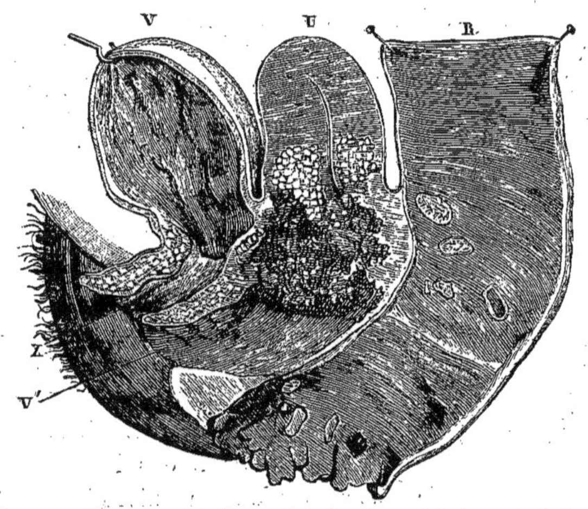

FIG. 8. — Cancer du col de l'utérus à la dernière période de son évolution.
V. Vessie, U. Utérus, R. Rectum, X. Orifice de l'urèthre, V' Vagin.

cratère, occupant non seulement tout le col utérin, mais se
propageant dans la cavité utérine et au tissu cellulaire paramétrique. Les ligaments utéro-sacrés sont entièrement infiltrés, l'utérus augmenté de volume et immobile ; il existe des
fausses membranes pelvipéritonéales. Les trompes, les ovaires,
la vessie, le rectum sont également atteints. Ces lésions se
rencontrent parfois chez des malades qui ont déjà subi une
opération curative.

Cette forme est celle qu'il est donné le plus souvent au

médecin d'observer. Par la percussion abdominale, on trouve, à l'hypogastre, une matité qui est limitée à sa partie supérieure par une ligne irrégulière plus élevée d'un côté que de l'autre. A ce niveau on sent, au palper, une masse dure, immobile, quelque peu sensible, qui plonge dans le petit bassin. On rencontre rarement des bosselures, et lorsqu'on en perçoit, elles rappellent des pierres à angles pointus et saillants. Au toucher, on découvre une ulcération dure, peu résistante, dont le fond est en entonnoir ou en cratère, tandis que les bords occupent les culs-de-sac ou les parois antérieure et postérieure du vagin. Il arrive même que les bords de l'ulcère sont constitués par les débris de la partie antérieure du col qui forme un bourrelet dur et insensible (Figures 8 et 9). La surface de l'ulcération est sèche, couverte de bosselures petites, raboteuses, saignant facilement, sécrétant un ichor fétide; la sensibilité est parfois nulle, parfois exagérée. La température paraît augmentée. Si, tandis qu'on a le doigt sur cette ulcération, on imprime au travers de la paroi abdominale des mouvements à la tumeur on la trouve absolument immobile et la malade accuse des douleurs. En déprimant le cul-de

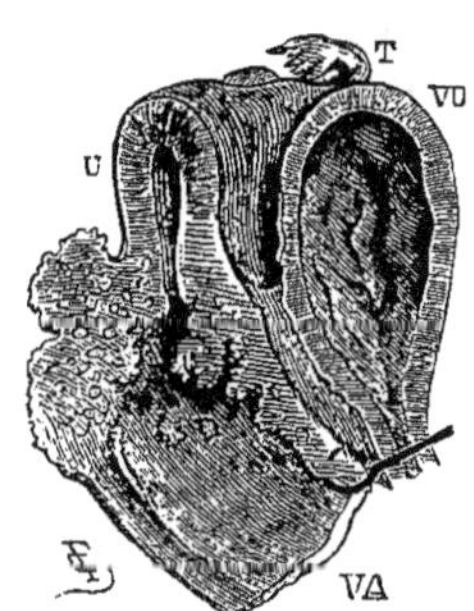

Fig 9. — Cancer du col de l'utérus à la dernière période.

sac postérieur on peut sentir un corps dur, situé entre l'utérus et le rectum ; à l'aide du doigt introduit dans le rectum on sent ses parois latérales indurées et immobiles. Cette infiltration des parties latérales du rectum dépend de l'envahissement des ligaments utérosacrés qu'on peut suivre jusqu'à la face antérieure du sacrum, et plus haut dans la direction des vertèbres lombaires. L'exploration est toujours douloureuse et les malades se plaignent beaucoup.

Cette forme est, ai-je dit, celle que le médecin rencontre le plus fréquemment.

Les hémorrhagies, la leucorrhée putride, la septicémie due à la résorption des tissus putréfiés, la destruction de la vessie et du rectum sont très marquées, et pourtant les malades marchent encore, mangent, dorment tant bien que mal; elles réclament constamment un soulagement à leurs souffrances,

mais le médecin ne peut guère que consoler ces malheu-
reuses.

§ III. **Cancer du col de l'utérus gravide**. — Il y
a des cas exceptionnels dont je voudrais dire quelques mots
ayant eu l'occasion d'en observer quelques-uns.

Si étrange que paraisse le fait, le fond et le corps de l'utérus,
ainsi qu'un ou les deux ovaires, peuvent rester à ce qu'il semble
absolument sains, malgré la destruction du col par le carcinome, et la femme peut devenir enceinte. La grossesse peut
se terminer par une fausse couche, le médecin peut provoquer
l'accouchement prématuré, parfois enfin la grossesse arrive à
terme et la malade accouche. Sans doute c'est plutôt dans les
premiers stades de l'affection qu'on peut observer cette complication. L'accouchement peut se terminer naturellement ou
artificiellement; souvent l'utérus se rompt et le fœtus passe
dans la cavité abdominale. J'ai vu l'un et l'autre cas.

J'ai assisté à l'hospice des Enfants-Trouvés à l'accouchement d'une femme atteinte de cancer utérin. Tout le col
était envahi par un carcinome considérable qui infiltrait
également les culs-de-sac vaginaux, surtout l'antérieur.
La malade entra à la Maternité alors que le travail était
commencé, la poche des eaux rompue; l'orifice était presque entièrement fermé; on n'entendait pas les battements
du cœur du fœtus; la mère ne sentait plus remuer, les
douleurs étaient fréquentes et intenses, l'utérus tétanisé, le
palper impossible. La malade fut laissée à la garde d'une sage-
femme à laquelle on donna des instructions spéciales. Quelques
heures après j'étais appelé près de la patiente; on me disait
que la poche des eaux faisait une saillie très marquée et affleu-
rait la vulve. Ce détail ne laissa pas de m'étonner, la poche
des eaux étant rompue depuis longtemps. A mon arrivée je
trouvai le périnée distendu; la vulve, dilatée au maximum,
laissait passer une tumeur grisâtre, lisse, polie, fluctuante.
Trouvant les douleurs exagérées et une tendance à la téta-
nisation, et craignant la rupture de l'utérus, je me hâtai
d'inciser cette tumeur que je croyais être la poche des eaux.
Il sortit par l'ouverture ainsi faite une masse goudronnée,
fétide, formée d'un mélange de gaz avec des fragments de

tissu rappelant le tissu cellulaire sphacelé. La tumeur diminua de volume et remonta pour ainsi dire dans le bassin.

Les contractions douloureuses cessèrent pour quelque temps et voici ce que je constatai. Cette tumeur n'était pas formée par la poche des eaux, mais par une dilatation de la tête due à la décomposition du cerveau et à la formation de gaz. Les cheveux étaient complètement tombés. Immédiatement mon collègue le docteur Pawlow et moi nous procédâmes à la craniotomie et le fœtus fut extrait. On tira la malade du collapsus, et l'on prescrivit des injections intra-utérines qui furent prolongées pendant 9 jours. A la fin du 12e jour la malade quitta l'hôpital sans avoir eu le moindre accident puerpéral. A l'examen pratiqué après la délivrance on trouva des déchirures du col ; la déchirure siégeant à gauche remontait au dehors de l'attache du cul-de-sac latéral. Pourtant il n'y eut pas d'hémorrhagie ; mais tous les jours et particulièrement le premier, il s'écoula des fragments cancéreux, nécrosés en nombre considérable.

Il résulte de ce que je viens d'exposer que l'accouchement peut se terminer heureusement pour la mère, malgré l'existence d'un cancer du col, mais seulement s'il s'agit d'un cancroïde ou d'une dégénérescence molle. Il est évident que si l'on avait pu voir la malade un mois auparavant, à une époque où, d'après ce qu'elle disait, l'enfant était vivant, il eut été possible de sauver la vie de ce dernier en provoquant l'accouchement prématuré.

Une autre fois j'ai vu, à la clinique de l'Université de Moscou, une femme qui venait réclamer des soins pour une métrorrhagie et des douleurs de ventre. C'était une femme de 40 ans, d'une constitution robuste ; elle avait une hémorrhagie insignifiante, associée à de la fièvre, à des douleurs dans le bas ventre et une faiblesse générale. La température était : 38.3, le matin ; 39, le soir. L'examen fit reconnaître une grossesse de 7 mois 1/2. Le fœtus était vivant ; les parois abdominales plates comme une planche ; la compression du ventre déterminait de fortes douleurs, au toucher on ne trouvait pas le col, mais à sa place une masse dure, bosselée, ulcérée, peu résistante ; les culs-de-sac, surtout le postérieur, étaient comblés par une tumeur de même nature, de telle sorte que le col de l'utérus, et les culs-de-sac étaient tout à fait immobiles. Cette masse remplissait presque les 2/3 du bassin et le toucher rectal faisait découvrir une infiltration des ligaments utéro-sacrés se prolongeant vers le promontoire. Diagnostic : Carcinome incurable du col, avec infiltration du tissu cellulaire para-cervical, des culs-de-sac, et des ligaments utéro-sacrés, et pelvi-péritonite. La malade fut gardée à la clinique, et on lui proposa l'opération césarienne, l'accouchement étant impossible par les voies naturelles. Afin de se convaincre de l'exactitude du diagnostic, et de juger les indications opératoires, on appela en consultation les professeurs N. A. Tolsky et A. M. Makéeff. L'opération fut déclarée nécessaire et on surveilla attentivement le fœtus. Au bout de deux semaines, les battements du cœur s'affaiblissant, l'opération fut pratiquée suivant les règles. La malade mourut 4 jours après de péritonite purulente. L'enfant a vécu. A l'autopsie on trouva la plaie utérine réunie dans toute sa longueur.

Ces deux cas me font croire que, par suite de l'hémorrhagie, de la leucorrhée, de la fièvre, de l'épuisement de la mère arrivés à leur maximum, l'enfant ne peut continuer à vivre au delà de 8 mois. C'est un point qui mérite qu'on s'y arrête ; car généralement, dans les consultations en vue d'une opération césarienne, les médecins conseillent d'attendre la fin de la grossesse, espérant que plus ils se rapprochent du terme plus ils ont de chance de voir l'enfant survivre. Ce principe général ne peut trouver son application chez des malades affaiblies comme le sont les cancéreuses. La marche de la maladie dans les deux observations précédentes est démonstrative.

Lors du passage du fœtus dans la cavité du péritoine, après rupture utérine, il faut faire la laparotomie immédiate.

On trouve, dans la littérature médicale, un cas d'extirpation de l'utérus gravide affecté de cancer du col pratiquée par Spencer Wells. « La femme d'un fermier, âgée de 35 ans, se trouvant enceinte de 6 mois fut atteinte d'un épithélioma du col de l'utérus. Furcat me l'envoya le 5 octobre 1881. Le dernier accouchement remontait à 16 mois ; la malade, après avoir allaité 3 mois, commença à s'affaiblir ; elle eut de la leucorrhée puis elle devint enceinte. A la 4e semaine de sa grossesse elle fit une fausse couche, c'était en 1881. Les règles reparurent aux mois de mars, avril et mai 1881. La date du début de la grossesse actuelle est douteuse ; il paraît qu'elle remonte au mois de mai. La première fois que je vis cette femme elle sentait à peine remuer l'enfant ; on ne percevait pas le ballottement, mais on entendait nettement les bruits du cœur fœtal. Le col de l'utérus était allongé et augmenté de volume, l'orifice admettant aisément le doigt qui à 2ᵉ 1/2 sentait le canal cervical envahi par un épithélioma déterminant un ectropion des lèvres de l'orifice et faisant saillie dans le vagin. Dans une consultation que j'eus avec Playfair, on proposa de provoquer l'accouchement prématuré et d'enlever les parties malades ; mais il me sembla que la lésion du col était assez limitée pour qu'en raclant ou enlevant les parties malades et en y appliquant du chlorure de zinc on pût attendre le terme de la grossesse. Ma proposition fut agréée. Cependant quelques jours après la malade devint très faible, l'écoulement vaginal plus abondant, de sorte qu'on nous appela de nouveau en consultation, en nous adjoignant le docteur Graily Hewitt afin de juger en dernier ressort. Nous décidâmes qu'il valait mieux extirper l'utérus en totalité avec son contenu ; je pratiquai cette opération le 21 octobre avec l'aide des docteurs Thornton, Doran, etc. La malade guérit. Je l'ai revue 3 fois en 2 semaines aux mois de février et mars 1882 ; la cicatrice vaginale était peut-être un peu indurée ; l'état général était visiblement amélioré. »

En comparant le cas qui m'est personnel et celui de Spencer Wells je ne puis me retenir de penser que ma conduite a été plus régulière, et préférable ; car une vie au moins, la vie de l'enfant qui a actuellement 2 ans 1/2 et se porte tout à fait bien, a été sauvée. Dans le cas de Spencer Wells, que je viens de rapporter, l'enfant est mort et, la récidive du cancer s'étant produite vers la fin du 4ᵐᵉ mois, l'issue a été rapidement funeste pour la mère. De telle sorte qu'étant donné qu'il s'agit ici d'une opération difficile et dangereuse, uniquement palliative d'ailleurs lorsqu'elle réussit, le médecin dans ces circonstances doit songer avant tout à sauver l'enfant. En effet, dans le cancer du col un peu étendu, les femmes sont condamnées à une mort certaine, tandis que l'enfant peut continuer à vivre. Toutefois vu le petit nombre des observations on ne peut encore rien dire de certain sur ce sujet. Je donne dans ces cas la préférence à l'opération césarienne, et non à l'opération de Porro. L'opération césarienne n'est pas plus dangereuse et est plus conservatrice.

§ IV. **Délimitation de la lésion.** — Le point essentiel dans le diagnostic du cancer consiste à en déterminer les limites. L'envahissement du col, des culs-de-sac, de la vessie, du rectum, se reconnaît immédiatement par le toucher vaginal. Celui des ligaments utéro-sacrés et du tissu cellulaire paramétrique se rencontre toujours dans l'ulcère cratériforme avec l'épaississement, l'augmentation de volume de la portion vaginale du col, même lorsqu'il existe une mobilité très grande. L'immobilité entière de l'utérus et de la masse cancroïde est un signe de cette propagation, de même que les douleurs lors du palper abdominal, la matité, l'existence d'une tumeur à l'hypogastre, d'une hydronéphrose. Malheureusement la mobilité de l'utérus ne prouve pas qu'il n'existe pas d'infiltration dans les ligaments larges et les annexes, comme le montre le cas d'extirpation de l'utérus d'après la méthode de Freund pratiqué par le docteur Levenstein. L'absence d'envahissement de voisinage peut être constatée soit au début de l'affection, soit dans la forme cancroïdale.

Il ne faut jamais oublier l'examen par le rectum. Mais alors même que des examens répétés ne font découvrir aucune trace de propogation cancéreuse, celle-ci peut cependant exister. La différence entre l'infiltration inflammatoire et l'infiltration cancéreuse est peu marquée; les observations nous montrent d'ailleurs que lorsqu'il existe des lésions inflammatoires l'opération n'est guère profitable : je dirai même qu'elle est tout à fait infructueuse. A ce sujet je citerai un cas observé dans ma pratique il y a de cela 5 ans.

Il s'agissait d'un cancer limité au col et présentant les caractéres du cancroïde en champignon. Le doigt, pénétrant dans l'orifice externe, ne tardait pas à rencontrer l'ulcère cancroïdal à fond spongieux et mou, saignant considérablement. L'utérus occupait la moitié postérieure du bassin où il était immobilisé par suite de son adhérence au rectum. Les culs-de-sac étaient unis, élastiques, et au niveau du cul-de-sac postérieur seulement on sentait une tumeur pâteuse, pulsatile, accompagnée d'élévation de la température, de douleur vive, aiguë, péritonitique. Le toucher rectal déterminait une douleur intense en un point de la face postérieure de l'utérus. La partie inférieure du ventre était un peu tuméfiée et sensible à la pression. La compression exercée au niveau de la partie postérieure du bassin augmentait la douleur et était difficilement supportée. Température 39°. La malade perdait du sang, avait des nausées, des syncopes ; le pouls était imperceptible, les lèvres blanches ; on trouvait en un mot tous les signes d'une anémie aiguë. La malade parlait à peine et retombait aussitôt assoupie. J'appris des personnes qui accompagnaient cette femme, qu'elle venait de la province pour trouver un remède aux hémorrhagies abondantes qui la minaient depuis 6 mois.

C'était en hiver : elle avait été obligée de faire le trajet en voiture par des chemins raboteux. Durant la route elle ressentit des douleurs abdominales légères, ainsi que de grands frissons. A son arrivée à Moscou ce n'est qu'avec peine qu'on put la transporter chez elle où l'on fut immédiatement obligé de la coucher. Je la trouvai presque sans connaissance ; l'hémorrhagie continuait, le sang était très liquide et, d'après ce qu'on disait, renfermait des caillots depuis 24 heures ce qui a toujours lieu lors d'hémorrhagies abondantes et de longue durée.

Après un examen attentif je dus formuler un pronostic fatal et je demandai une consultation, tout en prenant à l'instant même les mesures suivantes pour la cessation de l'hémorrhagie. Je ne connaissais pas encore à fond l'effet bienfaisant des injections chaudes ; je me bornai donc à mettre la malade la tête basse et les extrémités inférieures et le bassin relevés, et à faire de la révulsion chaude au niveau de la partie antérieure de thorax et aux extrémités, à mettre de la glace sur le bas-ventre. L'hémorrhagie ne s'arrêtait pas ; on eut alors recours aux injections froides plusieurs fois répétées avec une solution de perchlorure de fer, mais en vain. J'introduisis un léger tampon d'ouate, imbibé de perchlorure de fer dans l'orifice du col : l'hémorrhagie continuait toujours. Même échec avec l'introduction de glace dans le vagin.

Il y avait 12 heures que duraient ces tentatives et la perte ne s'arrêtait pas : la malade allait s'affaiblissant de plus en plus.

Je me décidai alors à tamponner le vagin, tout en pensant que l'existence de lésions inflammatoires rendrait insupportable le tamponnement énergique. En effet à peine le tampon était-il en place que la malade commença à gémir, à s'agiter, et tous les signes du collapsus au début se manifestèrent, probablement par suite de l'exagération des douleurs. On fit une injection sous-cutanée de morphine, on appliqua des suppositoires opiacés. Les douleurs ne s'apaisèrent pas, bientôt survinrent des vomissements fréquents. J'enlevai le tampon et les signes de collapsus disparurent, mais l'hémorrhagie continua.

Les médecins appelés en consultation furent d'accord avec moi sur le diagnostic, et proposèrent la cautérisation au fer rouge qui fut très difficile. On parvint moyennant de grands efforts à cautériser non seulement l'ulcération cancéreuse mais on alla même au delà, dans le canal cervical; l'hémorrhagie ne céda pas.

Considérant la gravité de l'état général, je proposai aux médecins présents de procéder à l'extirpation du col qui fut accepté. Pour motiver cette opération je m'appuyais sur la connaissance de ce fait que non seulement l'amputation du col mais même de simples incisions suffisent à arrêter l'hémorrhagie. L'opération fut faite sans difficulté, et, bien qu'à cette époque l'amputation élevée du col ne fût pas encore aussi bien réglée qu'aujourd'hui, elle fut menée à bien par la méthode d'Huguier.

L'opération terminée, l'hémorrhagie s'arrêta, et un traitement reconstituant remit la malade sur pied pour quelques jours. Les six premiers jours tout parut aller pour le mieux; cependant la fièvre persistait; on appliqua en permanence de la glace sur le ventre, on administra de l'opium et on ordonna le repos. L'écoulement était insignifiant, et la plaie paraissait marcher à la cicatrisation. Au 6e jour survinrent des frissons, et l'examen fit découvrir autour de l'utérus un exsudat.

D'abord pâteux, puis dur, il se transforma sous l'influence du traitement classique en une induration immobile occupant tout le voisinage de l'utérus. Durant tout ce temps, c'est-à-dire jusqu'à la fin du 2e mois, il se montra des douleurs lancinantes et des tiraillements. Les ganglions inguinaux augmentèrent de volume; la constipation était opiniâtre, si bien qu'on dût ne donner à la malade que des aliments légers, liquides. L'hémorrhagie ne reparut pas et l'amaigrissement ne fit pas de grands progrès. Le pouls était bon ; pas d'insomnie. Compresses chaudes et vésicatoire sur le ventre.

Au bout de 3 mois les douleurs commencèrent à importuner la malade, et dans le cul-de-sac droit, très près de la véssie, se montra une bosselure dure qui bientôt s'ulcéra : l'ulcération ressemblait tout à fait au cancroïde. Au niveau du tiers inférieur de la cuisse, non loin du condyle externe, apparut un noyau semblable qui bientôt après commença à se ramollir. Une tumeur de même nature se montra dans la mamelle droite. Pendant l'évolution des tumeurs qui dura deux semaines il n'y eut pas de fièvre, ce qui prouve qu'il ne s'agissait pas de pyohémie.

Bientôt survint du côté du rein droit une tumeur qui augmenta rapidement de volume et présenta tous les signes de l'hydronéphrose ; un beau jour cette tumeur disparut brusquement en même temps que survint un écoulement d'urine par le vagin, probablement par suite de la destruction de l'uretère au niveau du cul-de-sac droit. L'épuisement et la maigreur parvinrent à un degré extrême, mais jamais il n'y eut de fièvre bien que la généralisation ait duré plus d'un mois.

Comment expliquer ces faits ? Je crois que la présence d'infiltrations inflammatoires prédispose à ces complications ; aussi à la suite de ce fait me suis-je bien promis de ne jamais opérer lorsque je les rencontrerais, ce qui m'est arrivé plusieurs fois depuis.

J'ai vu plusieurs malades chez lesquelles les médecins avaient opéré lorsqu'il existait de semblables infiltrations, par erreur, par inexpérience ou par négligence. Toujours la carcinose galopante a terminé rapidement la scène ; les femmes ne se relevèrent plus. Le médecin fut obligé de les voir presque tous les jours, tant étaient étonnantes, imprévues et rapides les modifications apportées dans l'évolution de la tumeur.

De nos jours la pratique gynécologique possède, dans les injections chaudes, un remède tout puissant contre les hémorrhagies et les complications inflammatoires. Ce serait une grosse faute de ne pas en profiter dans des circonstances semblables aux précédentes ; elles arrêtent les hémorrhagies et si elles ne font pas disparaître entièrement les lésions inflammatoires, elles les atténuent considérablement.

Ainsi donc le médecin, après avoir posé le diagnostic carcinome du col, doit délimiter la lésion. L'affection se borne-t-elle au col seul, ou bien les parties voisines sont-elles envahies ?

1° Il faut examiner avec soin les culs-de-sac, rechercher si on ne trouve pas à leur niveau d'ulcérations, d'infiltration, d'induration de la muqueuse. Si ces lésions n'existent pas, et si le col fait une forte saillie dans le vagin ; si l'utérus n'est pas augmenté de volume, s'il est mobile, si les ligaments utéro-sacrés ne sont pas envahis, que l'extrémité inférieure du col soit ulcérée ou non, le cas doit être considéré comme un des meilleurs pour l'intervention chirurgicale (amputation ou extirpation vaginale du col utérin).

2° Si la portion vaginale est détruite et qu'à sa place il existe un ulcère épithélial ; si la muqueuse du cul-de-sac antérieur est ulcérée, rugueuse ou indurée, malgré le peu d'augmentation de volume de l'utérus et sa mobilité, l'intervention a peu de chances de succès.

3° Si à toutes ces conditions se joint l'envahissement de la muqueuse du cul-de-sac postérieur, si la mobilité de l'utérus est limitée, s'il y a de l'infiltration des ligaments utéro-sacrés, le traitement ne saurait être que palliatif.

4° Une partie de la portion vaginale semble normale, le reste ou un cul-de sac est détruit par le cancer sur une étendue peu considérable il est vrai, mais la matrice est immobile ; ici l'intervention chirurgicale est peu profitable.

5° Lorsque la portion vaginale est détruite, qu'il existe une certaine induration au niveau des parois antérieure et postérieure du vagin, le traitement sera seulement symptomatique.

6° Si avec un carcinome du col on sent des noyaux et des indurations dans le tissu cellulaire péri-utérin il est indiqué de s'abstenir.

§ V. **Pronostic.** — Dans les ouvrages anciens et modernes on cite des cas de guérison radicale et spontanée du cancer par suite du sphacèle du néoplasme ; je n'ai jamais

observé de faits qui prouvent la réalité de ce processus cura-
teur, et je n'en ai jamais entendu raconter par mes confrères.

Etant donné l'insuccès habituel de la thérapeutique, il est de
la plus haute importance de connaître la durée de la survie
dans le cas de cancer du col de l'utérus. Mais la solution de
cette question rencontre des difficultés extraordinaires, le début de l'affection passant ordinairement inaperçu ; le plus
souvent en effet le médecin n'est consulté qu'à la période d'ulcération. Ce n'est donc qu'en prenant cette période pour point
de repère qu'on peut essayer de déterminer la durée de la
survie chez les cancéreuses.

Les statistiques de Simpson, d'Arnott, de Berkett, de
Gusserow, de Schröder sont toutes vicieuses : on n'y a pas
tenu compte des variétés individuelles au point de vue de la
propagation du cancer et de ses infiltrations. A mon avis on ne
peut fixer aujourd'hui cette durée, non seulement parce que
nous manquons de chiffres, mais surtout parce que nous ignorons les différences qui existent dans la marche des diverses
formes du cancer, considérées en elles-mêmes et suivant le
terrain sur lequel elles évoluent. Je pourrais citer bien des
cas où, malgré les conditions les plus favorables en apparence à l'opération, la marche du cancer après l'opération a
rapidement changé d'allures, et de lente est devenue rapide.

Aussi, bien que la statistique donne comme minimum de
survie un an, et comme maximum trois ans et huit mois, je
conseille aux praticiens d'être très réservés dans leur pronostic
au sujet de la durée de l'affection. Mieux vaut ne rien dire
que d'induire les parents en erreur. Outre les hémorrhagies il
peut d'ailleurs survenir, alors qu'on s'y attend le moins, mainte
complication mortelle : péritonite, pneumonie, dégénérescence
graisseuse du cœur, pleurésie, embolie et gangrène pulmonaires, néphrite et pyélonéphrite.

On ne doit pas oublier, lorsqu'on a recours au chloroforme
ou à des médicaments agissant sur le cœur, la possibilité de
la dégénérescence graisseuse de cet organe. Je me rappelle
à ce propos le cas suivant :
Appelé en consultation près d'une malade je la trouvai

en proie à des accès de dyspnée et cyanosée ; le pouls était petit, les battements du cœur faibles et rares. J'appris que le médecin qui la traitait venait de lui faire une injection sous-cutanée d'ergotine dans le but d'arrêter une métrorrhagie.

Grâce à un traitement approprié les accès de dyspnée cessèrent et un mieux notable s'établit. Deux jours après on manda un autre médecin qui administra l'ergot de seigle en infusion. La malade eut à peine absorbé quatre cuillerées de cette potion, que les phénomènes qui avaient suivi l'injection sous-cutanée d'ergotine se reproduisirent, et que la mort s'en suivit.

J'ai vu nombre de cancéreuses auxquelles on faisait prendre de l'ergotine et de l'ergot de seigle. Bien qu'elles continuassent à aller et venir, elles trouvaient presque toutes que l'ergot produisait chez elles l'angoisse et le vertige. Le même effet s'observe, si j'en crois mes observations, avec la digitale mais à un moindre degré.

Plus le cas est opérable plus le pronostic est favorable. Une autre question de la plus haute importance est celle-ci : Peut-on espérer une guérison radicale d'un cancer du col de l'utérus ? En d'autres termes, combien de fois observe-t-on la récidive après l'opération, et combien de temps après l'opération se produit-elle ?

Je reviendrai sur ce point à propos du traitement ; je dirai seulement ici que, dans aucune forme du cancer du col, quelle que soit l'opération que l'on exécute, légère ou grave, dans de bonnes ou de mauvaises conditions, on ne peut assurer qu'il n'y aura pas récidive. Si donc on vous interroge à ce sujet répondez d'une manière vague ; cela vaudra beaucoup mieux que de flatter l'entourage de la malade par des assurances trompeuses qui ne peuvent que discréditer la chirurgie et le chirurgien.

CHAPITRE II

Cancer et sarcome du corps et du fond de l'utérus.

Le cancer et le sarcome primitifs du corps et du fond de l'utérus sont par bonheur fort rares (cancer 0,50 0/0, sarcome 0,71 0/0 des métrorrhagies). Mais le médecin ne doit pas ignorer qu'ils peuvent causer des métrorrhagies apparaissant d'abord sous forme de ménorrhagies ; l'écoulement sanguin devient bientôt continu, tenace, ne cédant que très peu aux remèdes hémostatiques. La leucorrhée est un symptôme constant surtout à la période de destruction ; elle est souvent sanieuse et fétide. D'ordinaire les douleurs n'apparaissent qu'au dernier stade, lors de l'envahissement du tissu cellulaire sous-péritonéal par le cancer ou le sarcome, ou quand se fait la généralisation. Les phénomènes cachectiques s'observent de même à la dernière période ou d'ulcération, de telle sorte que comme symptôme constant il ne reste que la seule métrorrhagie.

Les femmes qui souffrent de métrorrhagies liées au cancer ou au sarcome du corps de l'utérus se présentent au médecin soit au début soit à la fin de la maladie ; le diagnostic est donc ou très facile ou très difficile.

§ I. **Diagnostic.** — Le plus souvent c'est à la période ulcéreuse qu'on est consulté. Les symptômes sont alors les suivants. L'examen de la paroi abdominale ne donne que peu de renseignements ; le ventre est plat, la pression au niveau de la symphyse pubienne détermine une douleur d'autant plus vive que la pression est plus forte. La même sensibilité peut exister dans les fosses iliaques.

Au niveau du détroit supérieur on trouve une tumeur résistante, inégalement dure, régulière ou irrégulière, mais toujours peu mobile et très sensible. On ne peut la faire passer du petit bassin dans le grand. Elle siège sur la ligne médiane comme l'utérus, et on peut parfois retrouver au niveau de son point culminant le contour du fond de l'utérus augmenté de volume et induré. Les ganglions inguinaux peuvent être hypertrophiés. En somme, l'examen externe conduit le médecin à conclure que la tumeur qui se trouve dans le bassin est l'utérus augmenté de volume, peu mobile et entouré d'infiltrats inflammatoires ou organiques. Etant donné que la femme n'est plus jeune (40 à 60 ans), qu'elle a depuis longtemps des métrorrhagies, on ne peut songer à une augmentation physiologique du volume de l'utérus, à la grossesse. Restent deux hypothèses : cette augmentation de volume est due à des exsudats inflammatoires ou à une dégénérescence. La première hypothèse est éliminée par ce fait que la fièvre et les autres symptômes qui devraient accompagner un processus inflammatoire donnant naissance à une tumeur de ce volume font défaut, et aussi parce qu'il est rare, dans ces conditions, de trouver la femme debout. On arrive donc à la conclusion qu'il s'agit d'une dégénérescence. Mais cette dégénérescence est-elle bénigne ou maligne ?

Il est certain que l'accroissement lent ou rapide de la tumeur, son immobilité, la marche de la maladie, l'état général, les douleurs, sont des facteurs importants dans la solution à intervenir. Si le toucher intra-utérin est possible et qu'on

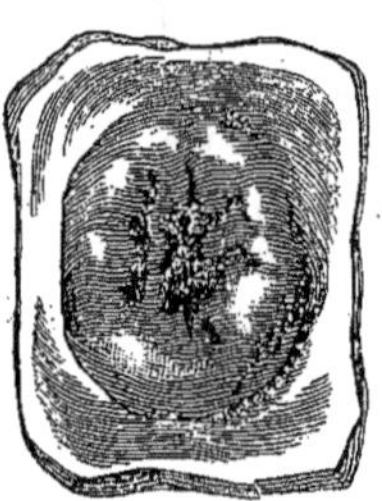

Fig. 10. — Orifice du col de l'utérus représenté fig. 11.

trouve dans la cavité du corps une tumeur dure, friable ; si l'utérus est peu ou pas mobile, son col peu modifié, la conclusion s'impose : l'hémorrhagie dépend de la dégénérescence maligne du corps et du fond de l'utérus. Sans doute on ne peut dire s'il s'agit d'un sarcome ou d'un cancer, quoique tous les auteurs soient d'accord sur ce fait que la consistance du sarcome utérin est plus molle que celle du cancer. Cela est loin d'être toujours exact et le seul moyen de résoudre la question est l'examen microscopique. Le diagnostic, on le voit, est très simple dans les cas bien caractérisés.

À une période moins avancée, dans les premiers temps de l'ulcération, c'est un problème bien plus difficile et bien plus intéressant, car les infiltrations cancéreuses ou sarcomateuses n'existent pas encore et la thérapeutique peut entraver la marche de la maladie.

La leucorrhée et des hémorrhagies peu abondantes s'observent encore ici. On trouve l'utérus soit de volume normal, soit hypertrophié comme dans une grossesse de deux mois ; il semble indolore, compacte ou ramolli ; l'orifice du museau de tanche est tout à fait fermé.

On ne trouve rien d'anormal dans le voisinage de l'utérus ni du côté du col ; il est clair que l'hémorrhagie et la leucorrhée dépendent d'une lésion siégeant plus haut et dans les parois utérines, d'une endométrite fongueuse hémorrhagique ou hyperplastique polypeuse, ou bien d'un polype fibreux. Dans tous les cas au début on a recours aux injections chaudes, à l'ergot de seigle et autres remèdes hémostatiques ; ils restent sans effet.

Pour éclairer le diagnostic et instituer un traitement, on dilate le col et on pratique le curage de l'utérus. Si l'on ne rencontre ni polype, ni fibrome, on trouve parfois des tumeurs pulpeuses sur la muqueuse qui est comme rongée, rugueuse, un peu indurée ; le raclage ramène des débris qui doivent être examinés au microscope et qui peuvent provenir d'affections diverses. La première, bénigne, est l'endométrite fongueuse ou hyperplastique polypeuse. Dans ce cas la muqueuse utérine est hypertrophiée ; ses glandes sont augmentées de nombre et de volume ; le tissu interglandulaire est infiltré de petites cellules. S'il n'existe qu'un accroissement des glandes qui sont volumineuses, tassées les unes contre les autres, sans infiltrat interglandulaire, il s'agit d'un adénome malin qui, d'après Schröder, donne souvent naissance au cylindroma. Enfin le microscope peut révéler l'existence d'un sarcome globo ou fuso-cellulaire. On voit donc qu'au début, lorsque le col est fermé, le diagnostic n'est possible qu'à l'aide du microscope. Ce diagnostic a une importance vitale, car si l'utérus est mobile et sans infiltrations de voisinage, on peut pratiquer l'hystérectomie vaginale ou l'amputation supra-vaginale de l'utérus par la voie abdominale.

Ces courtes remarques sur le cancer et le sarcome du corps de l'utérus n'indiquent pas, il est vrai, toutes les variétés de ces affections au point de vue de la marche et de la symptomatologie. Malheureusement je ne puis rien dire sur ce sujet, n'ayant pas vu par moi-même et n'ayant lu que des descriptions dans lesquelles, soit par suite de la rareté de l'affection, soit par suite de la mauvaise observation des malades, on a laissé de côté les points les plus intéressants. Si la marche et le mode de propagation du cancer du col ne sont pas décrits et ne se trouvent indiqués nulle part jusqu'ici d'une façon précise, cette lacune est encore bien plus sensible pour le cancer ou le sarcome du corps. Nous ne savons rien sur ce sujet ; il nous est impossible de dire à quel moment le cancer ou le sarcome du corps gagnent par propagation ou par métastase les trompes et les ovaires. On ne peut donc parler ici d'opération radicale précoce, même s'il s'agissait d'une extirpation de l'utérus.

En résumé, pour les gynécologistes les plus expérimentés, le cancer et le sarcome du corps de l'utérus sont encore lettre morte.

§ II. **Pronostic**. — Tous les cas de sarcome et de carcinome de l'utérus que j'ai vus me sont tombés sous la main à la période de destruction arrivée à son acmé : l'infiltration du tissu cellulaire et du péritoine atteignait déjà des proportions considérables, de sorte qu'on ne pouvait songer un instant à un traitement radical. Il n'y a pas longtemps j'ai eu dans ma pratique un cas de sarcome primitif du corps et du fond de l'utérus et un cas de carcinome.

Voici le premier :

Le 9 octobre 1883, je vois à l'hôpital Mme M., institutrice, âgée de 25 ans, se plaignant d'une métrorrhagie qui durait depuis 2 ans. Mariée depuis cinq ans, elle était restée stérile.

Bientôt après son mariage elle avait eu un retard de ses règles qui avait été suivi d'hémorrhagie et de symptômes rappelant l'avortement. Elle avait été réglée à 12 ans ; les règles revenaient régulièrement toutes les 3 semaines, pendant 5 jours et sans douleur ; après son mariage elle fut réglée toutes les 4 semaines durant 7 jours, très abondamment, avec de fortes douleurs. Le coït s'accomplissait normalement.

Deux ans avant son entrée à l'hôpital ses règles devinrent fréquentes, irrégulières, abondantes, très douloureuses, de telle sorte qu'on peut dire qu'elle a des hémorrhagies depuis deux ans. Pendant ce temps elle a été traitée sans résultat par bien des médecins, de bien des façons différentes, y compris la dilatation et le curage. Enfin elle se décide à venir à l'hôpital, accusant des métrorrhagies, une leucorrhée peu abondante, de l'incontinence d'urine, des nausées, de la constipation, des maux de tête, de l'insomnie, de la fièvre. Parfois, avant l'époque menstruelle, elle voyait apparaître des taches rougeâtres sur son ventre et sur ses mains. La malade est d'une constitution robuste, a le teint vif, n'est pas débilitée ; son caractère est communicatif, elle prête attention à tout.

L'examen de l'abdomen et du détroit supérieur donne des résultats négatifs ; les grandes et les petites lèvres, l'entrée du vagin, le vagin sont normaux. La portion vaginale du col est augmentée dans sa circonférence, flasque, flétrie. L'orifice du museau de tanche est largement ouvert, et laisse pénétrer facilement le doigt qui sent à la surface interne de la lèvre antérieure une bosselure élastique, remontant jusqu'au niveau de l'orifice interne.

Au palper et au toucher combinés, on trouve l'utérus peu augmenté de volume (7^c 1/2), d'une consistance friable, mobile, indolore ; le fond de l'utérus une fois fixé au travers des parois abdominales, le doigt pénètre facilement dans la cavité utérine jusqu'au fond, sentant à la surface interne, en avant et en arrière, un velouté élastique. Le tissu cellulaire paramétrique et les annexes sont normaux. Diagnostic : Endométrite et endocervite folliculaire (dégénérescence kystique des glandes).

On fit le raclage de la surface interne de l'utérus, et on

enleva en même temps une grande quantité de lambeaux de la muqueuse. L'hémorrhagie fut insignifiante, mais il s'écoula une énorme quantité de liquide colloïde surtout lors des incisions profondes faites à la surface interne de la lèvre antérieure pour extirper la masse des follicules engorgés ; les lèvres de la plaie furent réunies par des sutures de soie et on fit passer une injection iodée dans la cavité utérine. Après le raclage on fit faire des injections chaudes : les sutures furent enlevées le 7ᵉ jour. Aucune réaction.

Pendant 5 semaines, il n'y eut plus d'hémorrhagies, la leucorrhée fut tout à fait insignifiante. L'utérus diminua de volume, l'orifice du col se ferma de façon qu'on ne pouvait même penser à introduire le doigt dans la cavité utérine. Six semaines après l'opération, les règles réapparurent sans douleurs, pas très abondantes ; elles durèrent cinq jours, puis furent arrêtées à l'aide d'injections chaudes. Les règles terminées, la malade se rétablit visiblement, la constipation disparut, le sommeil revint ; tous les jours elle put faire des promenades à pied assez longues.

Quant à l'hémorrhagie, il n'en fut même plus question. De cette manière il se passa encore 4 semaines, puis les règles revinrent mais en très petite quantité, quelques gouttes à peine par jour. C'est pourquoi, au bout de 12 jours, on examina de nouveau la malade et on retrouva tous les symptômes antérieurs d'endométrite folliculaire, à tel point qu'il semblait qu'il n'y eût jamais eu ni raclage, ni amélioration consécutive. La seule différence était l'absence d'hémorrhagie.

Après deux semaines d'attente, n'ayant rien pu tirer de l'emploi des injections intra-utérines iodées, je décidai de recourir de nouveau au raclage et j'obtins le même succès que la première fois. Je fis alors l'examen microscopique qui, à mon grand étonnement, me montra que j'avais affaire à une forme envahissante du sarcome (sarcome fuso-globo-cellulaire) ; en outre, on retrouvait l'engorgement colloïde des follicules. Je proposai l'extirpation de l'utérus ; mais la malade fut rappelée chez elle par un évènement imprévu ; elle partit promettant de revenir pour se faire opérer.

J'insiste sur la singularité de ce fait : rien ne pouvait laisser supposer l'existence d'une dégénérescence maligne. C'est ce qui m'a fait négliger au début l'examen microscopique. J'espère ne plus retomber dans une aussi grossière méprise.

L'autre observation est tout aussi intéressante ; j'ai pu cette fois, en présence des mêmes indications, pratiquer l'hystérectomie vaginale.

Le 18 février 1884, Mme A. W... entre à l'ancien hôpital Sainte-Catherine de l'assistance publique. Veuve, âgée de 54 ans, ayant eu deux enfants qu'elle avait allaités, le dernier 30 ans auparavant, elle n'avait jamais fait de fausses couches ; toujours bonnes grossesses et bonnes suites de couches. Elle a été réglée pour la première fois à 11 ans, peu abondamment, sans douleurs, et toujours de même depuis son mariage et ses couches, c'est-à-dire 2 ou 3 jours toutes les 3 semaines. Elle n'est plus menstruée depuis cinq ans.

Il y a un an survinrent tout à coup de la leucorrhée et de fortes hémorrhagies qui depuis lors ont persisté, alternant dans leurs apparitions. Depuis un mois la leucorrhée est fétide ; c'est pour cela que W... vient réclamer des secours à l'hôpital.

Etat à l'entrée : Absence complète de douleurs, dyspepsie, vertiges ; pas de fièvre. Le sujet est assez gras ; la peau un peu ictérique, le teint terreux.

Le palper abdominal ne fait rien découvrir d'anormal. Le col occupe la moitié antérieure de la cavité pelvienne ; il est près de la symphyse pubienne ; sa consistance est friable, son orifice externe entr'ouvert, et, sur la paroi du canal cervical, on sent une bosselure peu considérable.

Le fond et le corps de l'utérus se trouvent dans la moitié postérieure du bassin et sont unis au col sous un angle obtus (rétroflexion). L'utérus est peu augmenté de volume, de consistance normale, non douloureux, et ne se laisse que difficilement repousser de l'espace de Douglas. Dans les annexes il n'y a rien d'anormal. Les ligaments utéro-sacrés ne sont pas épaissis et l'utérus se laisse abaisser facilement. La sonde pénètre à 7° 1/2 et se dirige vers le sacrum. Lorsqu'on introduit l'hystéromètre on ressent une inégalité, une rugosité et la sonde pénètre comme dans une masse spongieuse. Ce qui sort de l'utérus est rouge, fongueux et a une odeur repoussante et âcre. Pour arriver au diagnostic on fit le raclage, et l'analyse microscopique nous montra que nous avions affaire à un carcinome.

Je portai le diagnostic : carcinome du corps et du fond de l'utérus se propageant jusque dans le canal cervical.

Le 3 avril 1884, dans la salle d'opération de l'hôpital Sainte-Catherine, je pratiquai chez cette femme, devant de nombreux assistants, l'extirpation totale de l'utérus par le vagin d'après la méthode de Schröder. Les indications de l'opération étaient les suivantes : l'utérus était un peu augmenté de volume et conservait toute sa mobilité ; les annexes de l'utérus, le tissu cellulaire paramétrique, les ligaments utéro-sacrés

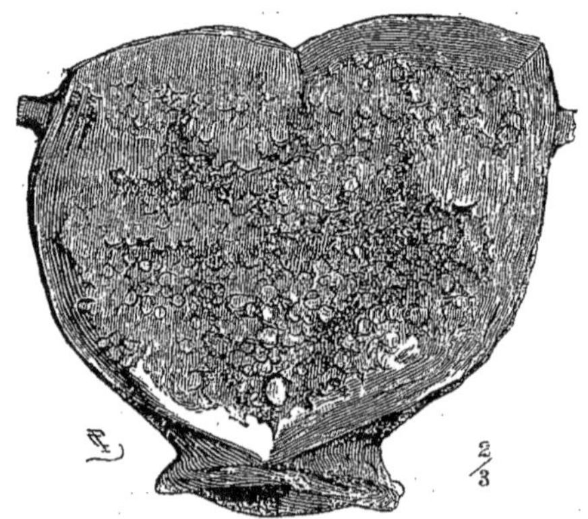

Fig. 11. — Cancer du corps et du fond de l'utérus.

étaient exempts d'infiltration ; le carcinome avait envahi toute la membrane muqueuse du fond et du corps et la plus grande partie du col ; il ne pouvait donc être question de l'amputation supra-vaginale par la laparotomie ; toutes les circonstances plaidaient en faveur de l'extirpation par le vagin.

L'utérus extirpé représentait dans sa coupe verticale la figure ci-jointe (d'après Cruveilhier). Pendant une semaine, à la suite de l'opération, il y eut des vomissements. Alimentation par le rectum. La température resta normale. Au treizième jour on enleva le drain et pendant le lavage il sortit une masse de tissu cellulaire en voie de destruction mêlé à de l'ichor.

CHAPITRE III

Fibromyômes de l'utérus.

D'après notre statistique, la seconde cause qui, fréquemment (19,12 0/0), détermine la métrorrhagie et la ménorrhagie est la dégénérescence bénigne désignée sous les noms de fibroïdes, fibromes, fibromyômes de l'utérus. On la rencontre le plus souvent de quarante à cinquante ans, chez les multipares, les nullipares et les filles vierges, dans toutes les classes de la société. C'est dire que son étiologie est peu connue.

Les fibromyômes peuvent être *congénitaux* ou *acquis*.

On peut suivre parfois les symptômes des premiers depuis la puberté (métrorrhagies, flueurs blanches et, si la femme est mariée, stérilité).

Quant aux symptômes des seconds, ils remontent soit au dernier accouchement, soit à un avortement ; de telle sorte qu'il semble que tous, congénitaux et acquis, restent latents pendant une certaine période ; puis dans un cas la puberté, dans l'autre l'accouchement, agissant pour ainsi dire comme stimulants, en déterminent l'accroissement.

Chez les femmes mariées stériles, la cause de cet accroissement est une inflammation quelconque de l'utérus et de ses annexes, qui entraîne probablement une nutrition exagérée sous l'influence de laquelle le fibroïde commence à croître. Envisageant la question de cette façon il nous fallait considérer tous les fibroïdes comme congénitaux ; si nous les partageons en congénitaux et acquis nous voulons plutôt indiquer par là les âges différents auxquels le fibroïde commence à se développer.

Ainsi nous appelons fibroïdes congénitaux ceux qui, depuis la première apparition des règles jusqu'au mariage, troublent la menstruation et les sécrétions, ou qui, après le mariage, entraînent la stérilité. Dans ces cas on peut constater la présence du fibrome à un âge encore peu avancé, de 20 à 25 ans ; mais il faut noter que c'est un fait moins fréquent que l'apparition de 40 à 50 ans. La cause pour laquelle, à cet âge, les femmes ont fréquemment recours au médecin est que le fibrome détermine des désordres prononcés des fonctions au moment de la ménopause, ou quelque temps avant. Donc, d'après nos observations personnelles, le fibrome peut se rencontrer à tout âge.

§ I. **Symptômes.** — Les malades viennent se plaindre au médecin de métrorrhagies ou de menstruations prolongées et abondantes ; ces symptômes font assez souvent défaut surtout avec le fibroïde dur, sous-séreux, et avec le fibroïde mou, lorsqu'il se produit une dégénérescence graisseuse, kystique, muqueuse, calcaire ou œdémateuse, ou qu'il existe une atrophie des ovaires. Dans tous ces cas le flux menstruel est régulier et il n'y a pas d'hémorrhagies. Ce signe n'est donc pas pathognomonique des fibromes.

Les femmes accusent de la leucorrhée qui ne présente aucun caractère particulier quant à sa quantité ou à sa qualité ; elle peut manquer avec des fibromes très nombreux et se rencontrer lorsqu'il n'en existe qu'un ou deux. L'écoulement est blanc, jaune, porracé, vert et même irritant. En général on peut dire que :

1° Plus il y a d'hémorrhagies, moins il y a de leucorrhée.

2° Plus il y a de douleurs à l'époque des règles, plus il y a de leucorrhée.

3° La leucorrhée s'observe le plus souvent avec des fibromes sous-séreux et interstitiels ; ce n'est pas un signe de grande valeur.

Les douleurs dans le bas-ventre manquent ou sont de caractère très varié. Leur présence ou leur absence n'a pas d'importance pour le diagnostic.

Parfois les femmes sentent au bas-ventre une tumeur, une induration au-dessus de la symphyse pubienne, tumeur immobile ou changeant de place suivant la position, augmentant de volume au début des règles, et diminuant après elles. Ce signe a en soi quelque chose de caractéristique, puisque, d'après le témoignage des malades, cet endurcissement coïncide avec l'apparition des métrorrhagies ou avec l'exagération des règles ; de plus cette tumeur a été reconnue depuis longtemps et n'a augmenté que lentement de volume. Ces deux symptômes indiquent une tumeur bénigne, et si la suite de l'interrogatoire montre que la femme n'a pas eu d'enfant depuis longtemps, il est très probable qu'il s'agit d'un fibromyôme.

Il est rare que les malades se plaignent au sujet des rapports sexuels.

Habitus extérieur. — Alors même que les malades atteintes de fibromyômes souffrent depuis longtemps d'hémorrhagies et d'autres troubles, elles ne présentent pourtant pas cet aspect débilité et exténué, cet amaigrissement énorme qu'on observe chez les cancéreuses. Au contraire elles acquièrent de l'embonpoint, deviennent obèses.

La peau de la face est luisante et brillante ; elle est œdémateuse, pâle, quelque peu transparente ; les paupières inférieures sont gonflées, particulièrement le matin. Les lèvres sont bleuâtres, le nez froid. Les parois abdominales sont luisantes et, lorsque la tumeur est assez volumineuse, elles sont soulevées en dôme. Si elles sont minces, flasques, on voit se dessiner au-dessous d'elles une tumeur ovale et irrégulière, siégeant sous la ligne blanche et paraissant sortir du bassin.

Palper. — Au palper, on trouve que cette tumeur a une consistance ferme et élastique, bien caractéristique, et alors même que les caractères de cette consistance se modifient et qu'elle devient plus molle, ou plus rarement cartilagineuse ou pierreuse, il reste toujours des points où on la retrouve. Elle sert à différencier le fibrome du carcinome. Cette consistance typique se rencontre dans les fibromyômes purs et non dégénérés ; elle rappelle celle de l'utérus normal.

Les changements de consistance dépendent de maintes causes : plus il y a d'éléments musculaires dans la tumeur, moins la consistance est ferme. Ainsi la consistance est beaucoup plus compacte dans les fibroïdes, que dans les fibromyômes. Quand il y a dégénérescence graisseuse, myxomateuse, kystique, la consistance est molle, pâteuse, parfois pseudo-fluctuante ; elle est dure, pierreuse quand il y a calcification. Plus le fibrome est petit, plus sa croissance est lente (elle peut durer dix ans). Plus la consistance est ferme, moins la femme a subi de poussées inflammatoires et moins il y a de fausses membranes dans le voisinage des fibromes, moins aussi les hémorrhagies sont fréquentes.

La surface des tumeurs fibreuses est lisse, unie. Leur contour est également lisse sur toute son étendue, ou parfois entrecoupé de sillons. Quant à la sensibilité, elle n'existe pas, à moins qu'il n'y ait irritation ou inflammation du péritoine.

La tumeur peut être mobile ou immobile : dans ce dernier cas l'immobilité peut dépendre soit d'adhérences inflammatoires, soit du volume de la tumeur. Par le palper on peut facilement se convaincre que la tumeur sort de la région pelvienne puisqu'elle se trouve le plus souvent à l'hypogastre sur la ligne médiane; les doigts placés au-dessus de la symphyse pubienne parviennent difficilement jusqu'au promontoire et il est difficile d'énucléer la tumeur du bassin.

Les veines des membres inférieurs, surtout à gauche, peuvent se dilater et devenir variqueuses; elles s'enflamment facilement. Cette dilatation des veines est surtout marquée à la face interne de la cuisse et il n'est pas rare d'observer de l'œdème, parfois de la phlegmatia alba dolens.

Les organes génitaux externes ne présentent rien d'extraordinaire; malgré les grandes pertes de sang, la muqueuse vulvo-vaginale conserve sa coloration rosée normale.

Toucher. — Le toucher donne des renseignements si divers qu'il est indispensable de décrire d'abord la situation du fibrome ainsi que ses relations avec l'utérus et les parties voisines.

§ II. **Diagnostic des polypes fibreux ayant dépassé le col de l'utérus.** — S'il s'agit d'un *polype fibreux*, faisant saillie par l'orifice du museau de tanche *(fig. 12)*, on sent au toucher une tumeur piriforme, unie, lisse, mobile, indolore, compacte, à moins que l'œdème ou la gangrène ne l'ait ramollie. Cette tumeur est supportée par un pédicule tantôt mince, tantôt volumineux, entouré par les lèvres amincies de l'orifice du col.

Au palper on ne trouve rien d'anormal; l'aire du détroit supérieur est libre. Le palper et le toucher combinés font sentir nettement le fond de l'utérus à sa place, au niveau du plan d'entrée de l'excavation, soit plus haut, soit plus bas, ce qui élimine l'inversion et le prolapsus. Le polype fibreux se développe aux dépens du tissu conjonctif et des fibres musculaires lisses. Il s'implante à l'aide d'un pédicule le plus souvent au fond ou sur le corps de l'utérus. Le pédicule peut être mince, formé seulement d'une duplicature de la membrane muqueuse utérine, ce qu'on diagnostique à la mobilité considérable de la tumeur; ou bien il est épais, formé de tissu fibreux et utérin. Le premier pédicule est peu vasculaire; dans le second, il peut y avoir un développement énorme des vaisseaux qui communiquent avec les sinus utérins, fait très important à considérer pour l'intervention chirurgicale.

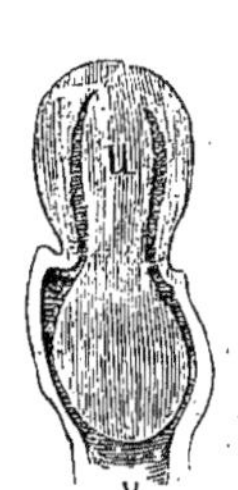

Fig. 12. — Polype fibreux faisant saillie dans le vagin.

Le volume et la situation des polypes fibreux sont très variables. Un polype fibreux faisant saillie à la vulve peut avoir le volume d'une noisette ou remplir tout le bassin et soulever tout le fond de l'utérus au-dessus de l'ombilic. L'extrémité inférieure de la tumeur se trouve dans le vagin, ou à la vulve, ou bien elle fait saillie au dehors, et peut s'abaisser jusqu'au quart inférieur de la cuisse et même plus bas. Il y a deux ans j'ai vu chez une bohémienne à la Clinique de Moscou une tumeur qui s'abaissait jusqu'au quart des cuisses et dont la partie inférieure était gangrenée.

En tout cas, l'orifice dilaté de l'utérus se laisse aisément sentir, le doigt ayant été introduit préalablement entre la tumeur et les parois du vagin. Si la tumeur remplit trop exactement ce dernier pour que le doigt puisse passer, il est extrêmement difficile de dire d'où elle vient, comme le montre le cas suivant.

Mme H..., âgée de 52 ans, entre à la Clinique de Moscou, se plaignant d'une tumeur au bas-ventre, d'incontinence d'urine et de leucorrhée. Elle a été réglée pour la première fois à treize ans; sa menstruation s'établit sans douleur et avec abondance, les règles revenant toutes les trois semaines et durant sept jours. Mariée à 22 ans, elle a eu trois enfants, le dernier il y a 26 ans. Après les premières couches, les règles devinrent irrégulières, très abondantes, mais très douloureuses. Quant aux douleurs des dernières couches, voici ce que raconte la malade : « C'est toujours le ventre qui m'a fait mal ». La sage-femme chez laquelle elle accoucha lui a dit que l'utérus était abaissé et situé à gauche. Des métrorrhagies apparurent, il y a à peu près sept ans, s'arrêtant pendant trois ou quatre semaines, deux fois par an seulement. Elles atteignaient parfois une telle intensité que la malade se trouvait tout à fait épuisée. Pourtant elle ne consulta aucun médecin. L'année dernière les métrorrhagies diminuèrent, mais en revanche la leucorrhée et l'incontinence d'urine apparurent.

A l'exploration de l'abdomen on trouve une tumeur compacte et ferme, commençant à un ou deux travers de doigt au-dessous de l'ombilic et se prolongeant dans la région du petit bassin. Les dimensions transversales égalent 7 c. La tumeur est formée, pour ainsi dire, de deux parties : la première, située à gauche, étant plus petite et plus ferme que la seconde, dont elle semble être une excroissance.

Le toucher fait reconnaître au fond du vagin une tumeur de forme sphérique, compacte, remplissant presque les trois quarts du petit bassin. Elle est lisse, saignante, immobile ; les mouvements communiqués à la tumeur par les parois abdominales se transmettent immédiatement dans le vagin. Le doigt ne pénètre qu'avec difficulté à la périphérie de la tumeur où l'on sent les lèvres amincies de l'orifice externe du col dilaté. L'hystéromètre ne peut être introduit qu'à droite et pénètre de 2 centimètres. Le bord gauche de l'orifice externe est le plus aminci ; il limite une sorte de sillon. Au niveau du bord droit le doigt peut pénétrer jusqu'au canal cervical.

Diagnostic : Fibrome sous-muqueux du corps et du col de l'utérus ; à droite fibrome sous-séreux.

Il est probable, vu les hémorrhagies tenaces, l'incontinence d'urine et le volume de la tumeur, que nous avons affaire à une collection de fibromes.

Nous décidons d'opérer de la façon suivante : extirpation du fibrome par la voie vaginale, après incision de la membrane muqueuse et morcellement de la tumeur. Pronostic réservé, l'opération pouvant rester inachevée, la malade pouvant succomber à l'hémorrhagie pendant et après l'opération, étant donnés enfin les délabrements considérables que produira l'ablation totale ou partielle du néoplasme et l'imminence de la suppuration, de la septicémie et de la pyohémie.

Après avoir fait pendant une semaine et demie, tous les jours, une injection sous-cutanée d'ergotine on procéda à l'opération. On ne put enlever qu'une partie du néoplasme, puis on fit des injections d'ergotine et des injections chaudes. La septicémie s'empara de la patiente.

Trois jours après on extirpa un nouveau fragment de la tumeur plus petit que le précédent. Irrigations permanentes.

Quatre jours après, on parvint à saisir à l'aide de l'écraseur la partie restante du néoplasme, plus grosse qu'une tête de fœtus, et on l'enleva avec peine par le vagin. On ne put la morceler à l'aide de l'écraseur, le fil d'archal, même le fil anglais s'étant rompus. L'hémorrhagie fut insignifiante et arrêtée par des injections chaudes. La malade mourut dans le collapsus un jour et demi après l'opération, malgré tous les stimulants possibles.

L'autopsie prouva que nous avions affaire à un fibrome interstitiel ayant débuté dans la moitié gauche du col de l'utérus, s'étant développé d'un côté dans le ligament large gauche, de l'autre dans le vagin, de façon que la tumeur était à la fois un fibrome intraligamenteux, interstitiel et sous-muqueux du col. La tumeur qu'on sentait à droite était l'utérus. Les figures ci-jointes (13 et 14) donnent la représentation schématique de la tumeur d'après notre diagnostic et d'après l'autopsie.

Les polypes fibreux, ainsi que les muqueux, peuvent rester uniques ou récidiver. On a pu voir, à la suite de l'ablation d'un polype, un second polype se montrer soit immédiatement, soit quelque temps après. On a appelé ces polypes reviviscents ou récidivants. J'ai vu enlever chez une malade vingt-deux fibromes variant de la grosseur d'un œuf de poule à celle d'un pois.

Le fibro-sarcome n'est pas très rare, et diffère absolument

on le conçoit, des autres tumeurs fibreuses comme pronostic
et comme traitement. C'est pourquoi les polypes fibreux extirpés doivent être soumis à l'examen microscopique, qui doit

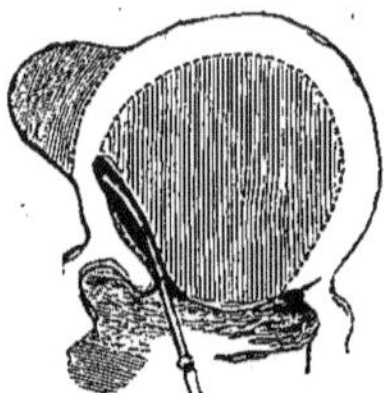

Fig. 13. — Coupe schéma-
tique de la tumeur d'après
notre diagnostic.

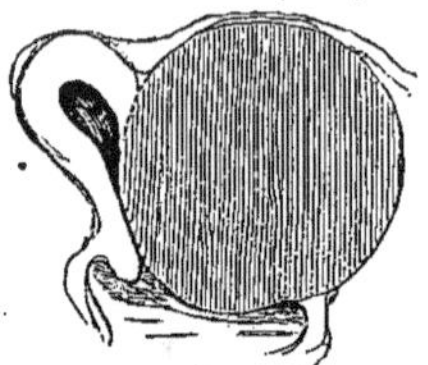

Fig. 14. — Coupe schématique
de la tumeur telle qu'on la
trouva à l'autopsie.

encore être pratiqué lorsqu'un polype fibreux s'est développé
d'une façon extraordinairement rapide. Le fait suivant en est
une preuve.

Une femme âgée de 30 ans, multipare, entre à la Clinique se
plaignant d'hémorrhagies depuis son dernier accouchement
qui remonte à trois mois et est survenu un mois et demi avant
terme. Jamais elle n'avait eu de métrorrhagies auparavant.
Elle avait toujours été bien réglée. Les couches et la période
puerpérale n'avaient rien présenté d'anormal. Malgré cela, je
crus que la cause de la métrorrhagie était soit une mauvaise
involution, soit un déplacement de l'utérus, soit la rétention
de membranes ou de fragments placentaires.

A mon grand étonnement je trouvai un polype fibreux faisant dans le vagin une saillie de la grosseur d'un œuf de poule,
muni d'un pédicule du volume de l'index, et qui s'implantait
sur la paroi postérieure de l'utérus. Il était difficile de supposer qu'un polype fibreux bénin eût pu se développer ainsi en
trois mois ; il me semblait plus probable qu'il avait commencé
à se développer pendant la grossesse et qu'il avait été la cause
de l'accouchement prématuré. Même en admettant cette supposition, il était encore bien étrange qu'un polype fibreux bénin
eût acquis un tel volume en cinq mois chez une femme tout
à fait bien portante jusque-là, n'ayant jamais souffert du côté
de l'utérus. Aussi, malgré l'âge de la malade et sa santé flo-
rissante, je pensai que nous avions affaire à un fibro-sarçome.

La tumeur fut soumise après l'opération à l'examen microscopique, et l'on vit que c'était un polype sarcomateux (sarcome fuso-cellulaire). On proposa à la malade la laparotomie et l'amputation sus-vaginale du fond et du corps de l'utérus ; mais, comme elle se trouvait en parfaite santé, et qu'elle ne perdait plus de sang, elle refusa, et quitta la Clinique.

Ici, on a été poussé à faire l'examen histologique parce que le polype fibreux ordinaire bénin ne peut croître avec une telle rapidité. Mais j'ai vu un cas dans lequel ce phénomène manquait et où la femme était bien portante ; l'examen histologique ne fut fait que par principe : la tumeur était un fibrosarcome. La femme, se fiant à sa bonne santé, refusa toute intervention chirurgicale ; deux ans après elle mourait d'un néoplasme malin du fond et du corps de l'utérus.

§ III. **Diagnostic des polypes fibreux n'ayant pas dépassé l'orifice. Fibromes sous-muqueux, fibromes interstitiels, et dégénérescence fibreuse de l'utérus.** — Dans tous ces cas les symptômes tant subjectifs qu'objectifs peuvent être les mêmes. L'utérus peut être augmenté de volume, et ses dimensions varier entre celles d'un utérus gravide de un mois et demi, et celles du même organe à neuf mois.

Il est uni, lisse, mobile, indolore, de manière qu'au palper il rappelle tout à fait l'utérus gravide, bien que la consistance soit rarement aussi molle et aussi uniforme que dans ce dernier.

L'auscultation donne des résultats négatifs ; on ne perçoit pas de mouvements fœtaux, et il est rare que quelque chose simule le ballottement. Parfois la surface de la tumeur n'est pas lisse, particulièrement dans les cas où il existe une multitude de fibromes. Nous y reviendrons plus loin.

Au toucher on trouve le col normal, augmenté de volume, ou effacé. Ces différences tiennent aux causes suivantes. Si la cavité utérine est dilatée à son maximum, le volume de la portion vaginale peut diminuer peu à peu, et l'effacement devenir complet. Lorsque la cavité utérine n'est distendue qu'en partie, lorsque, par exemple, l'aug-

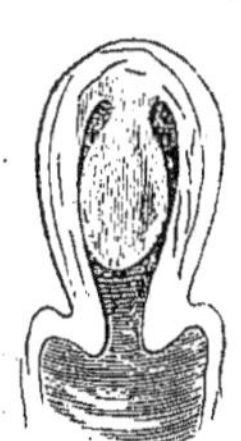

Fig. 15. — Polype fibreux qui n'a pas encore franchi le col de l'utérus.

mentation de volume tient surtout à l'épaisseur des parois, le col reste intact ; s'il existe une dégénérescence de l'utérus, il peut être augmenté de volume étant lui aussi atteint par la dégénérescence fibreuse. Le plus souvent sa consistance est compacte, parfois fibreuse, rarement un peu ramollie ; le ramollissement n'est pas alors général comme il l'est lors de grossesse. Au spéculum la muqueuse est d'un blanc rosé.

En se basant sur les anamnestiques, l'absence du coloris spécial de l'entrée du vagin et du col, ainsi que sur le gonflement des mamelles et des signes pathognomoniques, on élimine l'hypothèse d'une grossesse.

On peut examiner la cavité utérine à l'aide de l'*hystéromètre*,

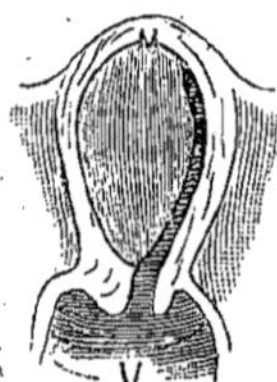

et, le plus souvent, on la trouve augmentée de volume suivant sa longueur et transversalement. Lorsqu'il existe un fibrome développé au niveau du fond de l'utérus, les dimensions de l'utérus mesurées à l'aide de l'hystéromètre sont inférieures à celles que fournit la mensuration externe de l'organe. En usant de la sonde on doit faire attention à ce qui suit :

Fig. 16. — Fibrome sous-muqueux.

1° Pénètre-t-elle facilement ?

2° Où le bouton de l'hystéromètre se dirige–t-il ; en avant, en arrière ou sur les côtés ?

L'introduction difficile de l'hystéromètre indique l'existence d'un polype fibreux ou d'un fibrome sous-muqueux ; si l'hystéromètre ne pénètre pas du tout ou ne pénètre qu'à une profondeur insuffisante, on en conclut que la cavité est sinueuse.

Si la sonde molle ne pénètre pas dans la cavité, et qu'au toucher et au palper combinés on trouve l'utérus dur et augmenté de volume dans toutes ses dimensions, on a probablement affaire à un fibrome sous-muqueux dont la base large s'implante sur le fond et les parois de l'utérus. La tumeur siège du côté opposé à celui vers lequel se dirige le bec de la sonde, et, d'après la distance qui sépare ce bec des doigts qui explorent par la paroi abdominale ou par le rectum, on peut juger de l'épaisseur des parois utérines.

Si une fois la sonde introduite on presse à travers les parois abdominales sur le fond de l'utérus, les mouvements se transmettent immédiatement au manche de l'instrument. Cette transmission immédiate des mouvements du fond de l'utérus au manche de l'hystéromètre constitue un signe pathognomonique des tumeurs utérines telles que les fibromes.

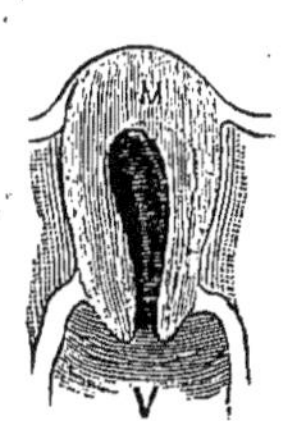
Fig. 17. — Dégénérescence fibreuse de l'utérus.

Le médecin peut conclure après toutes ces manœuvres :

1° Que l'utérus est en état de vacuité.

2° Que l'augmentation de volume de l'utérus n'est pas due à l'accumulation de sécrétions dans sa cavité.

3° Qu'elle est due à l'existence d'une tumeur.

Cette tumeur est-elle bénigne ou maligne? On s'appuiera pour résoudre cette question sur tout ce que nous avons dit à propos du diagnostic du cancer et du sarcome du corps et du fond de l'utérus, et l'on basera sa conclusion sur la donnée suivante. Les tumeurs bénignes ont une croissance lente, leur durée se compte par années ; leur consistance est compacte ; elles sont égales, lisses, mobiles ainsi que l'utérus; il n'existe pas de sécrétions sanieuses, pas d'ulcération ; les dimensions intérieures de l'utérus sont en rapport avec les dimensions longitudinales prises à l'extérieur.

L'état général de la malade a aussi son importance. S'appuyant sur ces signes et principalement sur l'absence d'infiltration du tissu cellulaire et des tissus environnants, on peut poser le diagnostic de tumeur bénigne.

S'agit-il de métrite chronique compliquée d'endométrite fongueuse hémorrhagique? La confusion n'est pas ici très fâcheuse, le traitement étant le même au début (j'entends au point de vue de l'hémostase). S'il est nécessaire d'avoir recours à une intervention chirurgicale, il faudra faire une dilatation préalable qui éclairera déjà le diagnostic. On peut en dire autant de l'adénome utérin et des premiers stades du sarcome et du carcinome.

Lorsqu'il est établi que l'augmentation de volume de l'utérus dépend d'une tumeur bénigne, on peut déterminer

avec précision, le plus souvent sans avoir recours à la dilatation du col, l'origine du néoplasme.

Si les remèdes hémostatiques se sont montrés impuissants,
il y a indication à pratiquer la dilatation préalable, grâce à
laquelle on peut poser avec assurance le diagnostic précis de la
forme de la tumeur et de la place qu'elle occupe : polype fibreux,
fibrome sous-muqueux, tumeur interstitielle, dégénérescence
fibreuse totale. Dans ce dernier cas les parois postérieure et
antérieure, le fond de l'utérus sont également épais ; dans le cas
de fibroïde interstitiel, l'augmentation d'épaisseur s'observe
spécialement au niveau d'une des parois de l'utérus, la tumeur
faisant saillie à la fois dans la cavité et au dehors de l'organe.

Avec les fibromes sous-muqueux, l'augmentation d'épaisseur est surtout marquée du côté de la cavité, et la tumeur
a une large base, ce qui ne s'observe pas dans le polype fibreux
qu'on sent se continuer avec un pédicule aminci.

Lorsqu'il existe des productions fongueuses, sarcomateuses,
carcinomateuses, le diagnostic se fait à l'aide de l'examen
microscopique des parcelles de tissus enlevées par le raclage.

La situation de la tumeur et sa forme étant connues, il reste
à rechercher si on peut l'enlever ou non par le vagin.

Il est difficile de s'imaginer un polype fibreux qu'on ne
puisse enlever par la voie vaginale. Dans les cas de fibromes
sous-muqueux ou interstitiels, il faut concentrer son attention
sur le point suivant : si la tumeur siège près de la membrane
muqueuse, ou se trouve immédiatement au-dessous ; si la
muqueuse est mobile à la surface de la tumeur, et si en fric-
tionnant avec la main le fond de l'utérus le fibrome vient,
sous l'influence de la contraction utérine, faire saillie dans la
cavité vaginale, l'opération est possible.

L'intervention est plus facile encore si la consistance est
tout à fait compacte, si la tumeur existe depuis très longtemps déjà et a eu une croissance très lente. En pareil cas,
la tumeur est probablement incarcérée, et ses moyens d'union
avec la matrice sont lâches, se laissent aisément déchirer avec
le doigt et contiennent peu de tissu musculaire.

Il est à propos de mentionner ici que la difficulté de la
dilatation de l'orifice utérin, par suite du peu d'élasticité du

col, indique la présence de fibroïdes interstitiels ou de dégénérescence fibreuse.

On peut songer à l'ablation par le vagin d'un utérus fibreux ; mais, dans le cas d'une augmentation considérable du volume de l'utérus, on ne doit pas penser à l'extirpation par cette voie ; lorsque le volume est énorme, que l'organe remonte jusqu'à l'ombilic, l'extirpation ne peut avoir lieu que par la laparotomie.

§ IV. **Diagnostic des fibromes sous-séreux.** — Les métrorrhagies et la leucorrhée peuvent être insignifiantes dans les formes sous-séreuses pures. La douleur dépend principalement de la compression produite sur les organes voisins, dans les régions pelvienne et abdominale, de la distension et de l'irritation du péritoine, de l'épuisement de la malade par suite de la quantité énorme de matériaux nutritifs dépensés.

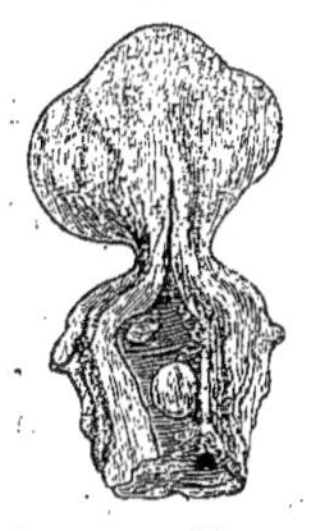

Fig. 18. — Fibrome sous-séreux.

Le plus souvent ces fibromes sont multiples ; ils s'accompagnent assez fréquemment d'autres variétés de fibromes. Nous ne parlerons ici que des fibromes multiples sous-séreux.

Le caractère essentiel de cette variété est que la cavité utérine peut se trouver absolument normale, les diamètres transverse et longitudinal normaux ou peu augmentés. L'utérus est en avant, en arrière, sur les côtés, ou occupe le centre de la tumeur. Les rapports de la tumeur avec la cavité utérine expliquent la régularité plus ou moins grande des règles et des sécrétions.

La femme vient consulter soit à cause de l'augmentation de volume de son ventre, soit pour des douleurs vésicales ou rectales, soit pour des troubles résultant de la compression des vaisseaux. En cas d'augmentation du volume du ventre, le médecin peut trouver tous les signes qui existent dans le cas de kystes ovariques et le diagnostic est ou très facile ou impossible avant l'opération. Bien que le pronostic de l'hystérotomie diffère de celui de l'ovariotomie, les indications opératoires sont les mêmes, de telle sorte que la méprise en ce cas n'a pas grande importance.

S'il existe des troubles de compression, il faut s'assurer que la tumeur est utérine (emploi de l'hystéromètre), qu'elle est bénigne (dureté et accroissement lent), qu'il y a union intime de la tumeur et de l'utérus (examen combiné), que la tumeur est mobile, qu'il n'existe pas de fibromes sous-muqueux et interstitiels. Les annexes doivent aussi être examinées. On pourrait avoir affaire à un exsudat pelvien, mais alors la tumeur serait immobile et on ne lui trouverait pas de limite bien nette.

En général on doit prêter une attention toute particulière à la mobilité de la tumeur et à la situation de l'utérus lorsqu'il s'agit de fibromes sous-séreux. Si la femme a subi plusieurs poussées de péritonite et que la tumeur soit immobile, il ne faut pas songer à une intervention chirurgicale. Si l'utérus siège dans la moitié antérieure du bassin, et se trouve comprimé contre la symphyse pubienne par la tumeur qui s'est développée sur sa paroi postérieure, et refoule le cul-de-sac postérieur, et si de plus en faisant prendre à la malade la position génu-pectorale la tumeur ne sort pas du petit bassin, l'opération est presque impossible.

Il ne faut pas oublier qu'on peut facilement confondre des fibromes sous-séreux et interstitiels avec des fibromes développés dans l'épaisseur des ligaments larges. On peut également ment confondre ces derniers avec des kystes de l'ovaire.

Observation 1re. — Mme S., villageoise, âgée de 37 ans, entre à l'hôpital se plaignant d'une tumeur au bas-ventre. Elle a eu onze enfants, le dernier il y a 3 ans 1/2. Les deux derniers accouchements ont été longs ; les enfants sont nés faibles ; le dernier même, né en état de mort apparente, dut être ranimé. Elle a été réglée à 17 ans ; les menstrues reviennent depuis l'accouchement toutes les 3 semaines et durent cinq jours. Douleurs insignifiantes dans l'aine gauche. Les dernières règles se sont montrées il y a une semaine.

Il y a deux ans et demi la malade remarqua au bas-ventre, à gauche, une tumeur qui se déplaçait dans les mouvements ; depuis un an cette tumeur est parfois le siège de douleurs. Etat général satisfaisant ; l'abdomen est inégalement développé ; le côté gauche est plus saillant que le droit.

A gauche, au-dessus de l'aine, sur la ligne médiane au-dessus du pubis, on sent, par le palper, une tumeur élastique, semi-mobile, insensible, dans laquelle on perçoit une fluctuation profonde. A droite, et parallèlement à cette tumeur, on en trouve une autre donnant la sensation de l'utérus, et fortement appliquée contre la paroi abdominale antérieure. Elle se trouve à trois travers de doigt au-dessus de la symphyse pubienne; elle est mobile et indolore. Dans toute cette région il existe de la matité; les régions lombaires, hypogastrique, les hypocondres sont sonores. Les parois abdominales sont minces et on sent très nettement, au travers d'elles, les mouvements de la tumeur.

Au toucher, on trouve le col à droite et un peu élevé; sa consistance est normale. L'examen à l'hystéromètre montre que l'utérus est volumineux. Le cul-de-sac gauche est déplissé et rempli par la tumeur. Il y a des adhérences intimes entre l'utérus et la tumeur, bien qu'on puisse leur faire exécuter des mouvements indépendants. Le segment inférieur de la tumeur descend assez bas dans le bassin.

Etant donné la mobilité et la fluctuation, il nous sembla que nous avions affaire soit à un kyste de l'ovaire, soit à un kyste du ligament large gauche, bien que l'augmentation du volume de l'utérus dût faire rejeter cette hypothèse. En opérant, nous vîmes qu'il s'agissait d'un fibrome développé dans l'épaisseur du ligament large gauche, fibrome très œdématié, et atteint de dégénérescence muqueuse. L'extirpation en fut faite; la capsule fut en partie excisée, en partie suturée à l'angle supérieur de la plaie abdominale. La malade mourut d'hémorrhagie.

La tumeur sortait du bord droit de l'utérus, de telle sorte que, sous-séreuse au début, elle était devenue par la suite intra-ligamentaire.

Le cas suivant est identique :

Observation 2. — La tumeur, dépassant l'ombilic, se trouvait à gauche et en avant, refoulant l'utérus en arrière et à droite. Le cul-de-sac latéral gauche, le droit étaient comblés par le segment inférieur de la tumeur dont la mobilité était considérable. L'hystéromètre montrait l'utérus volumineux dirigé à droite et en arrière. La fluctuation était nette ; la tumeur et l'utérus pouvaient exécuter des mouvements indépendants. En opérant on trouva un cysto-fibrome dont le pédicule répondait à la corne gauche de l'utérus. La tumeur fut extirpée facilement; une partie du ligament large fut excisée, l'autre suturée. Le pédicule fut sectionné en croix, et l'on y mit des sutures étagées; la paroi abdominale fut suturée. La malade mourut au douzième jour de parésie cardiaque.

Observation 3. — Une femme, âgée de 26 ans, avait des métrorrhagies et était stérile. Au côté droit du bas-ventre on sentait, au palper, une tumeur sortant du bassin, en partie mobile, mate à la percussion. L'utérus, étroitement rattaché à la tumeur, occupait la ligne médiane; on ne trouvait pas de limite entre les deux. La cavité utérine n'était pas agrandie. Les mouvements communiqués à la tumeur se transmettaient immédiatement au col. Il n'y avait pas de fluctuation. La consistance était compacte, identique à celle de l'utérus. Les culs-de-sac latéral droit et postérieur étaient distendus par le segment inférieur de la tumeur, de manière que le col et le corps de l'utérus étaient refoulés en avant et un peu à gauche.

Diagnostic : Fibrome en partie interstitiel, en partie sous-séreux. L'opération montra qu'il s'agissait d'un cysto-fibrome du ligament large droit, n'ayant aucune connexion avec l'utérus; il fut extirpé entièrement avec facilité. Le ligament large fut en partie excisé, en partie suturé à l'angle inférieur de la plaie par lequel on introduisit un drain que l'on fit ressortir par le vagin. La malade guérit.

§ V. **Remarques générales**. — Dans tous les faits que je viens d'énumérer, la confusion était possible soit avec un kyste, soit, comme dans le dernier, avec le fibrome sous-séreux.

Durant ces trois dernières années j'ai vu dix ou douze cas de tumeurs des ligaments larges, et, relativement au diagnostic, je suis arrivé aux conclusions suivantes:

1º Le plus souvent la tumeur n'est pas latérale mais antéro ou postéro-latérale.

2º Le segment inférieur de la tumeur peut être situé haut.

3° La mobilité de la tumeur peut être complète ; en tout cas elle est bien plus grande que dans les kystes adhérents avec le fond de l'espace de Douglas.

4° La tumeur est indolore ; mais, dans la marche de la maladie, on retrouve toujours une attaque de péritonite aiguë, survenue subitement et terminée rapidement, après laquelle la tumeur a augmenté très vite de volume.

5° L'utérus se laisse refouler du côté opposé, et si la tumeur est un peu considérable, elle se trouve en avant ou en arrière de cet organe.

6° L'utérus peut être mobile, soit isolément, soit avec la tumeur.

7° L'augmentation de volume de l'utérus n'est pas la règle, même lorsqu'il existe des fibromes.

8° La menstruation est troublée ; on voit souvent survenir des métrorrhagies.

9° La grossesse et l'accouchement sont possibles, mais on observe souvent une stérilité relative ou absolue.

10° La fluctuation est fréquemment sentie dans le cas de tumeurs solides, ce qui dépend de l'œdème ou de la dégénérescence muqueuse ; elle peut manquer dans le cas de kyste.

11° Le pronostic opératoire doit toujours être réservé à cause de la possibilité des hémorrhagies ou de la suppuration de la capsule.

12° Lorsque, pendant l'opération, les points qui saignent auront été traversés à l'aide d'aiguilles et les vaisseaux ligaturés, et que ces procédés auront été insuffisants pour arrêter l'hémorrhagie, le tamponnement trouvera son indication. La capsule sera suturée à l'angle inférieur de la plaie, et le drainage d'après la méthode de Sims établi dans toute sa rigueur. L'irrigation permanente de la cavité capsulaire est indispensable.

Les cysto-fibromes donnent rarement lieu à des métrorrhagies, et leur diagnostic viendra plus à propos lorsque nous parlerons des kystes de l'ovaire.

Fibromes de l'utérus gravide. — Les femmes atteintes de fibromes peuvent devenir enceintes ; c'est là un fait qui peut se rencontrer dans toutes les formes de fibromes, mais qu'on observe plus souvent avec les fibromes sous-séreux qui modifient le moins la cavité utérine. La marche de la grossesse, et l'influence qu'exerce sur elle le fibrome, sont variables ; la grossesse peut parvenir à terme ou avorter ; elle peut encore se terminer par un accouchement prématuré spontané ou provoqué.

- L'accouchement, la période puerpérale influent diversement sur le fibrome qui reste stationnaire, augmente de volume, ou disparaît complètement. Cette dernière terminaison est due soit à la dégénérescence graisseuse de la tumeur, qui est ensuite résorbée (myômes mous et non incarcérés), soit à l'expulsion de la tumeur par suite de suppuration de la capsule. Cette suppuration peut s'accompagner d'hémorrhagies abondantes, de sécrétions ichoreuses, de septicémie et de pyohémie.

Il ne faut pas oublier que, malgré la gestation, les métrorrhagies peuvent continuer, particulièrement avec des fibromes interstitiels du corps et du col de l'utérus. Même avec les fibromes sous-séreux, l'accouchement peut être rendu difficile ou impossible par les voies naturelles, par suite du rétrécissement du bassin. On est forcé d'avoir recours à l'accouchement prématuré artificiel, à l'opération césarienne, à celle de Porro, ou enfin à l'extirpation préalable du fibrome.

La difficulté du diagnostic des tumeurs fibreuses dépend encore de cette circonstance que les fibromes peuvent subir les changements les plus divers : dégénérescence graisseuse, muqueuse, sarcomateuse, kystique, œdémateuse. Elle est encore augmentée par la multiplicité des tumeurs. On a affaire alors à des formes mixtes, dans lesquelles les signes caractéristiques disparaissent. L'incision exploratrice est parfois le seul moyen de résoudre le problème.

§ VI. **Complications.** — Les fibromes peuvent être compliqués d'autres affections : kystes de l'ovaire, cancer de l'utérus. J'ai rencontré quatre cas dans lesquels un fibrome était compliqué de dégénérescence kystique des deux ovaires ; l'un de ces kystes atteignait le volume d'un melon. J'ai vu sept cas compliqués de cancer, fournissant 0,50 0/0 des métrorrhagies que j'ai observées à la Clinique.

En analysant ces faits on voit que les fibromes étaient interstitiels, sous-séreux, et que le plus souvent les trois variétés coexistaient ; que le volume du fibrome était variable, mais la tumeur toujours sensible par le palper et dépassant la symphyse pubienne. Dans un cas le fond de l'utérus remontait jusqu'à l'appendice xiphoïde.

Les femmes venaient consulter pour des métrorrhagies durant depuis longtemps et pour des douleurs. Bien qu'on pût constater sur le col un cancer bien développé, commençant à s'ulcérer, envahissant assez souvent le tissu cellulaire paramétrique, et l'immobilité complète du segment inférieur de l'utérus, il manquait un certain nombre des symptômes du cancer, tels que : le ventre plat et dur, la coloration blanche de l'entrée du vagin ; l'état général ne rappelait pas non plus celui des cancéreuses, qui est si caractéristique ; les femmes semblaient se porter à merveille.

Le plus souvent la dégénérescence cancéreuse avait débuté près de l'orifice externe, pour se propager de là à tout le col de l'utérus ainsi qu'au tissu cellulaire environnant. L'ulcération était superficielle, ne donnant que fort peu de sang ; les sécrétions étaient abondantes.

Dans les cas de fibromes multiples, sous-séreux, la partie inférieure de la masse était immobile par suite des infiltrations cancéreuses qui l'englobaient.

Je ne sais ce que sont devenues ces malades qui toutes étaient incurables. Je n'en ai revu qu'une dans le courant de l'année. Elle avait un fibrome interstitiel du volume de l'utérus à 8 mois de grossesse ; il avait atteint ce volume dès les cinq premiers mois ; l'accroissement avait donc été extraordinairement rapide.

Cette femme avait depuis trois ans des métrorrhagies et des ménorrhagies, et, lorsque je la vis, elle était profondément anémiée. Le toucher me fit découvrir un utérus augmenté de volume par suite de cette énorme tumeur interstitielle, et, sur le col, un cancer envahissant déjà le cul-de-sac postérieur et les ligaments utéro-sacrés. Bien que le carcinome du col fût ulcéré, l'hémorrhagie provenait de la cavité utérine et non de l'ulcération. Il n'existait pas d'écoulement fétide, le sang lavant sans doute au fur et à mesure les parties. Le cas n'étant pas opérable, je prescrivis des injections chaudes dans le but de diminuer les hémorrhagies, et la malade les employa avec succès pendant toute une année.

Dans ces derniers temps, la tumeur n'avait presque plus augmenté ; l'ulcération cancéreuse conservait la même étendue que lors de mon premier examen ; seules les infiltrations avaient gagné dans le tissu cellulaire paracervical.

On ne saurait d'un seul cas tirer une conclusion ; pourtant après ce que j'ai vu, m'appuyant sur l'antagonisme qui existe entre le cancer et le fibrome, je puis dire que la marche du cancer compliqué de tumeurs fibreuses se distingue de celle du cancer simple par maintes particularités, parmi lesquelles je mentionnerai principalement le peu de tendance à la destruction et la lenteur de l'envahissement des tissus voisins.

§ VII. **Pronostic.** — Le pronostic dépend du siège et du volume de la tumeur, de la possibilité ou de l'impossibilité de son extirpation, soit par le vagin, soit par la laparotomie. Toutes les tumeurs qui peuvent être enlevées par le vagin sont peu dangereuses, leur pronostic est favorable. Dans les cas qui nécessitent la laparotomie, le pronostic est à réserver ; j'y reviendrai plus tard à propos du traitement.

Lorsqu'on a affaire à des fibromes inclus dans les ligaments larges, le pronostic n'est pas favorable, bien que l'extirpation soit possible ; la guérison est douteuse. Si le fibrome ne peut être opéré, il y a peu à faire contre lui.

Le fibrome du col se rencontre rarement, ne donne que par exception naissance aux hémorrhagies et est ordinairement interstitiel. J'en ai rapporté une observation plus haut. Le pronostic est ici favorable, l'extirpation de la tumeur n'offrant aucune difficulté.

CHAPITRE IV

Métrite chronique. Endométrite. Déchirure du col.

La métrite chronique est la cause de 10.49 0/0, et l'endométrite de 8.06 0/0 des métrorrhagies. En pratique on ne peut guère les décrire à part, car elles présentent un certain nombre de symptômes communs, évoluent le plus souvent ensemble et réclament le même traitement. On sait en effet que la métrite chronique à ses débuts se complique presque toujours d'endométrite ; que d'autre part, lorsque l'endométrite a duré longtemps, elle entraîne à coup sûr après elle des modifications du parenchyme utérin ; et comme les métrorrhagies s'observent lorsque ces affections sont passées à l'état chronique et datent de loin, il est parfois difficile de dire quelle est, dans un cas donné, de l'endométrite ou de la métrite parenchymateuse, celle qui joue le rôle principal.

Toutes les formes d'endométrite chronique peuvent donner naissance à des métrorrhagies ; mais celle qui, à ce point de vue, occupe le premier rang est la métrite fongueuse, hyperplastique, polypeuse, dont il a déjà été question plus haut. L'hémorrhagie s'explique aisément dans tous les cas ; il est difficile en effet qu'une endométrite de longue durée n'entraîne pas après elle, à un certain degré, la dilatation et l'augmentation de volume de la cavité utérine, diminuant ainsi la pression intra-utérine ; voilà une première cause d'écoulement sanguin.

D'autre part les modifications survenues dans la structure, les érosions, l'état granuleux, les ulcérations prédisposent aux hémorrhagies. Les granulations peuvent s'accroître et on a alors affaire à l'état fongueux. Ce sont ces lésions qui occasionnent toujours les hémorrhagies précédées d'hypersécrétion catarrhale et de ménorrhagies.

La preuve de ce que j'avance se trouve dans les résultats de la méthode thérapeutique qui consiste à détruire les fongosités

(*Raclage*), et dans ce fait que les modifications anatomo-pathologiques que je viens de signaler peuvent être constatées à
l'œil nu sur le col ; on en voit sourdre le sang.

Les lésions du col étant plus fréquentes que celles de la surface interne de l'utérus, nous commencerons notre description par l'endocervite, affection isolée ou manifestation de
l'endométrite.

§ I. Lésions du col. Endocervite hémorrhagique. —
Il n'est pas rare de voir des malades venir se plaindre de leucorrhée, de ménorrhagies et de douleurs dans la région de
l'ovaire gauche. En présence de ces symptômes on pourrait
supposer que dans la production des hémorrhagies l'ovaire
gauche joue un certain rôle. Mais cette douleur ovarienne
peut (et cela se rencontre souvent en pratique) exister dans
l'endocervite seule, sans qu'il y ait aucune modification du
stroma de l'ovaire.

On ne doit pas oublier ce fait : lorsqu'on presse entre les
doigts la face interne de la cavité cervicale et l'orifice externe
du col, la malade accuse immédiatement des douleurs dans
l'ovaire gauche, bien que l'exploration combinée ne fasse pas
découvrir la même sensibilité au niveau de cet ovaire.

L'examen du col permet de constater plusieurs variétés
d'endocervite.

1° Le plus souvent, comme cela s'observe chez des femmes
anémiques, nerveuses, à peau flasque, multipares, le col est
augmenté de volume ; il y a hypertrophie de la portion vaginale suivant les diamètres transverse et longitudinal ; elle est
légèrement abaissée, d'une consistance ferme.

Le doigt pénètre un peu dans l'orifice externe grâce aux
déchirures étoilées et irrégulières, ainsi qu'au ramollissement
du museau de tanche, qui se traduit par une sensation de
mollesse veloutée surtout marquée lorsqu'on la compare à la
sensation fournie par la muqueuse des autres points de la portion vaginale.

C'est là un signe certain d'érosion, d'ulcération ou d'état
fongueux ; 95 fois sur 100 l'examen au spéculum confirmera ce

diagnostic. Je n'ai vu ce signe indiqué nulle part, et, depuis que j'ai pu m'assurer de sa valeur, j'emploie rarement le spéculum. Le toucher vaginal à remplacé dans ma clinique, pour le diagnostic des affections du col, l'emploi du spéculum, dont on ne se sert plus que dans un but thérapeutique ou opératoire.

On sent parfois au niveau de la région ramollie, sur la lèvre antérieure ou postérieure, dans la profondeur ou à la surface, des points durs, analogues à des grains de sable, donnant la même sensation que les tubercules miliaires à la surface du poumon.

Ils sont dus à l'hypertrophie des follicules qui peuvent être de deux sortes. Les uns qui ne sont pas plus gros qu'une tête d'épingle, durs, en partie mobiles, très superficiels, se présentent au spéculum sous forme de bosselures jaunâtres, situées sur le museau de tanche ou dans son voisinage ; lorsqu'on les perce, il s'en échappe un liquide jaunâtre, visqueux, difficile à détacher. Les seconds sont volumineux, variant de la grosseur d'un pois à celle d'une framboise, profonds ou superficiels, siégeant à la surface externe de la portion vaginale où ils font une saillie analogue à celle des polypes (œufs de Naboth). S'ils sont superficiels, on les voit par transparence comme de petites vésicules blafardes, particulièrement dans le canal cervical. S'ils sont au contraire profonds, ils donnent au toucher la sensation d'une bosselure résistante, élastique, parfois fluctuante, sphérique. Examinés au spéculum ils rappellent les dilatations veineuses. Si on les crève, il s'en écoule un liquide transparent, colloïde, de consistance parfois gélatiniforme.

Lorsque les kystes folliculaires viennent à se rompre il en résulte parfois des ulcérations dites folliculaires, caractérisées par un enfoncement infundibuliforme. Dans le cas où le toucher révèle l'existence de ces lésions, la pression du doigt dans le canal cervical détermine des douleurs au fond du bassin et du côté de l'ovaire.

Si l'exploration du corps et du fond de l'utérus montre que ces parties sont saines, le diagnostic s'impose : la métrorrhagie est d'origine cervicale.

La sensation de velouté au niveau de l'orifice externe, avec
hypertrophie et induration des follicules, conduit le médecin à
faire l'examen au spéculum, et à découvrir soit un ulcère granuleux, papillaire, folliculaire, fongueux, soit un kyste folliculaire superficiel ou profond.

Il est encore deux autres signes révélateurs de ces lésions :
c'est d'abord l'apparition de quelques gouttes de sang après le
coït lors d'ulcération ; ce sont, en second lieu, des tiraillements, des douleurs lancinantes apparaissant brusquement
dans le bassin dans le cas de kystes folliculaires. La malade
ressent tout à coup comme une piqûre profonde ; en même
temps la face se congestionne et se couvre de sueur. Au spéculum, on peut voir parfois suinter des gouttelettes de sang
des granulations détruites ; quelquefois le simple contact d'une
sonde dans le canal cervical suffit à déterminer une légère
hémorrhagie. On aperçoit de plus des granulations violacées,
rouges, brunâtres, siégeant dans le canal cervical et recou-
vertes d'une couche de pus jaunâtre ou verdâtre. Dans tous
ces cas le diagnostic s'impose et le pronostic est favorable.

2° La seconde forme se présente au toucher avec les caractères suivants : les lèvres du col semblent en ectropion et
forment une tumeur veloutée, peu sensible, saignant facilement ; au spéculum on s'aperçoit qu'il n'existe pas en réalité
d'ectropion, attendu qu'il n'y a pas de déchirure du col, mais
un gonflement et un léger prolapsus de la muqueuse du canal
cervical qui peut présenter aussi des engorgements folliculaires
et des excoriations. Ce bourrelet muqueux est mobile, se
laisse aisément déplacer par l'extrémité d'une sonde ou par un
pinceau, et refouler dans le canal cervical.

3° La troisième forme est la *rupture bilatérale d'Emmet*
(1.14 0/0 des métrorrhagies) avec ectropion véritable des lèvres
du col ; par sa forme et son volume la portion vaginale rappelle le cancroïde en chou-fleur. Nous avons vu plus haut quels
étaient les signes différentiels de ces deux affections.

§ II. **Lésions du corps de l'utérus**. — Lorsque ie col
est sain ou peu modifié, et qu'il n'y a pas de lésions des organes

voisins, il est évident que la cause de l'hémorrhagie se trouve dans le corps et le fond de l'utérus ; et, si l'on peut éliminer le cancer et la grossesse, cette cause réside certainement dans les modifications inflammatoires soit de la surface interne de l'utérus, soit de son parenchyme ; souvent les deux lésions coexistent.

L'*endométrite* s'observe le plus souvent entre 25 et 35 ans ; mais la forme la plus rebelle et la plus hémorrhagique se rencontre de 40 à 50 ans. La leucorrhée peut être fétide, la femme débilitée ; aussi, à un examen superficiel, est-il facile de confondre l'endométrite avec une affection maligne. Lorsque l'endométrite existe à l'état isolé, l'utérus est normal ou à peine augmenté de volume, d'une consistance molle ou au contraire très compacte. La forme est normale ou légèrement modifiée. Il n'y a pas de sensibilité.

Si, dans ces conditions, on observe une métrorrhagie rebelle qui ne cède que peu ou pas aux moyens hémostatiques, si la femme est stérile ou n'a pas accouché à terme la dernière fois, les probabilités sont pour l'endométrite hémorrhagique.

En présence de ces hémorrhagies opiniâtres, il faut procéder à la dilatation du col. Après avoir fait cette dilatation, le chirurgien, saisissant la portion vaginale à l'aide de pinces de Museux, l'attire vers l'entrée du vagin, tandis qu'un aide fixe le fond de l'organe au travers des parois abdominales ; puis il introduit son doigt dans l'utérus, la face palmaire tournée vers la symphyse pubienne.

S'il existe de l'endométrite fongueuse, le doigt trouve, sur la muqueuse qui tapisse le fond de l'utérus, de petites saillies cylindriques, molles, qu'il sent plus nettement encore lorsque sa pulpe est tournée en arrière, vers la paroi postérieure ; parfois ces saillies se continuent jusqu'à la cavité cervicale. Si la femme a fait antérieurement une fausse couche, ces lésions se rencontreront plutôt près des orifices utérins des trompes.

Cette constatation faite, on prend une curette de Martin ou de Sims et on commence à racler les saillies veloutées.

Pendant cette opération il n'est pas rare d'entendre la femme se plaindre d'une sensation désagréable, de nausées, de vertiges ; on est parfois obligé de s'arrêter. On est averti du

moment où l'on doit cesser par une sensation toute particu-
lière : la muqueuse crie sous la curette qui ne glisse plus et subit des ressauts ; il semble qu'on racle la surface de section d'un fibrome.

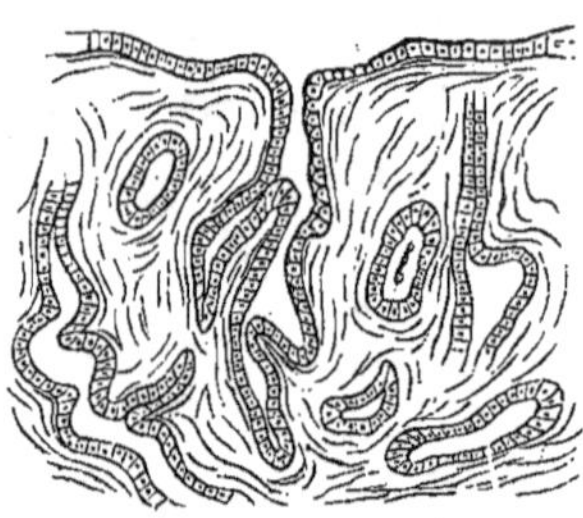

FIG. 19. — Endométrite chronique.

S'il s'écoule une certaine quantité de sang mélangé à des fragments arrachés de la membrane muqueuse, on le reçoit dans une cuvette et on y remarque de petites masses de volume variable, séro-sanguinolentes ou d'un jaune rosé, de consistance molle, parfois gélatiniforme avec des points indurés.

Les figures ci-jointes montrent les différences de structure qui existent entre l'*endométrite* et l'*adénome*, dans lequel on n'observe pas d'infiltration granuleuse (voir fig. 19, 20, 21).

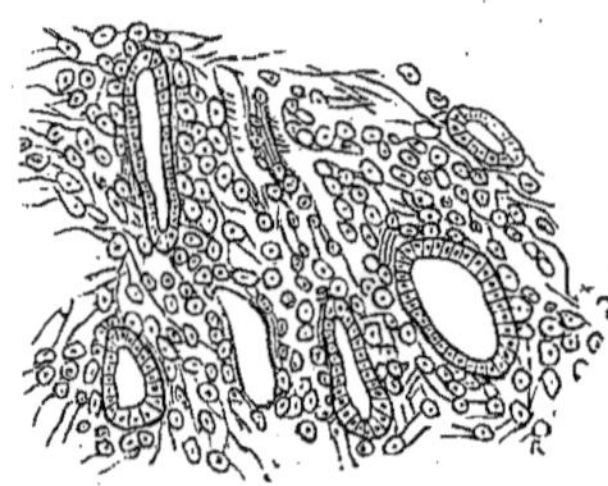

FIG. 20. — Endométrite chronique hyperplastique.

Küstner dit, dans sa brochure (Beiträge zur Endometritris), qu'à l'examen microscopique il est difficile de distinguer ces fongosités de l'endométrite d'avec la membrane muqueuse normale hypertrophiée (decidua menstrualis). Mais, en pratique, il est bien rare qu'on ait recours à la dilatation avant l'apparition des règles ; dans ces cas, pour des raisons aisées à comprendre, on doit s'en abstenir.

En résumé, le diagnostic d'endométrite fongueuse se fait à l'aide de la dilatation du col, qui permet de constater l'existence de saillies cylindriques au niveau du fond et des parois de l'utérus, par le raclage et l'examen au microscope.

Quant au pronostic de cette affection, il est absolument favorable ; toutefois il peut y avoir récidive sans qu'on puisse en préciser la date, et on ne doit pas promettre à la malade de ne plus la soumettre à la dilatation et au raclage.

Il n'est pas rare de voir la *métrite chronique* à son début donner lieu à des métrorrhagies soit spontanément, soit par suite de causes accidentelles quelconques, parfois insignifiantes : coït, refroidissement, emploi de l'hystéromètre.

Au toucher on trouve l'utérus augmenté de volume, œdématié et sensible. On détermine également de la douleur en comprimant le fond de l'organe, sa face postérieure ; le col et la face antérieure sont moins sensibles.

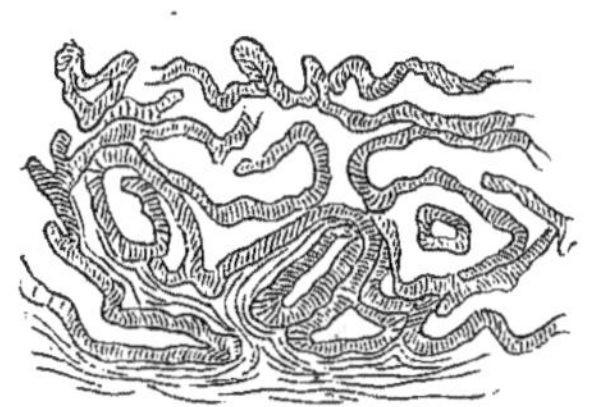

Fig. 21. — Adénome malin de la muqueuse utérine.

S'il n'existe pas de péri ou de paramétrite la mobilité est complète, bien que les mouvements soient douloureux ; la portion vaginale est fermée, augmentée de volume, et il n'est pas rare de la trouver indurée çà et là dès la première période de la maladie. Le diagnostic s'impose si la marche de l'affection concorde avec les signes que nous venons d'énumérer.

Lorsque la femme est stérile, la métrite chronique s'observe le plus souvent comme complication de la sténose du col due soit à un rétrécissement de l'orifice externe, soit à un déplacement de l'organe. Si la femme a accouché, il s'est développé après le dernier accouchement une inflammation aiguë de l'utérus qui a passé à l'état chronique, et la malade fait remonter son affection aux dernières couches ou à un avortement. Ce n'est pas là un fait suffisant pour établir le diagnostic ; il ne devient certain que lorsque l'affection a présenté des exacerbations.

Ainsi, lorsque la matrice est augmentée de volume, sensible, lorsque la femme raconte que durant la période menstruelle ou intermenstruelle elle éprouve tous les symptômes d'un état aigu : douleurs, leucorrhée, irritation de la vessie, impossibilité du coït ou douleurs pendant les rapports, fièvre, frissons, sensation de chaleur, malaise général, la forçant à garder le lit deux ou trois jours, il ne doit pas rester de doutes.

En résumé l'ancienneté de l'affection, la leucorrhée, les douleurs au bas-ventre, augmentant d'intensité pendant les mouvements, la dysménorrhée, les règles profuses ou ménorrhagies, les douleurs de la vessie, les troubles digestifs, l'hystérie, le facies utérin très accentué, le ramollissement, l'œdème, l'hypertrophie et la sensibilité de l'utérus, les exacerbations précitées révèlent l'existence de la métrite chronique au premier stade de son développement.

La source des hémorrhagies réside dans l'apport sanguin exagéré dans le parenchyme et la muqueuse, et dans la vulnérabilité très grande de l'utérus aux agents extérieurs, qui provoquent aisément des afflux sanguins réitérés.

Il ne faut pas confondre l'inflammation chronique de l'utérus avec l'*involution insuffisante* dans laquelle on trouve également l'utérus mou, augmenté de volume, douloureux à la pression surtout au niveau de sa paroi postérieure. L'orifice du col est toujours ouvert, ce qu'on ne voit pas dans la métrite chronique, et les exacerbations font défaut. Bien que les principes du traitement soient identiques, le pronostic et la durée du traitement sont absolument différents.

Dans certains cas la métrite chronique pourrait être confondue avec la grossesse aux deux premiers mois, attendu que, dans ces deux états, l'examen de l'utérus peut faire rencontrer les mêmes symptômes (augmentation de volume, ramollissement, sensibilité). Le diagnostic différentiel repose alors sur l'existence de certains signes de la grossesse : coloration foncée de l'entrée du vagin, effacement du cul-de-sac antérieur, diminution et mollesse de la portion vaginale, consistance inégale de l'utérus, disparition ou diminution de l'écoulement menstruel. Si dans le cas de métrite chronique il existe un doute quelconque relativement à la gestation, le médecin doit tout en luttant contre l'hémorrhagie s'abstenir de tout remède provoquant la contraction utérine. Les astringents et le repos seront seuls employés.

Il ne faut pas oublier que la métrite chronique n'exclue pas la possibilité de la grossesse, et que l'accouchement est le remède le plus radical contre cette affection.

Dans le cas de grossesse compliquée de métrite chronique, le repos, sous la surveillance attentive du médecin, est le meilleur traitement,

Il existe une forme de *métrite chronique compliquée d'induration et d'ulcération du col* qui peut être aisément confondue avec le carcinome du col de l'utérus au début. L'aspect général des malades dans ces cas rappelle la cachexie cancéreuse, les femmes étant épuisées par les pertes de sang (ménorrhagies, métrorrhagies) ; le coït peut déterminer des hémorrhagies ; il existe des douleurs intenses, parfois lancinantes, du prurit vulvaire et l'affection date de quelque temps déjà.

Dans les cas de métrite chronique, lorsque l'utérus est immobilisé par une inflammation chronique du péritoine, on constate des modifications qui ne sont pas toujours faciles à distinguer d'un cancer au début, même pour un gynécologue expérimenté employant l'exploration directe.

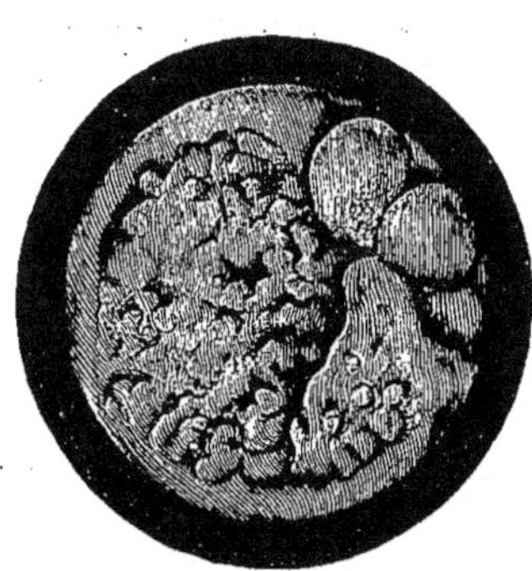

Fig. 22. — Induration et ulcération du col de l'utérus dans la métrite chronique pouvant être confondues avec le cancer du col.

L'orifice externe est ouvert, souvent enfoncé en forme de cratère, présentant, ainsi que les parties avoisinantes, des ulcérations à bords épais, très accusés, donnant facilement du sang et laissant écouler un pus séreux.

La surface du fond de l'ulcère est rugueuse et, sur les lèvres antérieure et postérieure en ectropion, on observe des bosselures indurées qui sont la suite des déchirures étoilées du col. L'ensemble du col est plus compacte et plus gros qu'à l'état normal. A l'examen au spéculum on constate que le fond de l'ulcère est rouge, saignant, et présente des érosions en partie papillaires, en partie folliculaires, qui pénètrent jusque dans le canal cervical. Quant aux bosselures, elles sont moins rouges et même, à leur point culminant, un peu pâles.

En présence de ces lésions le diagnostic doit être réservé ; il faut tenir la malade en observation, et si, à l'aide du traitement, on obtient la cicatrisation des ulcérations, c'est qu'on a affaire à une métrite chronique.

Il m'est arrivé de faire le diagnostic dans ces cas douteux

après deux semaines du traitement suivant : enduire le col de liqueur de Bellost à deux ou trois reprises. J'ai observé parfois à la suite de ce traitement un ramollissement surprenant des bosselures des lèvres et la cicatrisation des érosions. Dans certains cas ce procédé ne donna aucun résultat, et on fut obligé de faire le diagnostic par l'examen microscopique en excisant un lambeau cunéiforme au fond de l'ulcère, mais dans une dizaine de cas au moins le diagnostic ne s'est justifié qu'une fois; il s'agissait d'un cancer au début.

Il y a une variété de l'inflammation chronique de l'utérus qui peut également donner lieu à des hémorrhagies, c'est la *métrite chronique hypertrophique.* Ici on trouve l'utérus augmenté de volume, ferme, peu sensible, de manière qu'à l'examen il est impossible de distinguer cette forme de la dégénérescence fibreuse. Tandis que celle-ci paraît augmenter le volume de la matrice jusqu'aux dimensions d'un utérus à terme, la métrite chronique hypertrophique augmente son volume de 3 fois 1/2 à 4 fois.

Le signe distinctif essentiel consiste dans ce fait que cette augmentation de volume de l'utérus résulte, comme le prouve l'interrogatoire de la malade, d'une inflammation chronique indubitable. Cette hypertrophie inflammatoire cause également l'hémorrhagie parce qu'elle se complique d'endométrite fongueuse et de dysménorrhée membraneuse. Elle amène des troubles de la menstruation, retarde souvent la ménopause jusqu'à 50 ans et au delà, et cause à l'âge critique des poussées sérieuses de catarrhe utérin sénile.

Le *pronostic* est absolument favorable, attendu que le traitement énergique intra-utérin est aisément supporté par l'utérus. Mais il ne faut pas oublier que ce terrain, au moment de la ménopause, est prédisposé au développement de dégénérescences bénignes ; les malades devront, par conséquent, se présenter au médecin une ou deux fois par an, en attendant l'atrophie entière de l'utérus, qui ne survient assez fréquemment qu'à 60 ans.

CHAPITRE V

Avortement.

Les avortements causent la métrorrhagie dans la proportion de 5,85 0/0.

Diagnostic. — L'hémorrhagie peut s'observer ici dans deux circonstances différentes : ou bien l'œuf est encore intact dans l'utérus, de telle sorte qu'en arrêtant l'hémorrhagie on peut permettre à cet œuf de terminer son développement ; ou bien l'œuf, ou une partie de l'œuf, est déjà sorti de la cavité utérine et l'hémorrhagie dépend de l'insuffisance des contractions de la matrice, de l'existence dans l'organe de débris de l'œuf, ou encore de l'endométrite hyperplastique polypeuse.

Cette distinction a une importance considérable au point de vue thérapeutique : dans le premier cas en effet il s'agit de conserver le fœtus en vie dans l'utérus ; dans le second il faut en obtenir l'expulsion.

Signes de la grossesse. — Dans le diagnostic des avortements il faut bien se rappeler tous les signes de la grossesse aux quatre premiers mois, car ils persistent assez longtemps après la mort du fœtus. — Ce sont :

1° L'augmentation de volume de l'utérus, variable avec le temps qui s'est écoulé depuis les dernières règles.

2° Le ramollissement des organes génitaux tant externes qu'internes, surtout du col, et de l'utérus lui-même.

3° L'hypertrophie de la portion vaginale du col.

4° L'effacement du cul-de-sac antérieur.

5° La coloration rouge foncée ou violacée, comme veloutée, de l'entrée du vagin.

6° L'apparition d'une leucorrhée épaisse, crêmeuse qui se trouve pour ainsi dire collée aux parois du vagin.

7° La saillie du bas-ventre.

8° Le gonflement des seins, l'hypertrophie des lobules glan-

dulaires, la pigmentation de l'aréole et la saillie des tubercules de Montgomery.

9° L'ensemble de la physionomie.

De tous ces signes le plus important est le ramollissement
et l'augmentation de volume de l'utérus dans tous ses diamètres ; il est piriforme et non aplati. Je conseille aux débutants de s'exercer à apprécier exactement les dimensions
antéro-postérieures de l'utérus, car, dans les maladies des
femmes, il n'y en a que deux qui puissent donner lieu à l'accroissement de ces dimensions sans altérer la forme en poire
de l'organe : la grossesse, ou une tumeur de la partie antérieure de l'utérus (fibromyôme). Le ramollissement est
caractéristique : il n'est pas en effet égal et semblable par
tout, mais inégalement réparti par places, ce qu'on n'observe
dans aucune autre condition. Lorsqu'on rencontre en même
temps l'hypertrophie et le ramollissement du col, ce dernier
devient pathognomonique. La pigmentation de l'entrée du
vagin est également caractéristique et persiste quelque temps
encore après une hémorrhagie abondante et l'expulsion de
l'œuf. Si avec cela on peut déterminer l'issue du colostrum
par le mamelon, la grossesse est probable.

En questionnant les malades sur les causes des métrorrhagies
on n'oubliera pas de leur demander si elles n'avaient pas eu,
quelque temps avant l'hémorrhagie, un arrêt ou un retard des
règles. En cas de réponse affirmative, on recherche si au moment de la métrorrhagie il y a eu des douleurs expultrices
rappelant celles de l'accouchement, s'il y avait des caillots et
quelle était leur consistance.

L'examen de l'utérus et de ses annexes peut trancher défi-
nitivement la question. Si l'œuf se trouve dans la cavité utérine, l'augmentation de volume de l'organe est en rapport avec
le temps écoulé depuis les dernières règles, sauf dans le cas de
môle, cas dans lequel, avec un utérus développé comme à cinq
mois par exemple, on ne note la disparition des règles que
depuis trois mois.

On rencontrera d'ailleurs certains des autres signes de grossesse énumérés plus haut. Si la portion vaginale du col n'est
pas effacée, si l'orifice externe n'est pas ouvert, si les hémor-

rhagies ne menacent pas la vie de la malade, tous les efforts doivent tendre à la conservation de l'œuf et tous les remèdes ocytociques doivent être bannis. Mais si la portion vaginale du col se trouve effacée et que l'œuf se présente à l'orifice externe, on ne peut guère espérer prolonger la grossesse.

Lorsque le médecin trouve un utérus dont le volume ne correspond pas à l'âge supposé de la grossesse d'après la date de la dernière apparition des règles, et que l'orifice externe laisse pénétrer le doigt, il est probable que l'œuf ou une partie de l'œuf est déjà sorti de l'utérus. Dans la grande majorité des cas l'avortement est fait. Au cas où les remèdes hémostatiques seraient inefficaces, il faudrait dilater le col.

Le diagnostic de l'avortement accompli ou en voie de s'accomplir une fois posé, le médecin recherchera s'il y a ou non de la fièvre, un écoulement vaginal infect. La fièvre est un signe de septicémie, et la mauvaise odeur est une indication d'enlever le plus tôt possible les débris de l'œuf. Lorsqu'il existe de la fièvre, le toucher révèle des modifications inflammatoires de l'utérus et de ses annexes. Nous en reparlerons au chapitre du traitement.

Grossesse extra-utérine. — Il ne faut pas perdre de vue que les grossesses extra-utérines, les grossesses tubaire et abdominale par exemple, peuvent donner lieu à des métrorrhagies aussi bien que la grossesse intra-utérine.

Le diagnostic de la grossesse extra-utérine s'appuie sur les mêmes symptômes que celui de la grossesse normale, c'est-à-dire l'absence des règles. A l'examen de l'abdomen on constate l'existence d'une tumeur située au voisinage de l'utérus, qui est augmenté de volume et ramolli comme dans la gestation normale. L'apparition d'hémorrhagies aux premiers mois s'observe plus souvent dans la grossesse tubaire et dépend de la rupture du kyste dans la trompe, ou hors de la trompe avec extravasation intra-péritonéale. Aussitôt après cette rupture, du sang s'écoule de l'utérus ; les douleurs expultrices apparaissent et on assiste à l'expulsion de l'œuf entier ou d'une de ses parties, de telle sorte que les femmes, surtout les multipares, croient avoir en réalité fait une fausse couche.

En pratiquant l'examen au moment même des douleurs, on trouve l'orifice externe fermé ; le canal cervical dilaté laisse parfois pénétrer le doigt jusque dans la cavité utérine, de telle sorte qu'on peut se convaincre que l'œuf n'est pas dans l'intérieur, mais dans le voisinage de l'utérus, par exemple en cas de gestation tubaire, sur les côtés.

Dans le cas de grossesse extra-utérine abdominale, on sent au toucher, en arrière du col, une tumeur élastique vaguement fluctuante, ordinairement douloureuse, mobile ou non.

Dans la gestation tubaire, la fluctuation est des plus nettes et le diagnostic, ainsi que le traitement, peuvent s'appuyer sur une *ponction exploratrice*. On ne peut en effet en cet endroit rencontrer comme tumeurs fluctuantes que les suivantes : kystes des ovaires ou des ligaments larges, kystes para-ovariens, hydrohématosalpynx et enfin grossesse tubaire. Dans toutes ces affections, une ponction par le vagin est sans danger.

En cas de grossesse tubaire, la ponction exploratrice ne se borne pas seulement à assurer le diagnostic, mais elle enraye la grossesse. Si l'hémorrhagie a duré longtemps et qu'il y ait eu rupture des trompes, on trouve à l'examen tous les signes de l'hématocèle dont le diagnostic sera étudié plus loin. On peut appliquer ces données à la grossesse abdominale.

Certains phénomènes peuvent parfois donner lieu à des erreurs dans l'appréciation de la cause des hémorrhagies. C'est ainsi qu'une femme qui nourrit son enfant peut, rarement il est vrai, d'après mes observations, devenir enceinte avant trois mois ; dans la plupart de ces cas, la grossesse se termine par une fausse couche. Voici un exemple.

Une villageoise, agée de 27 ans, avait depuis un mois et demi des hémorrhagies continuelles. Elle était accouchée de trois enfants ; la dernière couche datait de quatre mois et dem. passés. Cette dernière grossesse et les suites de couches avaient été tout à fait normales. Cette femme avait tou jours été bien réglée, et ses règles avaient reparu huit semaines après le dernier accouchement. Bien que la dernière période puerpérale se fût bien passée, les règles étaient restées supprimées durant trois mois ; les rapports sexuels avaient recommencé un mois après l'accouchement, et elle n'avait rien remarqué d'extraordinaire durant trois mois, en dehors de la suppression des règles. A ce moment survint une hémorrhagie spontanée avec des douleurs conquassantes, rappelant les douleurs de l'enfantement; le sang sortit en caillots dont certains atteignaient la largeur de la moitié de la paume de la main. Une semaine après le début de l'hémorrhagie, l'écoulement sanguin devint infect, et, au dire de la malade, il survint des frissons et de la fièvre; elle continua cependant de vaquer à ses occupations. Au bout d'un mois et demi, la malade était épuisée par ces hémorrhagies : l'examen montra un col très hypertrophié, friable, ouvert, présentant des ruptures à gauche de l'orifice externe. L'utérus était augmenté de volume dans toutes ses dimensions, sphérique, mobile, un peu douloureux en arrière, de consistance molle, friable. Les annexes et les organes voisins ne présentaient rien d'anormal. L'état général, à l'exception des symptômes d'anémie, n'offrait rien de particulier.

Quelle était dans ce cas la cause des métrorrhagies ? Les règles étaient restées supprimées trois mois à la suite du dernier accouchement, les rapports sexuels avaient recommencé dès le second mois. Cette femme n'avait-elle pas pu devenir enceinte et faire une fausse couche ? L'examen direct devait légitimer cette supposition, attendu que l'utérus était augmenté de volume dans toutes ses dimensions, l'orifice externe ouvert, le col ramolli ; les caractères de l'hémorrhagie étaient une preuve de plus.

Ce qu'il y a de plus remarquable dans ce cas, c'est que les dernières couches avaient été tout à fait normales : il ne pouvait donc être question d'involution insuffisante, ni de modifications inflammatoires quelconques, ni de dégénérescences, car les signes de ces affections, leucorrhée, hémorrhagies se seraient manifestés lors de la période puerpérale ou aussitôt après. Elles ne pourraient d'ailleurs expliquer l'absence des règles. Il est donc clair que la cause de l'hémorrhagie en question était l'avortement : une partie de l'œuf avait été expulsée et l'autre était restée dans l'utérus.

Parfois le retard des règles et l'hémorrhagie consécutive

peuvent survenir chez des personnes débilitées, dans une
forme d'atrophie de l'utérus : la superinvolution. Mais ici, la
confusion est impossible attendu que l'utérus est d'un volume
moindre qu'à l'état normal. Quelquefois l'hémorrhagie se
prolonge en présentant des périodes de calme durant des mois
et des années entières après un avortement, et à l'examen on
trouve le plus souvent l'utérus dévié en arrière. Dans ces cas,
l'endométrite hyperplastique polypeuse est la cause de l'écoulement sanguin ainsi que l'a signalé Küstner dans une récente
publication.

CHAPITRE VI

Subinvolution.

L'insuffisance de l'involution utérine (5,78 0/0 des métrorrhagies), donne lieu à des métrorrhagies dans l'état puerpéral
ou bien, plus tard, à l'hypersécrétion catarrhale, à la menstruation profuse, à des ménorrhagies, et en général à un trouble
notable de la fonction menstruelle. L'interrogatoire de la
malade montre que l'irrégularité des règles remonte à la dernière couche ou fausse couche qui s'est passée sans fièvre,
sans douleurs de ventre. Pourtant les douleurs ne font pas
toujours défaut, la subinvolution prédisposant aux affections
inflammatoires de l'utérus, ainsi que des organes et des tissus
voisins.

On ne note pas les exacerbations propres à la métrite chronique ; c'est là un fait dont il faut bien se souvenir lorsqu'on
examine un utérus en état de subinvolution ; on le trouve
toujours sensible, gros, friable, présentant tous les signes de
l'inflammation ; mais la différence consiste dans l'absence d'exacerbations et d'inflammation à la suite des couches, et dans
la perméabilité de l'orifice externe. Cette perméabilité est
constante dans la subinvolution, et ne se rencontre que par
hasard dans la métrite chronique.

L'utérus en subinvolution sans inflammation n'est douloureux que pendant l'exploration de sa face postérieure par le cul-de-sac postérieur du vagin. Au toucher, la subinvolution est caractérisée par l'augmentation de volume de l'utérus, sa flaccidité, son ramollissement et la béance de l'orifice externe du col, une certaine sensibilité au niveau de la face postérieure, et un certain degré de déplacement (rétroflexion, rétroversion). La présence d'excoriations et d'ulcérations du museau de tanche n'est pas un fait constant.

Les femmes atteintes de subinvolution peuvent devenir enceintes, mais l'évolution de la grossesse est difficile, soit par suite des douleurs, soit à cause des métrorrhagies et de la prédisposition aux avortements.

Après les couches et après l'avortement, la femme est exposée aux affections inflammatoires. Un utérus en subinvolution devient parfois facilement le siège d'inflammation chronique. Ce n'est pas là un fait rare, et s'il existe en même temps de la rétroflexion avec adhérence à l'espace de Douglas la guérison est très difficile. J'y reviendrai à propos de la rétroflexion.

CHAPITRE VII

Rétroflexion. Rétroversion. Rétroposition.

Ce sont, parmi les déplacements utérins, ceux qui donnent le plus souvent lieu à des métrorrhagies. (Rétroflexion, 2.85 0/0, Rétroversion, 2.08 0/0, Rétroposition, 1.78 0/0.)

§ I. **Étiologie**. — On sait que les deux premières peuvent être congénitales ou acquises. Lorsqu'elles sont congénitales, elles ne donnent presque jamais par elles-mêmes naissance à l'hémorrhagie. Nous ne nous occuperons que des déplacements en arrière *acquis*.

Ils s'observent le plus souvent chez des multipares, et sont consécutifs à la subinvolution, au relâchement des ligaments, ou à la pelvi-péritonite adhésive. Il est nécessaire, pour qu'ils se produisent, que l'utérus soit augmenté de volume et ramolli, ce qui est ordinairement le cas après l'accouchement. Les rétroversions peuvent survenir à la suite d'une simple augmentation de volume sans ramollissement ; l'utérus, par l'effet de son poids, s'abaisse dans la cavité pelvienne et son fond va se loger dans la région sacrée. Pour déterminer la rétroposition il faut que le péritoine qui recouvre la face postérieure de l'utérus et l'espace de Douglas s'enflamme, et que des adhérences s'établissent entre ces deux feuillets de la séreuse. Il peut y avoir en outre subinvolution et métrite chronique pour des raisons aisées à comprendre.

Dans tous les cas que nous venons d'énumérer, nous trouvons comme causes de l'hémorrhagie : l'augmentation de volume, le ramollissement, l'inflammation chronique de l'utérus, ou, en dehors de ces lésions, des troubles circulatoires dus au déplacement de l'organe ou à la perte de sa mobilité. Dans le diagnostic de pareils états, la variété du déplacement n'est pas aussi importante à déterminer que les modifications de consistance, de sensibilité, de volume et de mobilité de la matrice ; et le médecin retirera de meilleurs résultats de sa thérapeutique en s'attachant à remédier à ces modifications, plutôt qu'à la variété de déplacement.

Analysant ces quatre états principaux de l'utérus, nous voyons que le plus important est la perte de mobilité ; et si cette perte est complète, par exemple dans le cas d'adhérences solides, le cas est incurable bien que l'hémorrhagie puisse être arrêtée, soit pour un temps, soit pour toujours.

§ II. **Symptômes**. — Avant de passer à l'examen des organes génitaux, rappelons les plaintes qu'entraînent de la part des malades ces divers déplacements. Elles accusent des troubles locaux et généraux qui, dans les trois variétés de déplacement, ne diffèrent guère que par l'intensité.

Dans la rétroflexion et la rétroposition, on peut observer des douleurs constantes, intenses, au niveau des reins, dans le dos, dans le bas-ventre, les aines, et les extrémités inférieures, douleurs qui augmentent par les mouvements et la marche. Les douleurs et les sensations éprouvées dans les membres inférieurs sont variables : sentiment d'angoisse, fortes douleurs névralgiques s'irradiant dans la sphère du crural ou du sciatique.

La miction et la défécation sont le plus souvent douloureuses ; les hémorrhoïdes, la coccygodinie ne sont pas rares. La leucorrhée, les troubles de la menstruation, ménorrhagies, métrorrhagies, dysménorrhée, sont des phénomènes presque constants dans les rétroflexions et les rétroversions. Le coït est douloureux, parfois même impossible. Les malades éprouvent au niveau de la vulve une sensation de cuisson, de démangeaison, de pesanteur qui rend la marche impossible. Les pertes résultant de la leucorrhée et des métrorrhagies, des flux hémorrhoïdaux, la constipation, amènent bientôt des troubles digestifs, le dépérissement, l'anémie.

Comme tous ces phénomènes sont chroniques, l'état des malades peut être des plus lamentables ; elles ont le facies utérin typique, des migraines continuelles, des névralgies multiples. Aussi ne faut-il pas s'étonner de ce cas où l'on vit une femme se décider, après avoir en vain consulté vingt-cinq médecins, à subir la laparatomie qui permit de rompre les adhérences et de remettre l'utérus en place ; elle guérit.

On pourrait citer un certain nombre de cas où les femmes, à bout de patience, se sont décidées à recourir aux moyens héroïques de traitement. Ce sont les malades de ce genre qui de nos jours se prêtent à la castration.

Le déplacement en arrière avec adhérences entraîne toujours la stérilité, l'avortement, la métrite chronique, des troubles digestifs, l'anémie, l'hystérie, des névralgies diverses.

§ III. **Palper, Toucher.** — Si, en plaçant les doigts au-dessus de la symphyse pubienne et en explorant l'aire du détroit supérieur, on ne sent pas le fond de l'utérus, on en conclut ou bien que l'utérus est abaissé, ou qu'il se trouve dans la moitié postérieure du bassin. Si, lorsqu'on atteint le promontoire, la malade accuse des douleurs, c'est que le péritoine dans la moitié postérieure du bassin est irrité ou enflammé.

Lorsqu'on ne sent pas le fond de l'utérus par le palper, chez une multipare, il faut toujours penser à un déplacement de la matrice en arrière, et le toucher montre aussitôt le bien fondé de cette supposition.

Dans le cas de *rétroflexion,* le col de l'utérus est au centre du bassin ; au niveau du cul-de-sac antérieur on peut amener au contact le doigt qui touche et ceux qui palpent ; le cul-de-sac postérieur est occupé par une tumeur dont les mouvements se transmettent au col ; on se rend aisément compte de l'union intime qui existe entre cette tumeur et le col, et de l'angle aigu, droit ou obtus qu'ils forment entre eux.

Dans le cas de *rétroversion,* le museau de tanche et le col se trouvent dans la moitié antérieure du bassin, près de la symphyse pubienne, à l'entrée du vagin. La partie postérieure du vagin est raccourcie, le cul-de-sac antérieur moins profond, le postérieur agrandi et l'on y trouve le corps et le fond de la matrice qui continuent en haut et en arrière la face postérieure du col, ainsi qu'on peut s'en assurer par le toucher.

Une fois qu'on a fait le diagnostic rétroversion ou rétroflexion, on recherche si l'utérus est fixé ou non par des adhérences à l'espace de Douglas et au rectum.

Pour corriger le déplacement, on introduit un ou deux doigts dans le cul-de-sac postérieur, et on refoule le fond de l'utérus en haut et un peu de côté afin d'éviter le promontoire ; en même temps, de l'autre main, on tâche de saisir à travers les parois abdominales le fond de l'utérus, et de l'attirer en avant. Si cette manœuvre présente quelque difficulté, on enfonce le doigt dans le cul-de-sac antérieur, en avant du col, que l'on refoule fortement en arrière. Ces deux procédés peuvent déterminer des douleurs telles qu'on est obligé d'y renoncer. Dans ce cas on fait prendre à la malade la position génu-pectorale, et s'il n'y a pas d'adhérences le corps et le fond de l'utérus remontent dans la cavité abdominale et l'utérus retombe en antéversion. Ce déplacement ne peut avoir lieu lorsqu'il existe des adhérences, et, dans ce cas, le cul-de-sac postérieur ne se modifie pas ; on sent distinctement, à travers ses parois, le fond et le corps de l'utérus.

Après avoir constaté la mobilité ou l'immobilité de l'organe, le médecin doit s'inquiéter de l'état des ovaires.

Dans la *rétroversion* et la *rétroflexion* il n'est pas rare de trouver les ovaires abaissés, augmentés de volume et adhérents. Lorsqu'ils sont adhérents la guérison complète n'est guère possible, même si l'on parvient à mobiliser l'utérus.

Dans la *rétroposition* on trouve, au toucher, le col et son orifice dans la moitié postérieure du bassin et le plus souvent élevés ; le cul-de-sac antérieur est agrandi et les doigts, lors du toucher et du palper combinés, arrivent au contact, ce qui permet de reconnaître que la vessie n'est pas dilatée par l'urine. Cela suffit pour indiquer que ce déplacement n'est pas physiologique mais pathologique, et qu'il dépend de l'adhérence de l'utérus au rectum.

Reste à savoir maintenant à quel point les adhérences sont solides, extensibles, douloureuses : pour cela, à l'aide de deux doigts introduits dans le cul-de-sac postérieur, on repousse le col vers la symphyse pubienne. La consistance du cul-de-sac postérieur, l'intensité des douleurs ressenties par la malade, indiqueront s'il y a là un processus adhésif chronique ou aigu.

Le traitement consiste à faire disparaître les anomalies que présente l'utérus au point de vue de sa consistance, de son volume, de sa sensibilité et de sa mobilité.

CHAPITRE VIII

Col conique.
Antéflexion congénitale du col.

D'après le tableau que nous avons dressé l'antéflexion est la cause de 3.50 0/0 des métrorrhagies. Le plus souvent dans ces cas l'antéflexion est congénitale. Cette proportion n'est pas tout à fait exacte ; il faut en effet rattacher à l'antéflexion les cols coniques qui, dans notre tableau, sont inscrits dans une autre colonne. C'est là une première cause d'aug-

mentation du chiffre précité. En outre l'antéflexion congénitale n'est pas toujours indiquée dans les observations. On n'a
enregistré que ses complications, pour lesquelles les malades
venaient consulter : salpingite, périmétrite, paramétrite,
métrites de toutes sortes. Au lieu de 3.50 0/0, il faut donc probablement compter le double, 7 0/0.

Je me bornerai à décrire ici les *flexions congénitales*.

Les observations prouvent que de toutes les anomalies de
développement de l'utérus, l'antéflexion est la plus fréquente.
Ainsi sur 7599 malades, le nombre des anomalies de développement est de 790, soit 10.40 0/0. De ces 790 cas, 245, soit
31.05 0/0 ont trait à des antéflexions. Si l'on y ajoute les
cas de conicité du col : 139, et d'antéflexion avec conicité du
col : 83, on obtient une proportion de 59.11 0/0 ; de telle
sorte que plus de la moitié du nombre total des vices de conformation congénitaux se rapporte à l'antéflexion et au col
conique.

En outre, par suite des conditions sociales, le nombre de
ces anomalies augmente d'année en année ; et si l'on songe
que ces vices de conformation entraînent la stérilité, on voit
au point de vue social leur gravité exceptionnelle.

§ I. **Antéflexion congénitale et stérilité.** — Ces considérations me forcent à traiter plus à fond cette question qui,
dans les manuels classiques, n'a guère été abordée. Bien que
la stérilité soit fréquente, son étiologie n'est encore qu'ébauchée. Les cas les plus accentués sont parfois associés à un
arrêt général de développement. Non seulement les fonctions
utérines s'accomplissent incomplètement, mais aussi les fonctions des appareils digestif, circulatoire et nerveux. On peut
la rencontrer avec la chlorose, maladie dans laquelle, outre
que presque toutes les fonctions de l'utérus sommeillent, la
fonction digestive est si languissante qu'elle laisse soupçonner l'imperfection de développement de l'appareil digestif.
L'insuffisance de développement du système vasculaire a été
démontrée par Virchow ; les fonctions de la peau ne se font
pas, la sueur manque, en un mot toutes les sécrétions et
excrétions de l'organisme se rencontrent à leur minimum
d'intensité.

Il n'est pas rare de voir les antéflexions congénitales coïncider avec l'apparition prématurée de l'obésité qui ne peut être attribuée au genre de vie des malades. Cela conduit à penser qu'il existe dans tout l'organisme un vice congénital dont la formation exagérée du tissu adipeux est une des manifestations. Dans tous ces cas, qui par bonheur ne sont pas fréquents, l'antéflexion seule ou associée à la conicité du col est un symptôme d'une insuffisance générale du développement de l'organisme : par conséquent on ne peut guère espérer en prévenir les conséquences.

Dans d'autres cas, on ne trouve pas nettement ce défaut de développement de l'organisme, et l'observation prouve que si l'on fait disparaître le rétrécissement du col ou le vice de conformation, on remédie à toutes les altérations des fonctions utérines; les femmes peuvent devenir grosses et accoucher même plusieurs fois.

Des différentes classes de la société, la classe moyenne, cultivée, semble la plus prédisposée à cette anomalie de développement, ce qui peut s'expliquer par le mode d'éducation des jeunes filles. C'est en effet chez les filles élevées dans les gymnases et à l'institut que cette forme se rencontre le plus souvent.

Le contingent le plus fort des malades qui viennent consulter pour cause de stérilité par suite d'antéflexion, est fourni par les femmes israélites. Ce fait paraît tenir à ce que, dans les familles russes, la stérilité n'est considérée ni comme un déshonneur ni comme une cause de divorce, tandis que pour les Israélites mariées une stérilité de neuf ans peut entraîner la dissolution du mariage ; ces dernières viennent, le plus souvent après sept ou huit ans de mariage, chercher un remède à cette stérilité. Ici les causes de l'arrêt de développement sont héréditaires ou acquises.

§ II. **Diagnostic de l'antéflexion congénitale.** — Si l'étiologie est obscure, la symptomatologie est des plus nettes. Dans les cas types d'antéflexion et de conicité du col, les premiers symptômes apparaissent à l'époque de la puberté, c'est-à-dire lorsque s'éveille la première fonction sexuelle, la menstruation; 90 fois sur 100 les règles sont troublées d'une façon ou d'une autre jusqu'au mariage, comme le montre notre statistique. Sur 467 femmes il ne s'en trouvait que 46 qui fussent bien réglées. En étudiant de plus près ces troubles de la menstruation, de la puberté jusqu'au mariage, nous voyons que plus de 44 fois sur 100 la première apparition des règles a été accompagnée de dysménorrhée ; que 30 fois sur 100 les règles ont été abondantes, 27 fois sur 100 faibles, une seule fois on trouve notée l'aménorrhée. 10 fois sur 100, la menstruation était normale. De telles modifications ne sont pas sans doute sans influence sur les affections des organes génitaux et sur l'organisme tout entier.

A quoi peut-on attribuer ces troubles de la fonction menstruelle ? soit à l'étroitesse de l'orifice du col, soit à la rigidité, au rétrécissement du canal cervical par suite de la courbure anormale.

Toutes ces causes entraînent la difficulté de l'écoulement du sang menstruel. La rétention de ce dernier dans la cavité utérine, et la dilatation de cette cavité entraînent des douleurs conquassantes ressemblant à celles de l'enfantement. Après que le sang a forcé le point rétréci, les douleurs disparaissent immédiatement 90 fois sur 100. Les premières règles s'accompagnent de cette dysménorrhée qui peut dans ce cas être appelée *congénitale*.

Cette dilatation et cette contraction mensuelles de l'utérus amènent l'irritation, la congestion de l'utérus et des organes pelviens, et, comme conséquence, une hypersécrétion intense. Les sécrétions retenues dans la cavité utérine la dilatent et déterminent consécutivement la contraction de l'organe. Le péritoine est lui-même atteint au bout d'un certain temps, d'où l'apparition de nouvelles douleurs intermenstruelles.

La congestion permanente de l'utérus et de ses annexes les prédispose aux affections inflammatoires qui éclatent sous l'influence du moindre stimulus. Les observations nous prouvent que c'est surtout l'ovaire gauche qui est exposé à l'inflammation ; aussi, en pratiquant le toucher rectal chez ces malades, on peut constater que l'ovaire gauche est augmenté de volume, abaissé et douloureux.

Bientôt les organes voisins, la vessie surtout, sont atteints ;

souvent la miction est douloureuse, fréquente, surtout avant les règles. Par suite de la dilatation de la cavité utérine et de la congestion des organes pelviens, la perte de sang au moment des règles devient plus forte, la menstruation est profuse. Les malades s'affaiblissent, maigrissent, prennent le facies utérin. Il survient de là dyspepsie habituelle, une constipation opiniâtre alternant avec de la diarrhée. Le système nerveux lui-même entre en ligne.

Si dans ces conditions la jeune fille se marie, l'établissement d'une nouvelle fonction, celle du coït, entraîne de nouveaux troubles. Le coït est ordinairement douloureux, indifférent ou impossible, et peut entraîner l'apparition rapide de complications inflammatoires.

La femme reste stérile, comme le montre notre statistique, 96 fois sur 100 dans le cas de col conique seul, 97.59 0/0 dans l'antéflexion avec conicité du col. La cause de cette stérilité réside, comme nous venons de le dire, dans le développement imparfait de l'utérus.

Parfois cependant la femme peut devenir enceinte, mais elle fait une fausse couche vers la fin du troisième mois. Les contractions utérines étant imparfaites, il reste parfois des parcelles de l'œuf dans l'utérus, d'où inflammation de cet organe et de ses annexes, septicémie, hémorrhagies, toutes complications qui achèvent de ruiner la santé déjà compromise. Quelquefois on assiste à plusieurs avortements successifs et la femme devient complètement stérile.

La dilatation chronique de la cavité utérine entraîne à sa suite la dilatation et le catarrhe chronique, la salpingite qui amène à son tour la pelvipéritonite. L'utérus dilaté est congestionné; il s'enflamme chroniquement; si bien qu'à la fin presque tous les organes pelviens sont lésés d'une façon ou de l'autre et que la santé générale est sérieusement atteinte : hypersécrétion catarrhale, ménorrhagie, dysménorrhée, salpingite, ovarite, irritation de la vessie, troubles digestifs, hystérie, épilepsie.

La vie d'intérieur devient insupportable pour ces femmes et pour leur entourage. Elles restent couchées dès journées entières, changent continuellement de médecin, épuisent toutes les médications possibles et souffrent un véritable martyre. Les souffrances durent aussi longtemps que la femme est réglée ; elles commencent à diminuer et disparaissent à la ménopause qui est longue et orageuse.

A cette époque, les hémorrhagies sont un symptôme très ordinaire. Peu de ces femmes dépassent 50 ans ; le plus grand nombre succombe de phtisie. Celles qui survivent ne se rétablissent jamais complètement ; les troubles nerveux persistent longtemps encore.

J'ai dit déjà que les ovaires devenaient malades de très bonne heure ; les kystes de ces organes ne sont pas rares dans ces conditions.

Le diagnostic s'impose d'après le seul interrogatoire de la malade. Dysménorrhée et stérilité ; hypersécrétion, inflammation chronique extensive des organes pelviens, voilà des signes qui peuvent conduire le médecin à conclure que la cause de la stérilité (en mettant de côté le mari) se trouve dans le développement imparfait des organes pelviens.

A l'examen direct on constate que la pression au niveau du petit bassin est douloureuse, que les parois abdominales sont peu dépressibles, les grandes et les petites lèvres mal développées, les caroncules myrtiformes friables, flétries, d'un blanc rosé. Le vagin est normal ou court, et ses parois sont lisses. Le col occupe le centre ou l'un des points de la circonférence de l'excavation ; sa forme et sa consistance diffèrent suivant les cas.

Dans le cas où le *col est conique*, on le trouve dans la moitié postérieure ou antérieure du bassin. S'il occupe la moitié antérieure du bassin, il n'est pas rare de trouver la paroi antérieure du vagin raccourcie. Le col est cylindrique, conique ou sphérique ; sa longueur est augmentée ou diminuée, mais sa consistance est ferme et parfois même cartilagineuse. Il est à remarquer que même à l'époque des règles, on ne voit pas la portion vaginale se ramollir complètement ; le ramollissement ne se fait qu'à la superficie, les couches profondes restent fermes. L'orifice du museau de tanche est central ou excentrique ; mais il est toujours arrondi, petit, lenticulaire, ne laissant pas habituellement pénétrer l'extrémité d'une sonde

ordinaire. Le corps et le fond de l'utérus sont imparfaitement développés ; cet organe est aplati, d'une consistance
plus ferme qu'à l'état normal.

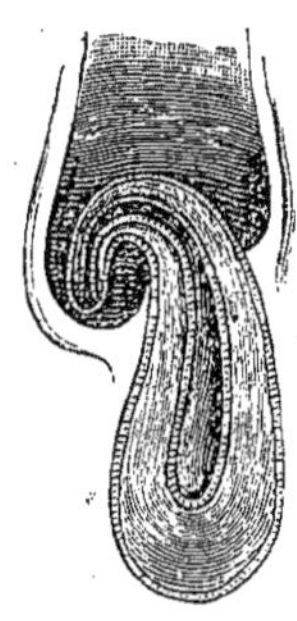

Fig. 23. — Antéflexion congénitale. L'angle est dans le col lui-même ; la portion vaginale a la forme d'un bec.

Dans le cas d'*antéflexion congénitale*, le col est central ; l'orifice du museau de tanche en forme de fissure, dirigé en bas ou en avant, parfois entr'ouvert, est couvert d'éro-sions. La portion vaginale est un peu augmen-tée de volume et rappelle par sa forme un bec dont la protubérance, regardant en arrière, serait constituée par la surface postérieure du col ; l'angle se trouve alors dans le col lui-même.

Si par le toucher seul ou combiné au palper on explore le cul-de-sac antérieur du vagin, on y perçoit le corps et le fond de l'utérus dont les mouvements sont transmis immédiatement au col. En fixant le fond on peut se faire une idée nette de la grandeur de l'angle formé par le corps et le col, angle qui peut être droit, aigu ou obtus.

§ III. **Pronostic.**— On doit prêter une attention particulière aux ovaires en pratiquant l'exploration : lorsqu'on reconnaît qu'ils sont tous les deux augmentés de volume et abaissés, cela équivaut à un certificat d'incurabilité.

De même il faut examiner avec soin l'état du tissu cellu-laire et du péritoine ; lorsqu'en effet il existe des exsudats paramétriques, ou même des adhérences périmétriques, limi-tant la mobilité de l'utérus, l'intervention chirurgicale n'est guère possible.

Le diagnostic de la maladie primitive et des complications étant établi, le médecin ne doit pas perdre de vue l'ancienneté de l'affection, car plus le cas est ancien, plus le pronostic est fâcheux. Les meilleurs cas sont ceux dans lesquels on est consulté de bonne heure, trois, cinq ans après le mariage. Il est rare de rencontrer des observations de terminaison heureuse après neuf ans.

Si l'antéflexion n'est pas compliquée de conicité du col ou d'autres lésions, on peut faire disparaître la stérilité ; mais il

faudra, lorsque les deux ovaires et le péritoine sont malades,
s'attendre à voir persister la dysménorrhée et les autres phénomènes morbides. L'opération peut guérir la dysménorrhée
et diminuer les sécrétions, mais la conception n'est guère possible.

Il en est de même dans les cas d'antéflexion congénitale, s'il
n'existe pas de complication de périmétrite postérieure adhésive. Si les deux affections coexistent dans les mêmes conditions
et avec les mêmes complications, le pronostic est plus grave
encore.

S'il y a eu un ou plusieurs avortements, même sans complications, le pronostic s'aggrave d'autant.

CHAPITRE IX

Kystes de l'ovaire. Descente et prolapsus de l'utérus.
Hypertrophie du col de l'utérus.

Les kystes de l'ovaire sont la cause de 1 0/0 des hémorrhagies, la descente de l'utérus de 0.64 0/0, le prolapsus de
0.78 0/0, l'hypertrophie du col de l'utérus de 0.71 0/0.

Ces hémorrhagies surviennent sous l'influence de causes
diverses. Dans les kystes, par exemple, on a affaire à l'hémorrhagie interne spontanée ou de cause traumatique. Dans le
cas de descente, de prolapsus, d'hypertrophie du col, les hémorrhagies dépendent soit de l'endométrite, soit de la métrite
chronique, soit de la présence d'ulcérations ; mais par elles-
mêmes ces affections ne sont jamais causes d'hémorrhagies.

CHAPITRE X

Grossesse.

Pendant les derniers mois de la grossesse (1,57 0/0 des hémorrhagies) on voit parfois survenir des hémorrhagies qui peuvent être divisées en deux classes : hémorrhagies *inévitables,* hémorrhagies *accidentelles.*

Les hémorrhagies inévitables sont dues au placenta prævia ; les accidentelles accompagnent la délivrance, la grossesse extra-utérine, la môle vésiculaire, différentes affections du col de l'utérus, depuis les ulcérations jusqu'aux dégénérescences, les varices et leur rupture. Comme causes prédisposantes, on rencontre la variole, l'albuminurie, la leucocythémie, l'atrophie jaune aiguë du foie et les maladies du cœur. Dans tous les cas, l'hémorrhagie peut être externe ou interne ; cette dernière se fait dans la cavité utérine ou dans le péritoine.

En présence d'une hémorrhagie des trois derniers mois de la grossesse, le médecin doit se poser d'abord cette question : l'hémorrhagie peut-elle être arrêtée ? En second lieu, ne peut elle pas devenir grave et abondante au point d'entraîner rapidement la mort de la malade ? Enfin la grossesse peut-elle, malgré cette hémorrhagie, atteindre son terme, ou est-il indispensable d'avoir recours immédiatement à l'accouchement prématuré ?

Il est évident que la première question ne peut être résolue que lorsque la cause de l'hémorrhagie est connue ; mais, dans tous les cas, sauf celui de grossesse extra-utérine, si l'hémorrhagie ne menace pas la vie de la femme, on ne fera usage que de moyens hémostatiques ne risquant pas d'arrêter l'évolution de la grossesse. En cas de grossesse extra-utérine, l'apparition d'hémorrhagies indique soit une extravasation sanguine dans l'intérieur du kyste fœtal, soit une rupture de ce kyste.

Quant à la seconde question, elle doit-être résolue affirmativement pour le placenta prævia et la grossesse extra-utérine. Il en est de même dans le cancer du col.

Pour trancher la troisième question, on ne peut que s'appuyer sur l'observation du fœtus, et la règle générale est la suivante : si vers la fin du huitième mois survient une hémorrhagie et que les battements du cœur s'affaiblissent, l'accouchement prématuré s'impose. Il faut en outre tenir compte de l'influence de l'hémorrhagie sur la santé de la mère.

Il est certaines circonstances qu'on ne doit jamais perdre de vue lors d'hémorrhagies chez les femmes enceintes ; je veux parler de l'écoulement du sang dans la cavité utérine, sans hémorrhagies externes ou avec une hémorrhagie externe insignifiante. L'hémorrhagie interne peut être funeste non seulement au fœtus mais même à la mère. Elle se révèle par des douleurs vives qui augmentent par moments de violence ; en même temps surviennent des symptômes d'anémie aiguë et de collapsus.

On comprend qu'ici la question de la terminaison de la grossesse dépend de la quantité de sang perdu. Il ne faut pas oublier que la rupture de l'utérus et la mort sont possibles. Si l'on n'entend plus les battements du cœur du fœtus et que les mouvements aient cessé, il faut provoquer l'accouchement, car on ne peut garantir qu'il n'y aura pas récidive de l'hémorrhagie.

Les hémorrhagies dépendant de la rupture de l'utérus exigent une intervention énergique : extraction du fœtus par le vagin ou la voie abdominale, ou encore amputation supravaginale de l'utérus.

CHAPITRE XI

Apoplexie de l'ovaire.

Si je suivais exactement l'ordre de mon tableau je passerais à la description de la salpingite (1.50 0/0 des hémorrhagies), de la paramétrite (1.71 0/0), et de la périmétrite

(1.10 0/0) ; mais ces maladies ne donnent pas lieu par elles-mêmes aux hémorrhagies ; elles viennent simplement compliquer les maladies de l'utérus et de ses annexes (subinvolution, métrite chronique, antéflexion congénitale).

Si l'ovarite ne donne pas naissance aux hémorrhagies, il n'en est pas de même d'une autre affection des ovaires, l'*apoplexie* (1.28 0/0 des métrorrhagies).

Dans la plupart des manuels de gynécologie, l'apoplexie de l'ovaire n'est pas citée comme une maladie à part, indépendante. Cependant Graily Hewitt et Barnes en font mention. Dans l'ouvrage de Barnes il y a même une figure représentant cette lésion ; nous la lui avons empruntée. Cette maladie étant fort peu décrite, je dois,

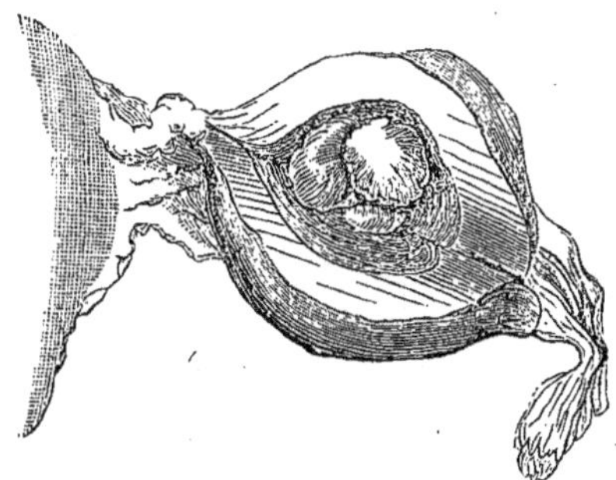

Fig. 24. — Apoplexie de l'ovaire.

bon gré mal gré, entrer dans quelques détails à son sujet, et exposer sa physionomie clinique.

On sait qu'à chaque période menstruelle il se produit dans l'ovaire une extravasation sanguine suivie du développement d'un corps jaune. La quantité de sang épanché dans les follicules de Graaf est si insignifiante qu'elle ne détruit pas le stroma environnant, et ne distend pas la tunique albuginée. D'un autre côté on voit bien des fois le sang s'épancher dans le stroma même de l'ovaire, détruisant le parenchyme, déchirant la tunique albuginée, et donnant lieu à la formation d'hématocèles. Nous ne parlerons ici que des extravasations sanguines qui ne déchirent pas la tunique albuginée, et ne font que détruire une petite partie du parenchyme de l'ovaire.

§ I. **Étiologie.** — L'apoplexie de l'ovaire s'observe le plus souvent chez les femmes mariées, de 25 à 35 ans, un peu plus souvent chez les nullipares que chez les multipares ; principalement chez les sujets obèses, névropathes, hystériques.

Les causes qui la déterminent sont diverses : l'action du froid sur les extrémités inférieures, les efforts pour soulever de lourds fardeaux, les injections prises trop froides et faites mal à propos, le coït pendant les règles ou pratiqué avec violence, l'homme étant par exemple en état d'ivresse.

§ II. **Symptômes**. — La maladie éclate brusquement, et rappelle par ses symptômes la péritonite par perforation : douleurs intenses, angoissantes, survenant dans l'une ou l'autre fosse iliaque, s'irradiant rapidement dans tout l'abdomen avec symptômes de collapsus et de choc. Les douleurs sont telles que les femmes ne peuvent retenir leurs cris, se roulent sur leur lit, ne peuvent supporter le contact du drap ou de la chemise. Les vomissements et les lipothymies ne sont pas rares. Le pouls est petit, filiforme ; les extrémités froides, la peau couverte de sueur. Cette crise dure une demi-heure ou trois quarts d'heure.

Pendant ce temps, ou aussitôt après, il se fait un écoulement sanguin par la vulve ; la quantité de sang perdu est variable ; elle peut être insignifiante ou très abondante. Les observations prouvent que, lorsqu'apparaît l'hémorrhagie, les douleurs diminuent ; parfois, après avoir duré une ou deux heures, elles cessent subitement sans cause apparente.

L'élévation de la température est peu considérable (38° ou même inférieure à 37°).

Cette affection est sujette à récidive ; on voit des malades se rétablir fort vite, ne rester alitées que trois ou quatre jours et reprendre leurs occupations. Mais les accidents reparaissent soit lors de la période menstruelle, soit après le coït. Dans d'autres cas surviennent, comme complications, l'inflammation du tissu cellulaire ou du péritoine pelviens, ou une hématocèle.

L'examen de la malade pendant l'accès est d'une difficulté extrême ; non seulement, en effet, la paroi abdominale est douloureuse au moindre contact, mais la sensibilité du vagin et du col de l'utérus est à tel point exaspérée qu'on ne peut penser à une exploration combinée. Le seul fait que l'on peut constater est la pulsation intense des vaisseaux dans les culs-de-sac du vagin.

Après l'accès, le palper et le toucher combinés peuvent être utilisés. On sent au palper, de l'un ou de l'autre côté, plus souvent à droite, l'ovaire augmenté de volume, parfois même doublé, lisse, uni, élastique, mobile et douloureux. Si l'accès ne se répète pas, l'augmentation de volume disparaît bientôt, de telle sorte qu'à la fin de la semaine il ne reste qu'une augmentation insignifiante et une certaine sensibilité.

§ III. **Diagnostic.** — Comment porter le diagnostic d'épanchement sanguin dans l'ovaire? L'apparition brusque des symptômes et de la métrorrhagie, coïncidant avec la cessation également brusque des douleurs, l'accroissement subit du volume de l'ovaire, l'absence de fièvre, sont des symptômes qu'on ne rencontre que dans l'apoplexie ovarique. D'ailleurs comme l'exploration des tissus péri-utérins et des annexes ne fait rien découvrir d'anormal, et que nulle part on ne sent de tumeur, il est évident que la maladie a son siège dans l'ovaire. L'augmentation subite de volume de cet organe, en état de vacuité, ne peut tenir qu'à un épanchement sanguin dans son intérieur. Voici le cas qui a appelé mon attention sur ces faits.

Une jeune femme souffrait d'un kyste de l'ovaire, et je l'avais tenue en observation pendant un an : durant cette période elle eut plusieurs accès de cinq à six jours de durée, survenant et disparaissant subitement, rappelant par leurs symptômes la péritonite par perforation, et accompagnés d'hémorrhagies utérines. Tantôt il y avait élévation de la température, tantôt apyrexie complète. Je pratiquai l'ovariotomie ; je m'attendais à rencontrer des adhérences consécutives à des poussées péritonitiques ; mais quel ne fut pas mon étonnement de n'en rencontrer aucune. Le péritoine était sain. En incisant le kyste, j'y rencontrai plusieurs foyers hémorrhagiques, d'âges différents, au nombre de 22, chiffre concordant avec ces prétendues poussées de péritonite que la malade disait avoir eues une vingtaine de fois depuis trois ans.

Ce cas me fit penser qu'il pourrait bien dans l'ovaire sain se produire des hémorrhagies semblables, donnant lieu aux mêmes symptômes, bien que je ne puisse encore appuyer tout ce que je viens d'avancer sur des preuves anatomo-pathologiques.

§ IV. **Pronostic**. — Cette affection, de par sa marche et sa terminaison, est sans aucun doute sérieuse; cependant je n'ai pas rencontré un seul cas mortel.

CHAPITRE XII

Hématocèle.

La métrorrhagie dans l'hématocèle (0,86 0/0) est surtout marquée au début; dès que l'enkystement du sang est fait, l'hémorrhagie, si elle existe, devient insignifiante.

§ I. **Diagnostic**. — Les renseignements diagnostiques les plus importants fournis par l'interrogatoire des malades sont les suivants.

L'hémorrhagie qui a débuté tout d'un coup soit pendant, soit après les règles, a été très abondante et accompagnée de vertiges, parfois de lipothymies et de symptômes de choc, d'anémie aiguë, en même temps que survenait brusquement une tumeur au bas-ventre, le tout sans fièvre. Il est clair que dans les cas d'épanchement sanguin interne insignifiant, tous ces symptômes sont très peu accentués.

Lorsqu'il existe une hématocèle considérable, le médecin trouve l'hypogastre soulevé par la tumeur sanguine, et, à la percussion, la ligne de partage de la matité et de la sonorité normale se dirige obliquement, en bas et à gauche par exemple. Si la malade se présente seulement trois jours au plus après le début de l'affection, on peut trouver tous les symptômes de la pelvipéritonite ou d'une péritonite généralisée avec élévation de la température. Quand l'accès péritonitique s'est apaisé, les contours de la tumeur se prononcent nettement, en même temps qu'on observe des signes d'inflammation aiguë ou chronique du péritoine pelvien.

Les signes les plus caractéristiques sont fournis par l'examen vaginal. Dans l'hématocèle soit au début, soit à la période de réaction, l'utérus se trouve refoulé dans la moitié antérieure du bassin, collé parfois derrière la symphyse pubienne, parfois encore soulevé de telle sorte que le corps et le fond de l'utérus dépassent la symphyse et sont appliqués à la paroi abdominale. Ce déplacement en masse de l'utérus en avant est déterminé par la dilatation et l'abaissement du cul-de-sac postérieur et de l'espace de Douglas, qui sont occupés par la tumeur. Non seulement cette tumeur refoule et efface le cul-de-sac postérieur du vagin, mais encore elle applique la paroi postérieure contre l'inférieure. Cette disposition est parfois si marquée que l'extrémité inférieure de la tumeur atteint l'entrée du vagin.

La tumeur, sphérique, est au début lisse, unie, immobile, nettement fluctuante et souvent très douloureuse ; ses contours sont nets et elle se prolonge en arrière du côté du sacrum et vers les parois latérales du bassin.

Le *toucher rectal* démontre l'existence d'une tumeur remontant dans le grand bassin jusqu'aux limites du son tympanique noté à la percussion.

A la seconde période, d'inflammation ou d'organisation, le déplacement de l'utérus et la distension des culs-de-sac s'accentuent ; on sent, à travers le cul-de-sac postérieur et le rectum, une tumeur bosselée, immobile, douloureuse.

Le diagnostic ne peut parfois être fait qu'à l'aide d'une *ponction exploratrice*. Une seule goutte de liquide suffit ; en la plaçant sous le microscope on voit des globules froncés, détruits et des cristaux d'hématoïdine.

Le diagnostic à la première période s'appuie sur l'apparition subite d'une hémorrhagie externe et interne ; si le médecin a pratiqué le toucher quelque temps auparavant, la brusque formation de la tumeur est facile à constater par comparaison.

Le déplacement de l'utérus est possible à la suite de la rupture d'autres organes pelviens ; on peut de même dans ces cas observer la formation d'une tumeur semblable ; mais il y a à peine d'hémorrhagie externe.

Il ne faut pas oublier qu'une cause fréquente d'hématocèle est la grossesse extra-utérine, particulièrement la grossesse tubaire. Dans ces cas la forme de la tumeur tubaire peut être un peu différente ; l'orifice utérin revêt les mêmes caractères que lors de l'avortement ; en même temps il existe des douleurs conquassantes, de la fièvre, qui peuvent précéder ou accompagner l'hémorrhagie. L'utérus se trouve soit en ante ou latéroposition, soit dans la position normale (hématocèle péri-utérine). Des signes d'anémie aiguë survenant brusquement, des symptômes analogues à ceux de la péritonite par perforation sont d'excellents indices ; et si en même temps l'orifice externe du col est ouvert, l'utérus ramolli et augmenté de volume, s'il y a eu un retard des règles, et qu'on ait senti par le palper une tumeur pelvienne pâteuse, le diagnostic s'impose : il s'agit d'une grossesse extra-utérine.

Lorsque l'hématocèle passe à l'état chronique, les symptômes qui lui sont propres disparaissent et sont remplacés par les signes caractéristiques des cellulites pelviennes.

§ II. **Pronostic.** — Je me bornerai à appeler l'attention sur la courbe de la température que je considère comme très caractéristique, et même jusqu'à un certain point pathognomonique ; je n'ai trouvé ce fait mentionné nulle part. On voit cette courbe représentée dans le tableau étiologique. L'imminence de l'exsudat paramétrique ne s'annonce pas tant par des modifications locales sensibles, que par la marche de la température ; parfois, en effet, des exsudats insignifiants, quant à leur volume, s'accompagnent de températures élevées et ont une terminaison fatale. Chaque exacerbation peut s'accompagner de frissons ; mais ce symptôme n'est pas constant. Plus les frissons sont fréquents, plus le cas est grave, même si la température est médiocrement élevée.

Lorsque pendant le frisson, ou lors de l'abaissement de la température, on observe l'intermittence du pouls, des sueurs très visqueuses, le pronostic s'assombrit.

La durée de l'hématocèle est longue, de 4 à 8 mois ; il peut se produire des poussées nouvelles, particulièrement au cours des périodes menstruelles, ce qui rend le pronostic très incertain.

CHAPITRE XIII

Ménopause.

Les ménorrhagies et les métrorrhagies ne sont pas rares à l'époque de la ménopause, c'est-à-dire de 40 à 50 ans (0.57 0/0).

Si l'on vient à examiner une femme au début de cette période, on rencontre dans tous les organes pelviens des signes d'atrophie. Les parois abdominales sont surchargées de graisse. Le ventre est souvent flasque; quelquefois les parois sont molles, minces. Les grandes et les petites lèvres ne présentent rien de particulier, mais l'entrée du vagin est pigmentée. Les parois de ce conduit sont plus pâles et deviennent remarquablement lisses ; ses colonnes disparaissent. Sa forme se modifie; il devient fusiforme, surtout à sa partie supérieure, et ses culs-de-sac s'effacent ; à la partie supérieure, on trouve un col à peine marqué, constitué par deux petits mamelons au milieu desquels se trouve la dépression de l'orifice externe qui, assez souvent, s'oblitère, d'où l'hydromètre.

Lorsqu'il existe depuis longtemps du catarrhe utérin, il n'est pas rare de rencontrer à l'âge critique la portion vaginale hypertrophiée et dure ; l'orifice est ouvert et ses bords sont recouverts d'érosions d'un rouge foncé ; mais c'est là une exception.

Le corps et le fond de l'utérus s'atrophient aussitôt après les ovaires. Les mamelles sont flasques, pendantes et on n'y sent plus à la palpation les lobules glandulaires.

La métrorrhagie à l'époque de la ménopause s'observe quand l'atrophie de la matrice et des annexes n'est pas encore complète. Si l'on ne trouve pas d'autre cause à l'hémorrhagie, le diagnostic d'écoulement sanguin de la ménopause s'appuie sur l'examen de la fonction menstruelle et du vagin, sur la forme en fuseau de ce canal et l'atrophie du col, c'est-à-dire sur les signes de la ménopause au début.

Les observations prouvent que certaines circonstances de la vie menstruelle de la femme prédisposent aux diverses maladies de l'âge critique parmi lesquelles les hémorrhagies.

Ainsi, lorsque la puberté ne s'est pas établie franchement, que les premières menstruations ont été abondantes et irrégulières ; lorsqu'il a existé un déplacement de l'utérus avec augmentation de volume et de consistance de l'organe, des catarrhes de longue durée, la stérilité congénitale ou acquise, des avortements, le tout uni à la pléthore abdominale, à une obésité précoce, à des secousses morales, il y a prédisposition à une ménopause orageuse. Les dernières règles sont irrégulières soit dans leur quantité, soit dans leur apparition. Parfois elles se suspendent deux, trois, quatre mois, puis réapparaissent subitement, abondantes, accompagnées de caillots et parfois se transformant en hémorrhagies rebelles et prolongées. Ces troubles ne durent quelquefois que deux mois seulement, souvent six mois et plus. Sans doute on ne peut prédire à quelle époque ils disparaîtront. Mais en tout cas les hémorrhagies de l'âge critique sont très rarement dangereuses. La malade n'est pas obligée pour se traiter de garder le lit ; au contraire, la promenade en plein air est un adjuvant essentiel du traitement.

On ne doit pas oublier que la ménopause peut débuter fort tôt. Il m'est arrivé de voir toute une famille dans laquelle elle commençait dès l'âge de 30 ans.

On observe à ce moment, en même temps que la cessation des règles, tous les signes caractéristiques de l'atrophie des organes sexuels. Si ces modifications n'existaient pas, bien que les règles aient disparu depuis un an ou plus, il ne faudrait pas confondre cette aménorrhée avec la ménopause. Emmet cite cependant des cas tendant à prouver qu'une aménorrhée qui se prolonge longtemps entraîne l'atrophie de l'utérus et de ses annexes. Il est curieux de remarquer que souvent de violentes émotions morales (annonce brutale de la mort d'un proche, sentence de grâce, etc.) sont la cause de ces aménorrhées.

Superinvolution. — Il est encore une affection qu'on peut

confondre avec la ménopause précoce, qui se rencontre très souvent, et à laquelle pourtant on ne prête que peu d'attention, bien qu'elle ait été décrite par Simpson, qui lui a donné le nom de *superinvolution*. Je ne l'ai guère observée qu'une fois en neuf ans. Voici en quoi elle consiste :

Elle se rencontre habituellement chez des femmes de 20 à 30 ans, atteintes ou non de diathèse héréditaire. Les règles se sont établies régulièrement, n'ont présenté que fort rarement des retards.

Bientôt après son mariage la femme devient enceinte, accouche à terme normalement; les suites de couches sont bonnes, et la femme quitte le lit du 9ᵉ au 12ᵉ jour. Malgré tout, dès cette époque, elle se sent faible, apathique et se rétablit incomplètement. Quelquefois elle commence à allaiter, mais d'habitude elle est obligée de cesser au 2ᵉ ou 4ᵉ mois, la sécrétion étant insuffisante. Deux ou quatre mois, parfois un an après l'accouchement, les règles ne sont pas encore revenues ou sont insignifiantes, et la malade vient demander au médecin la cause de son aménorrhée.

L'examen montre qu'il n'existe pas de grossesse ; on constate une certaine sécheresse de la membrane muqueuse du vagin, et l'utérus est un peu moins volumineux qu'il ne doit l'être chez une multipare. On ne trouve rien que de normal du côté des ovaires et des annexes de l'utérus.

Quelle peut être dans ce cas la cause du retard des règles ? L'exploration des autres organes donne des résultats négatifs, ou bien il existe parfois déjà des signes d'affection pulmonaire. Bien souvent les femmes se plaignent de toux, de chatouillement dans l'arrière-gorge, d'une sensation de sécheresse dans la bouche, de soif, de faiblesse, d'insomnie ; les joues ainsi que la paume des mains sont brûlantes ; dans l'après-midi ou la nuit surviennent des sueurs. Bien que l'auscultation de la poitrine donne parfois des résultats négatifs, la présence de la fièvre hectique est un fait constant. Nul emménagogue n'est capable de provoquer les règles, et si la femme reste dans cet état, à la fin de la seconde année au plus tard après les couches, surviennent la tuberculose pulmonaire et la phtisie. C'est là un fait tellement ordinaire que je suis étonné de voir les médecins attacher si peu d'attention à une affection aussi sérieuse. Dans un cas rapporté par Simpson, la phtisie termina la scène.

Le remède le plus efficace contre une telle affection, si la tuberculose n'est pas encore manifeste, est le séjour prolongé à la campagne, le régime lacté et l'arsenic. Une ou deux années passées à la campagne en bon air, peuvent parfois procurer une guérison complète. J'ai vu souvent des malades qui, à la suite de ce traitement, ont non seulement vu revenir leurs règles, mais ont accouché plusieurs fois. Pourtant, dans la grande majorité des cas, on constate seulement le rétablissement de la menstruation; mais le fait capital est que les symptômes pulmonaires disparaissent pour ne plus revenir. La menstruation, après les couches suivantes, revient à temps, et se rétablit régulièrement.

Donc, si l'aménorrhée apparaît chez une jeune femme après l'accouchement, et que l'examen indique une atrophie de l'utérus, l'existence de fièvre hectique avec sueurs nocturnes, l'amaigrissement, bien que l'auscultation de la poitrine ne fasse rien découvrir, il faut considérer la femme comme une candidate à la tuberculose, à la phtisie. En effet, lors de la ménopause précoce, ce n'est pas l'amaigrissement qu'on observe, mais bien l'obésité et la santé la plus parfaite.

CHAPITRE XIV

Inversion utérine.

L'hémorrhagie, dans l'inversion utérine aiguë, peut être considérable et, conjointement avec le choc, amener un véritable collapsus et menacer la vie de la femme. Dans les cas chroniques, elle apparaît le plus souvent sous forme de règles abondantes et prolongées, revenant souvent et auxquelles succède de l'aménorrhée.

Ce qui m'a frappé dans l'inversion chronique, c'est l'altéra-

tion des traits des malades, leur pâleur diaphane, d'autant
plus étonnante que l'abondance de la perte sanguine ne peut
l'expliquer. Dans des cas où j'ai pu observer les malades pendant deux ou trois mois, et où il n'y avait pas d'hémorrhagies,
de bonnes conditions hygiéniques et un traitement réconfortant
dirigé contre l'anémie n'ont procuré qu'un soulagement médiocre ; les malades restaient pâles et diaphanes. Aussitôt que
par un moyen quelconque, l'amputation par exemple, l'inversion eut disparu, la pâleur diaphane disparut également.

A l'examen externe le médecin ne rencontre pas le fond de
l'utérus au niveau du plan du détroit supérieur. Le toucher
vaginal fait découvrir une tumeur qui rappelle le polype
fibreux pédiculé, faisant saillie à travers l'orifice utérin dilaté.
Au toucher et au palper combinés, on ne sent ni le fond ni le
corps de la matrice, et si l'on soulève le col dans la direction de
la paroi abdominale antérieure, on peut parfois par le palper,
reconnaître une sorte d'entonnoir au niveau du fond de l'utérus.
En introduisant deux doigts dans le rectum et en amenant le
corps et le fond de l'utérus inversés vers la symphyse pubienne,
on peut facilement se convaincre de l'absence du fond et du
corps de l'utérus à leur place normale.

L'*hystéromètre* montre que la cavité utérine est raccourcie,
et à l'aide du spéculum on peut voir, de chaque côté de l'extrémité inférieure de la tumeur, les deux orifices des trompes
de Fallope, légèrement dilatés.

Ainsi le diagnostic n'est pas difficile ; le point principal consiste à reconnaître si l'entonnoir est dilatable ou non, ce que
l'on détermine par le toucher rectal. En saisissant la tumeur
à pleine main par le vagin, on l'attire en bas dans la direction
du bord inférieur de la symphyse pubienne ; on dirige le col
vers le sacrum. Alors, à l'aide d'un ou deux doigts placés dans
le rectum, on pénètre à travers la paroi antérieure de cet
organe dans l'infundibulum et, tout en attirant la tumeur, on
sent, si l'entonnoir n'est pas fermé par des adhérences, que
le doigt y pénètre assez profondément. Dans le cas contraire, la pénétration du doigt devient difficile ou impossible.

D'ailleurs il ne faut pas perdre de vue qu'il peut exister

des spasmes du col simulant l'adhérence de l'entonnoir. L'existence d'adhérences est une circonstance fort grave ; relativement au retour de l'organe dans sa position, la durée de la maladie joue un rôle bien moins important. On cite, en effet, des cas heureux de réduction après quinze ans d'existence de l'inversion. Dans le cas d'inversion de longue date, il ne faut pas perdre de vue la possibilité de dégénérescences bénigne ou maligne du fond et du corps de l'utérus. A l'âge critique, il est à peine nécessaire de tenter la réduction ; car on a observé des cas où l'atrophie s'est produite aussi normalement dans un utérus inversé que dans un utérus normal.

CHAPITRE XV

Obésité.

Au nombre des causes d'hémorrhagies que j'ai exclues du tableau se trouve l'obésité. Au point de vue gynécologique, l'obésité se présente sous deux formes : elle est *congénitale* ou *acquise*.

La première s'observe le plus souvent chez des femmes jeunes, parfois à 18 ans, 20 ans. On trouve dans ces cas l'utérus petit, haut placé, sensible au toucher au niveau de sa face postérieure. Le plus souvent toutes les fonctions utérines sont faiblement développées ; la stérilité est presque la règle, la menstruation est médiocre, les règles reviennent parfois régulièrement, parfois après deux, trois mois et durent deux ou trois jours. Leur quantité est minime ; quelquefois il existe des phénomènes dysménorrhéiques très accusés. Le coït n'est jamais recherché, la femme n'y éprouve aucun plaisir ; parfois même il est douloureux. L'hypersécrétion catarrhale existe toujours ; la leucorrhée a souvent un caractère corrodant, elle est toujours très rebelle au traitement.

Ainsi, étant donné le développement insuffisant de toutes les fonctions utérines, la petitesse de l'utérus, il faut considérer l'obésité congénitale comme un vice de développement.

Cette manière d'envisager la question est justifiée par l'imperfection des autres fonctions de l'organisme (dyspepsie, faiblesse du cœur, excitabilité exagérée, développement intellectuel incomplet).

L'obésité congénitale ne cause pas par elle-même l'hémorrhagie ; mais elle constitue un terrain tout préparé pour la métrite chronique qui parfois donne naissance à des métrorrhagies, dure longtemps, est tenace et augmente l'obésité.

La seconde forme, l'obésité acquise s'observe plus souvent chez les femmes de 35 à 50 ans, parfois dès 25 ans. Il semble qu'il existe dans l'organisme des conditions particulières qui prédisposent à l'obésité acquise. La stérilité congénitale ou acquise, la menstruation profuse, la continence prolongée sont les causes qui entraînent fréquemment l'obésité acquise. Il faut noter ici un fait d'un grand intérêt pratique ; c'est qu'une fois l'obésité établie, elle peut entraîner par elle-même la stérilité et l'hémorrhagie.

J'ai toujours, dans le cas de métrorrhagies, porté mon attention sur la présence ou l'absence de l'adipose abdominale. Lorsqu'avec des métrorrhagies chroniques, on trouve l'obésité des parois abdominales, qui est chez la femme la première localisation de l'adipose généralisée, il faut instituer immédiatement le traitement de l'obésité.

Le *pronostic* est ordinairement favorable, bien qu'il soit rare d'observer le rétablissement de toutes les fonctions des organes sexuels ; le plus souvent, on n'obtient qu'un résultat partiel. Le pronostic de l'obésité acquise est bien plus favorable que celui de l'obésité congénitale, surtout si l'on a pu intervenir dès le début.

LIVRE IV

TRAITEMENT DES MÉTRORRHAGIES EN GÉNÉRAL

Principes généraux. — Avant d'exposer le traitement général des hémorrhagies utérines, je voudrais formuler certains
principes qu'il faut avoir bien présents à l'esprit quand on veut
arrêter une métrorrhagie, sous peine de faire une besogne inop-
portune inutile, souvent même nuisible. Parfois, en effet, l'hémorrhagie est nécessaire au maintien de l'équilibre de l'organisme qui doit se débarrasser d'une certaine quantité de
sang; or la voie utérine est la mieux disposée pour cette
déplétion sanguine.

Parmi ces métrorrhagies bienfaisantes, je signalerai les
écoulements sanguins qu'on observe à l'époque de la ménopause chez les femmes obèses, pléthoriques, atteintes d'une affection du cœur, du foie, ou encore d'athérome. Si, dans ces
conditions, on voulait combattre énergiquement l'hémorrhagie,
on pourrait voir survenir les phénomènes suivants : ou bien
le sang trouverait une autre issue (rectum, abdomen, mu-
queuses bronchique, laryngée, nasale, buccale, conjonctivale,
rénale, auriculaire), ou bien le système vasculaire ne pouvant résister à l'excès de tension, les fonctions du cœur seraient sérieusement compromises, et il se ferait, dans certains
cas, des ruptures vasculaires. On devra donc, à l'époque de
la ménopause, étudier avec grand soin l'état général avant de
se résoudre à supprimer une métrorrhagie.

Dans certaines maladies de l'utérus, mais surtout dans la

névralgie ovarique et l'ovarite, la métrorrhagie modérée fait pour ainsi dire partie du traitement. Voici, par exemple, une métrite chronique chez une femme de constitution robuste, à parois abdominales flasques; cette métrite dure depuis quatre à cinq ans et présente une ou deux fois par mois des paroxysmes. Ici l'arrêt de l'hémorrhagie peut être suivi d'accidents inflammatoires aigus, non seulement du côté de l'utérus, mais encore du côté du péritoine et du tissu cellulaire pelviens.

Il ne faut pas non plus perdre de vue, dans le traitement de l'hémorrhagie, la possibilité d'une affection des trompes ayant produit l'accumulation d'une certaine quantité de liquide dans ces organes, comme cela s'observe souvent dans les métrites chroniques. Si dans ces conditions la trompe vient à se contracter énergiquement, le liquide peut être poussé non seulement dans la cavité utérine, mais encore dans celle du péritoine dont il produira l'inflammation circonscrite ou diffuse. Or, comme presque tous les agents hémostatiques font contracter l'utérus et ses annexes, on conçoit que leur emploi puisse aisément produire l'accident en question.

On a remarqué que dans les dysménorrhées ovariennes la douleur diminue au moment des ménorrhagies. Les choses se passent de la même façon dans la période intermenstruelle. Prenons, par exemple, une femme habituellement bien réglée, chez laquelle au milieu d'une période intermenstruelle surviennent de violentes douleurs ovariennes, accompagnées de sécheresse de la muqueuse génitale, de démangeaisons vulvaires, avec peu ou pas de fièvre; le tout dure trois, quatre, cinq jours, puis le calme renait. L'observation prouve que si à ces symptômes se joint une métrorrhagie, leur intensité et leur importance sont bien moindres que dans le premier cas. Arrêtez cette hémorrhagie, et vous pourrez voir se développer des accidents inflammatoires graves du côté du bassin.

Si en pratiquant l'exploration directe pendant l'hémorrhagie vous remarquez une grande sensibilité péri-utérine avec peu ou pas de fièvre, ou si le toucher vaginal vous fait découvrir une sensibilité également vive au niveau du cul-de-sac recto-utérin, un col douloureux pendant les mouvements communiqués,

l'existence du pouls vaginal, surtout dans le cul-de-sac postérieur, gardez-vous d'arrêter l'hémorrhagie.

Vous agirez de même si vous trouvez un des ovaires augmenté de volume, sensible, sinon vous pourriez amener la production d'une hématocèle, comme cela m'est arrivé.

Lorsqu'on soupçonne l'existence d'une grossesse extra-
utérine, principalement d'une grossesse tubaire, vouloir supprimer une métrorrhagie modérée serait une thérapeutique
risquée, et seuls de graves motifs peuvent décider le médecin à y avoir recours. On peut en effet, à la suite d'une intervention intempestive, voir survenir soit une rupture de l'œuf
et un épanchement sanguin consécutif dans le péritoine, soit
une hémorrhagie dans l'intérieur même du kyste fœtal.

On ne saurait trop recommander la prudence dans les cas
assez fréquents où l'hémoptysie alterne avec les métrorrhagies. Si l'on doit alors arrêter une métrorrhagie, il ne faudra
pas perdre un instant la malade de vue, et, à la moindre
menace d'hémoptysie, suspendre tout traitement hémostatique.

Chez les personnes nerveuses, prédisposées par l'hérédité à
des maladies organiques du système nerveux central, on
devra n'aborder qu'avec réserve le traitement d'une métrorrhagie. Si celle-ci une fois suspendue on voit survenir de l'insomnie, de l'irritabilité, de légères attaques convulsives, on
fera mieux de ne pas insister ; persiste-t-on à vouloir triom-
pher de l'hémorrhagie utérine, il faudra alors procéder graduellement.

En résumé il est indispensable de bien se persuader qu'une
métrorrhagie ne doit pas être supprimée brusquement. Le
savoir faire en ces matières ne s'acquiert que par la pratique ;
jamais on ne doit oublier que ce n'est qu'après avoir étudié avec
soin l'organisme auquel on a affaire, l'appareil génital et les
différents autres appareils, qu'on pourra obtenir de bons résultats dans le traitement des métrorrhagies, et que la grande
majorité des moyens hémostatiques dont nous disposons
agissent non seulement sur les organes génitaux, mais sur
ceux de l'économie entière et particulièrement sur les vaisseaux et le cœur.

J'ai pour principe de toujours ausculter attentivement le cœur dans les cas d'hémorrhagies utérines, et j'ai pu ainsi éviter à mes malades et à moi-même de sérieux désagréments. J'ai observé que lorsqu'on agit autrement on est exposé à voir apparaître des convulsions et une mort rapide, qu'on aurait pu éviter par l'examen préalable du cœur. Il faut en effet bien savoir que les femmes qui ont eu à la suite de leurs couches une septicémie grave, n'ont pas un cœur normal, et que si on ne les examine pas avec soin on peut facilement passer à côté d'une dégénérescence graisseuse de cet organe. Or les remèdes hémostatiques, et principalement ceux qui agissent énergiquement comme l'ergot de seigle, la chaleur ou le froid ont une action marquée sur le cœur. Si pendant le traitement il survient de l'irrégularité du pouls, on doit craindre la parésie cardiaque ; et s'il n'existe pas d'indication vitale d'arrêter l'hémorrhagie, il vaudra mieux y renoncer.

Les malades atteintes de gravelle rénale et biliaire avec coliques seront prévenues de la possibilité d'une aggravation de leurs souffrances pendant et après la suppression d'une métrorrhagie ; s'il n'y a pas urgence à intervenir, il sera prudent de s'abstenir de remèdes hémostatiques.

Il est clair que cet aperçu ne peut épuiser la série des accidents sérieux qui sont susceptibles de compliquer le traitement des métrorrhagies. Tout ce que je veux faire ressortir, c'est que le médecin qui ordonne des médicaments hémostatiques ne doit pas se désintéresser des conséquences de sa thérapeutique. Il doit au contraire observer toutes les règles imposées dans une intervention opératoire quelconque d'une sérieuse gravité, car il y a dans les deux cas les mêmes dangers à courir.

Certes toutes les métrorrhagies qui menacent la vie des malades, méritent d'être combattues énergiquement ; mais le médecin se tiendra toujours prêt à parer aux accidents qui pourraient résulter du traitement qu'il emploie.

Tous les moyens utilisables contre les métrorrhagies peuvent être répartis en six classes :

1° *Médicaments hémostatiques ;*

2° *Hydrothérapie ;*

3° *Injections intra-utérines de substances médicamen-teuses ;*

4° *Moyens mécaniques ;*

5° *Moyens chirurgicaux, hygiène et diététique,*

6° *Traitement par les bains de soleil.*

CHAPITRE Ier

Médicaments hémostatiques.

I. Seigle ergoté. — En tête des médicaments hémosta-tiques on peut placer l'*ergot de seigle*. Je l'ai expérimenté sous les différentes formes suivantes : Infusion et poudre d'ergot à l'intérieur, Ergotine Bonjean et acide sclérotinique à l'intérieur et en injections hypodermiques.

Je laisserai de côté l'action physiologique de ce médicament pour ne m'occuper que de ses indications, de ses contre-in-dications et de quelques particularités qu'on observe lors de son emploi.

L'ergot de seigle est indiqué dans les métrorrhagies quand la femme n'est pas enceinte, et surtout quand l'hémorrhagie dure depuis peu, que la malade ne s'est pas encore traitée et n'a pas déjà eu recours à ce médicament. En thèse générale, en dehors de l'état de grossesse, toutes les métrorrhagies doivent être avant tout autre traitement combattues par l'*in-fusion d'ergot à la dose de 6 à 8 gr. pour 200 grammes.*

Cette prescription inoffensive qui, dans certains cas, arrête l'écoulement sanguin, ne fait que le diminuer dans d'autres et peut même parfois rester sans effet ; elle sert pour ainsi dire de pierre de touche au médecin. On n'aura recours qu'en second lieu aux autres hémostatiques.

Les cas dans lesquels le seigle ergoté produit le meilleur effet sont ordinairement les cas de métrorrhagies survenant après l'accouchement ou l'avortement, que l'utérus soit tout à fait vide ou qu'il soit resté une portion du placenta ou des membranes (1).

Lorsque chez une femme bien portante habituellement, atteinte d'une métrorrhagie peu abondante qui dure depuis un ou deux jours, le toucher vaginal fait découvrir l'orifice du museau de tanche ouvert, le corps et le fond de l'utérus ramollis, peu sensibles, il suffit de faire prendre de 200 à 400 grammes d'infusion d'ergot en 24 heures pour arrêter l'hémorrhagie et provoquer la contraction de l'utérus. Mais bientôt après, deux jours par exemple, on retrouve au toucher le col entr'ouvert, mou, et ce fait suffit à prouver la nécessité de recourir de nouveau à l'ergot, bien que l'hémorrhagie ne se soit pas encore reproduite.

En résumé, les effets du seigle ergoté sont rapides mais passagers.

L'infusion d'ergot modère les ménorrhagies, les menstruations profuses, quelles qu'en soient les causes. J'ai rencontré beaucoup de malades qui usaient de cette infusion pendant leurs règles, et mes observations me prouvent que du 5e au 6e jour de la période menstruelle la perte de sang diminue notablement après l'emploi de ce médicament. J'ai vu des femmes atteintes de fibromes utérins et de ménorrhagies abondantes, qui employaient cette infusion d'ergot depuis des années sans avoir jamais eu à s'en plaindre.

Le seigle ergoté fait donc partie des remèdes qui peuvent s'employer longtemps, chroniquement dirais-je volontiers, pourvu qu'on l'administre d'une façon intermittente.

Lorsqu'on prescrit le seigle ergoté à doses élevées et fréquentes, la contraction de l'utérus et l'arrêt de l'hémorrhagie se produisent rapidement. Si le médicament n'a pas agi dans les deux ou trois jours qui suivent le début du traitement, son emploi prolongé n'aura plus d'effet sur la contraction utérine ni sur l'arrêt de l'hémorrhagie. C'est un fait qu'il faut avoir présent à l'esprit dans les cas où l'hémorrhagie peut se produire à chaque instant et subitement.

(1) Il est de règle absolue, en France, de n'employer l'ergot de seigle contre les métrorrhagies que quand l'utérus est complètement vide. L'administration de ce médicament est considérée comme une pratique **dangereuse**, quand il reste dans la matrice la moindre parcelle de placenta ou de membrane.

(Note des traducteurs.)

Dans les cas d'hémorrhagies où l'utérus est augmenté de volume ou plus ferme, plus consistant qu'à l'état normal, l'usage de fortes et fréquentes doses de seigle ergoté ne produit pas l'hémostase. Aussi recommandé-je d'avoir recours à l'emploi prolongé de petites doses pendant 6, 8, 10 semaines (5 centigrammes par jour à l'intérieur).

Mes conclusions pratiques sont les suivantes:.

1º L'ergot de seigle et ses préparations à de fortes et fréquentes doses donnent de bons résultats dans les cas où l'utérus est gros et ramolli; ils sont peu actifs lorsque la consistance de l'utérus est dure, fibreuse, que cet organe soit augmenté ou non de volume.

2º Dans ces dernières conditions on doit attendre mieux de l'emploi soutenu de petites doses soit à l'intérieur, soit en injections hypodermiques.

3º Si une perte notable de sang a entraîné des signes évidents d'anémie, l'ergot de seigle et ses dérivés ne donneront que de faibles résultats; ils seront plutôt nuisibles qu'utiles.

C'est surtout dans ces cas qu'il faut craindre leur action sur le cœur; il m'est arrivé souvent d'observer un état touchant de très près à la parésie cardiaque, et qui disparaissait lorsqu'on supprimait le seigle ergoté.

4º Dans les septicémies, dans les affections cancéreuses, la gangrène des fibromes, l'infection puerpérale, il serait dangereux de prescrire du seigle ergoté à cause de l'état du cœur.

5º On administrera l'ergot avec prudence pendant l'allaitement; il vaudra mieux s'en abstenir, par crainte de voir diminuer ou disparaître la sécrétion lactée.

6º Dans les métrorrhagies durant depuis un ou deux ans, l'ergot est peu utile, alors même que l'anémie est peu prononcée.

7º Lorsque le seigle ergoté et ses dérivés sont inefficaces, c'est un signe qu'il n'y a pas à compter avec d'autres remèdes internes agissant sur la contractilité utérine. On fera mieux, au lieu de perdre du temps à des essais infructueux, de passer de suite à l'emploi d'autres moyens hémostatiques.

8º Il est difficile de dire au bout de combien de temps on peut juger de l'inefficacité de l'ergot.

Voici les différentes préparations de seigle ergoté que j'ai coutume de prescrire.

Rp. Infusion de seigle ergoté 4 à 8 grammes par 200 gr.
Toutes les deux heures une cuillerée à bouche.

Rp. Seigle ergoté, en poudre, 0,30 à 0,60 centigrammes.
Sucre blanc, en poudre, 0,30 centigrammes.
Faire 10 paquets; en prendre 1, 2 ou 3 par jour.

Rp. Ergotine Bonjean, 0,30 centigrammes.
Sucre et poudre de réglisse, q. s.
Faire 20 pilules; prendre 1 à 3 pilules par jour.

Rp. Ergotine .... 0,50 centigrammes.
Eau distillée. .... 8 grammes.
Glycérine .... IV gouttes (pour injections
hypodermiques).

Rp. Acide sclérotinique ... 0,50 à 0,60 centigrammes.
Eau distillée......... 8 grammes.
Glycérine ;.......... II gouttes (pour injections
hypodermiques).

II. **Perchlorure de fer.** — Le perchlorure de fer s'administre à l'intérieur à la dose de 3 gouttes, trois ou quatre fois par jour. Il est particulièrement indiqué lorsque les malades souffrent depuis longtemps de ménorrhagies et de métrorrhagies. Il est bien supporté même par les sujets à digestion languissante.

On l'ordonne soit au moment des hémorrhagies, soit dans leur intervalle; et ce remède est d'autant plus commode qu'il ne proscrit pas l'emploi d'autres moyens.

Certains malades ne le supportent qu'avec peine au début; il leur cause des palpitations; mais ces inconvénients ne tardent pas à disparaître lorsqu'on use avec insistance du perchlorure à plus petites doses et à intervalles plus éloignés (2 gouttes et 3 fois par jour).

III. **Digitale.** — La digitale est surtout indiquée dans les cas où les hémorrhagies sont la conséquence de la stase sanguine dans la cavité abdominale et le bassin, et dans les affections du cœur.

On la fait prendre en infusion : 30 à 35 centigrammes dans 200 grammes. Une cuillerée à bouche toutes les heures.

IV. Teinture de Cannabis indica. — La teinture préparée d'avance est ordinairement peu efficace. C'est pourquoi je prescris toujours la teinture fraîchement préparée d'après la formule suivante :

Rp. Teinture de Cannabis indica.
    Extrait de Cannabis indica......   5
    Alcool absolu..................   95
    10 gouttes, 4 à 5 fois par jour.

J'emploie souvent ce remède dans ma pratique gynécologique. Les résultats obtenus méritent que j'en parle en détail.

Le goût de l'infusion de Cannabis indica est assez désagréable. C'est là un inconvénient qu'il est facile de faire disparaître à l'aide de l'eau de laurier-cerise, de l'eau d'amandes amères ou de menthe. De cette façon le médicament est supporté par tous les estomacs sains ou malades.

Cette infusion, à la dose de 10 gouttes 4 ou 5 fois par jour, est aisément tolérée, ne provoque ni douleurs, ni nausées, ni éructations ; son effet est plutôt laxatif que constipant, et on sera parfois pour cette raison obligé de diminuer la dose.

L'infusion de Chanvre indien répond à trois indications différentes :

1º Elle calme les douleurs pelviennes dues à l'utérus et à ses annexes, à la vessie, au rectum. Elle diminue les métrorrhagies, et procure du sommeil aux malades. On l'administre pour calmer les douleurs résultant de l'inflammation chronique de l'utérus, de l'inflammation aiguë du péritoine ou du tissu cellulaire pelviens, des ovaires. Elle est très utile dans les dysménorrhées où elle apaise les douleurs et régularise l'écoulement menstruel ; dans toutes les inflammations de la vessie, dans la dysurie, le ténesme et l'irritabilité vésicale ; contre les douleurs qui surviennent au moment de la défécation et ont leur cause dans l'utérus ; dans les métrorrhagies liées soit à l'inflammation de l'utérus et de ses annexes, soit à l'approche de la ménopause ou à la puberté.

2° Pendant la grossesse, cette même infusion agit très bien sur les contractions douloureuses et les hémorrhagies.

3° Dans l'insomnie qui accompagne les affections utérines, on se trouve bien de l'emploi de la teinture de cannabis à la dose de 15 à 20 gouttes, deux et trois fois par nuit. Inutile d'ajouter que l'infusion de chanvre a un excellent effet sur les douleurs réflexes liées aux affections utérines (douleurs lombaires, cardialgie, douleurs intercostales, etc.).

On voit que le domaine de l'infusion de cannabis indica est grand en gynécologie. Son emploi est aisé ; on peut le prolonger deux et trois mois, et j'ai vu des malades qui, atteintes de dysménorrhée, s'en servaient depuis des années au moment des règles. Non seulement, en effet, dans ces conditions, la dysménorrhée due à l'ovarite devient supportable, mais la dysménorrhée mécanique elle-même disparaît.

Il faut naturellement s'attendre à un résultat médiocre dans les hémorrhagies dépendant de néoplasmes (polypes, fibromes, cancer) et dans l'hématocèle.

V. **Acides.** — Les acides minéraux et végétaux sont de bons hémostatiques.

L'élixir acide de Haller s'emploie surtout contre les métrorrhagies de la grossesse ou du début de l'avortement ; on le prescrit à la dose de 5 à 10 gouttes, 3 ou 4 fois par jour.

Lorsqu'on a affaire à des métrorrhagies en dehors de l'état de grossesse, on peut le joindre à l'infusion d'ergot à la dose de 30 à 35 centigrammes pour 200 grammes.

L'acide phosphorique peut s'administrer de la façon suivante :

Rp. Décoction de cannelle non clarifiée : 8 grammes pour 100.
Solution officinale d'acide phosphorique, 9 grammes ;
Par cuillerées à café, 2 à 3 fois par jour.

Cette mixture est excellente contre les hémorrhagies dépendant de la maladie de Werlhof, du scorbut, etc.

Les acides végétaux, sous forme de robs ou de limonades,

procurent des boissons rafraîchissantes très utiles dans toutes les métrorrhagies.

VI. Equisetum. Prêle. — Mon attention a été attirée par hasard sur ce médicament par certaines malades qui l'employaient pour arrêter leurs pertes; depuis lors je m'en suis servi empiriquement.

D'habitude on le pulvérise et les malades en prennent une cuillerée à thé plusieurs fois par jour pendant une semaine et plus. Certaines femmes renoncent à ce médicament dès la première dose; d'autres au contraire l'absorbent avec avidité. Dans le premier cas, il ne faut pas insister; dans le second on obtiendra parfois un bon résultat surtout lorsqu'on a épuisé tout l'arsenal hémostatique.

La prêle agit surtout dans les cas où l'examen de l'utérus et des annexes n'a fait découvrir aucune cause d'hémorrhagie, et aux approches de la ménopause chez des femmes n'ayant pas eu d'enfant depuis longtemps. L'emploi prolongé de ce médicament n'a jamais déterminé d'accidents.

Il existe bien d'autres médicaments hémostatiques mais n'en ayant pas fait usage, je ne puis en parler ici. (Voir le Résumé à la fin du livre.)

CHAPITRE II

Hydrothérapie.

L'eau, ou pour mieux dire sa température, constitue un moyen hémostatique très énergique qu'on peut en gynécologie employer sous les diverses formes suivantes :

1° *Injections chaudes et irrigations vaginales continues;*

2° *Injections froides; glace dans le vagin; applications froides sur le bas-ventre;*

3° *Révulsion chaude sur les parties éloignées du corps;*

4° *Traitement hydrothérapique; enveloppement dans le drap mouillé; douches abdominales; bains.*

§ I. Injections et irrigations continues chaudes. —
Théoriquement on devrait appeler injection chaude toute
injection dont la température est supérieure de 1 ou 2 degrés
à la température du sang ; mais en pratique l'injection chaude
est l'injection au-dessus de 35°, ordinairement de 35 à 40,
exceptionnellement à 42°. Emmet, qui le premier s'est sérieusement occupé des injections chaudes, ne les employait qu'à
environ 37°. De 27° à 30° l'injection est tempérée, de 30 à 35
tiède, au-dessous de 27° froide, à 0 glacée.

Position de la femme pendant l'injection. — Pour que
l'injection soit efficace, il faut observer les règles suivantes.
La femme doit être dans le décubitus dorsal, le siège un peu
relevé à l'aide d'un bassin. D'habitude l'injection se fait le
matin et le soir, au lever et au coucher, lorsque la femme est
au lit. Outre en effet que la femme est alors déshabillée,
elle peut, afin d'obtenir tout l'effet de l'injection, demeurer
au lit après l'avoir prise. Elle choisit une position où elle
soit à l'aise, de façon à pouvoir supporter sans fatigue l'injection prolongée; elle a soin de se couvrir afin de ne pas
s'exposer au refroidissement, précaution surtout bonne dans
l'emploi des injections chaudes.

Lorsqu'il s'agit d'arrêter promptement certaines hémorrhagies tenaces, on substitue la position genu-pectorale au décubitus dorsal.

Toute autre position, assise, demi-assise ou debout, doit
être proscrite ; car dans ces conditions le but de l'injection
n'est pas atteint, l'eau ne restant pas dans la cavité vaginale
et ne faisant que laver les parois. De plus, ces positions favorisent la stase sanguine dans le bassin. Or, d'après Emmet,
les injections chaudes agissent en faisant contracter les vaisseaux pelviens et en excitant leur tonicité, de telle sorte que
le sang reflue de l'utérus et de ses annexes et du bassin dans
la circulation générale.

La position la meilleure est donc le décubitus dorsal, le
bassin étant légèrement soulevé, ou mieux encore la position
genu-pectorale. Si l'on n'observe ces minuties, dit Emmet, on
perd tous les bienfaits des injections chaudes. J'ajouterai que
si on les néglige, malades et médecins perdent toute confiance.

J'ai vu à ma consultation, durant ces quatre dernières

années, de nombreuses malades auxquelles des médecins avaient prescrit les injections chaudes ; très rares étaient celles qui en avaient retiré quelque profit. L'importance de ce moyen thérapeutique, son emploi fréquent, les effets bienfaisants et merveilleux qu'on en obtient, m'obligent à insister sur ce sujet plus longuement que ne le comporterait le programme que je me suis tracé.

On emploie, pour les injections chaudes, l'appareil d'Esmarch qui ne contient pas moins de six verres d'eau (s'il est plus grand il n'en vaudra que mieux), un seau ou une bouilloire. Un thermomètre ordinaire suffit pour déterminer la température du liquide. Le réservoir quel qu'il soit est suspendu à une faible hauteur ; le tube dont il est muni n'a que deux mètres environ, pour que l'eau qui y coule continuellement ne se refroidisse pas trop.

On se sert d'une canule en gutta-percha ou en verre, perforée à son extrémité et de tous côtés, et munie d'un robinet régulateur. Elle peut être recourbée ou droite ; une canule recourbée est indispensable lorsque le col de l'utérus est élevé ou situé trop en avant ; la canule droite suffira si l'utérus est abaissé ou le col dirigé en arrière.

On donnera la préférence au bassin en gutta-percha de forme ovale dont les bords sont munis d'un coussinet qu'on peut insuffler. Pour vider le bassin, il suffit d'un tube de caoutchouc de 1^m 50 à 2 mètres de long, dont l'un des bouts plonge dans le bassin et l'autre dans un vase quelconque placé au pied du lit. L'appareil fonctionne comme un siphon. C'est là un détail important pour les irrigations continues.

Avant d'introduire la canule dans le vagin on a soin de laisser échapper une certaine quantité d'eau, afin de se débarrasser de celle qui s'est refroidie dans le tube et surtout de l'air qu'il renferme ; de nos jours encore en effet, on a publié des observations dans lesquelles la pénétration de l'air dans les veines utérines a amené la mort.

L'extrémité de la canule est enduite de vaseline phéniquée et introduite jusqu'au fond du cul-de-sac postérieur ; le médecin enseignera cette manœuvre à ses malades.

L'écoulement de l'eau ne doit pas être rapide ; c'est pourquoi on n'élève pas trop le réservoir ; on peut encore modérer l'écoulement en n'entr'ouvrant qu'à demi le robinet régulateur.

L'observation de cette règle est indispensable surtout au début des injections ; on a pu voir en effet, à la suite d'une douche trop rude, des accidents graves de collapsus et d'épuisement nerveux dépendant soit de la contraction spasmodique de l'utérus et de ses annexes, soit d'un épanchement sanguin intra-péritonéal. L'écoulement sera assez lent pour qu'on injecte seulement 8 à 10 verres dans l'espace de 10 minutes.

Il ne faut pas que l'air pénètre dans le vagin à la fin de l'injection ; on ferme donc le robinet avant que tout le liquide se soit écoulé. On s'attachera à observer ces préceptes surtout dans les injections qu'on pratique dans les affections puerpérales.

Lorsque les injections sont employées dans la journée, les mêmes règles sont applicables, et la femme reste au lit un quart d'heure au moins après chaque injection.

La quantité d'eau injectée ne doit pas descendre au-dessous de six verres par injection ; parfois elle sera plus considérable.

Veut-on arrêter une hémorrhagie ? on prescrit ces injections toutes les heures ou toutes les deux heures ; mais on peut modifier le mode d'emploi selon les sujets et la nature de l'affection.

Veut-on rapidement supprimer l'écoulement sanguin ? il est indispensable de faire des injections fréquentes. Ce fait a échappé à un certain nombre de médecins qui, prescrivant sans succès l'injection à 40° deux ou trois fois par jour, en ont conclu que ces injections étaient inefficaces. L'insuccès tient à leur inhabileté.

Les précautions à prendre dans l'emploi de ces injections sont les suivantes. Il ne faut pas les employer du premier coup à une température très élevée, mais procéder graduellement ; par exemple, on ordonne une première injection à 35° ; puis, à chaque nouvelle injection on augmente d'un degré la température de l'eau jusqu'à ce qu'on atteigne 40° et plus. Les intermittences de six à huit heures, pendant le sommeil par exemple, n'empêchent pas de reprendre pour la nouvelle injection la température de l'injection précédente.

Les injections chaudes exposent-elles au refroidissement ? Non, lorsqu'on en fait deux par jour, matin et soir, quelle que soit la température ambiante.

J'en ai eu la preuve la plus évidente chez des malades qui, en même temps qu'elles usaient des injections chaudes, suivaient un traitement hydrothérapique : enveloppement avec des draps mouillés, douches sur le ventre et dans le dos, parfois même douches froides ; le tout par un temps froid et humide. Bien qu'elles se rendissent à pied ou en voiture à l'établissement hydrothérapique, jamais elles n'ont éprouvé rien de fâcheux. Par conséquent, lorsque les malades me demandent : Peut-on, tout en usant d'injections chaudes matin et soir, sortir et se livrer à ses occupations habituelles ? je réponds toujours affirmativement.

Il va sans dire que les injections chaudes, répétées toutes les heures ou toutes les deux heures, sont incompatibles avec des promenades, surtout si le temps est froid et humide.

Les malades mal logées dans des appartements humides et froids risquent davantage de se refroidir au moment des injections. De plus, de tels logements sont un obstacle à l'effet hémostatique des injections chaudes.

Il faut citer encore, comme contrariant le résultat cherché, l'action du froid sur les extrémités inférieures. Aussi, conseillons-nous aux malades de porter des bas de laine, et de mettre, lorsqu'elles sortent, des pantalons de flanelle.

Les injections chaudes peuvent être employées sans nuire à la santé durant des mois et des années. Je reviendrai dans un chapitre spécial sur les indications des injections dans chaque cas particulier. Je me bornerai pour le moment à exposer leurs effets sur les différentes fonctions, tels que j'ai pu les observer à la suite d'irrigations chaudes continues, lesquelles ne diffèrent des injections que par la quantité de liquide employée.

Influence des injections chaudes : 1º *sur le volume de l'utérus.* — Il est certain que les injections chaudes diminuent le volume de l'utérus dans toutes ses dimensions, surtout l'utérus à la période puerpérale, et à un degré moindre l'utérus à l'état de vacuité. On peut déduire de ce fait la règle suivante : à volume égal de l'utérus, l'effet produit par les injections chaudes est d'autant plus net que la consistance de l'organe est moindre.

J'ai observé ces faits dans l'évolution incomplète, un cas d'expulsion de polypes sous-muqueux et interstitiels, un cas d'hématomètre, dans la métrite chronique au début, dans l'hypertrophie avec ramollissement de la matrice chez des femmes anémiques et obèses.

2° *Sur la consistance de l'utérus.* — Cette influence est incontestable ; on voit rapidement au ramollissement succéder une consistance compacte, puis dure.

3° *Sur la sensibilité de l'utérus.* — Les douleurs utérines peuvent être d'origine variable : ces douleurs disparaissent complètement, ou persistent sans modifications suivant les conditions dans lesquelles elles se présentent et les causes qui les produisent.

Il ne faut pas oublier que, le plus souvent, les diverses formes de la douleur sont associées, bien qu'elles ne s'observent pas toutes au même degré.

Les douleurs spasmodiques, dépendant d'un rétrécissement du col de l'utérus, augmentent de force et de durée au début du traitement. Aussi, les malades auxquelles on ordonne des injections chaudes se plaignent-elles parfois, dans les premiers temps, de l'aggravation de leurs souffrances. C'est là un phénomène passager. Quand on fait un emploi prolongé et tenace des injections chaudes, les douleurs spasmodiques diminuent.

Nous avons observé le même phénomène en administrant les injections chaudes pendant les douleurs conquassantes du travail.

J'en dirai autant pour les douleurs inflammatoires ; d'autant plus que l'inflammation elle-même, traitée à son début par les injections chaudes, s'arrête dans sa marche ou s'atténue, se calme. Les deux phénomènes sont intimement subordonnés l'un à l'autre. L'effet est moins évident dans les inflammations chroniques, bien que dans ces cas encore l'intensité et la continuité des douleurs soient diminuées.

La seule difficulté qu'on éprouve à instituer le traitement prolongé par les injections chaudes, est l'exacerbation des douleurs au début du traitement dont j'ai parlé plus haut. Il faut de la patience de la part de la malade, de la persévérance de la part du médecin ; on peut être assuré d'obtenir à la fin le résultat cherché.

Chez les femmes anémiques et obèses, les douleurs névralgiques siégeant dans la région du bassin se calment très vite, ou deviennent tout au moins supportables au point de n'incommoder que fort peu les malades. On ne doit employer ici que des injections à température peu élevée, à 35°36° ; ce n'est qu'au moment des plus forts accès qu'on portera brusquement la température à 40° ou 41°.

Le même résultat s'observe dans les douleurs qui accompagnent la paramétrite atrophiante, dans les névralgies de l'ovaire.

En résumé, les injections chaudes appartiennent sans conteste à la catégorie des remèdes sédatifs. Maintes femmes racontent que la sensibilité, la pesanteur hypogastrique et pelvienne, si souvent observées dans bien des maladies utérines, sont fortement améliorées par l'emploi des injections. «

4° *Sur les sécrétions de l'utérus.* — Si les sécrétions dépendent du ramollissement de la matrice ou de l'augmentation de son volume, il est évident que les injections chaudes les diminueront. Pourtant, au début du traitement, parfois même durant plusieurs jours, elles sont augmentées ; mais elles diminuent bientôt et peuvent même cesser complètement. Il en est de même de la sécrétion vaginale.

Quant aux écoulements blennorrhagiques, ils ne cèdent guère aux injections chaudes, et le plus souvent ils ne font que changer de caractère ; de fluides, ils deviennent épais ; de verts, jaunes, puis jaune pâle. Je n'ai pas vu une seule fois les injections se montrer efficaces contre une gonorrhée chronique.

La diminution de la sécrétion s'obtient beaucoup mieux par de nombreux agents médicamenteux, dont les plus usités sont les sels de cuivre, de fer, de zinc, d'argent, de plomb, le tannin, la soude.

En dehors de leur influence sur la quantité des sécrétions, les injections agissent encore sur leurs autres propriétés. C'est ainsi que la fétidité de l'écoulement diminue, ainsi que son action irritante et corrodante. Ainsi, les injections chaudes modifient la quantité et la qualité des leucorrhées pathologiques.

. Je passe maintenant aux effets des injections chaudes dans les diverses affections utérines.

5° *Sur les inflammations de l'utérus et des annexes.* — Si l'on emploie les injections chaudes tout à fait au début de l'inflammation du tissu cellulaire et du péritoine pelviens, on est assuré d'obtenir un excellent résultat. J'ai été à même de juger cette question dans des cas où j'ai pu, à la suite d'opérations, voir débuter ces accidents inflammatoires au deuxième ou troisième jour, et sentir dès ce moment par le palper une tumeur plus grosse qu'un œuf d'oie.

D'après Emmet, il faut ici faire des injections fréquentes dont on élève rapidement la température à 40° et 42°. On réussit parfois ainsi à faire disparaître entièrement la tumeur, ce qu'aucun autre remède n'est capable d'obtenir.

Quand on n'a recours aux injections que plus tard, alors que la tumeur est devenue dure, bien que la diminution de cette tumeur, sa résorption, soient plus rapides que par tout autre moyen, elles ne se font que lentement.

Si, après une intervention chirurgicale quelconque, on a lieu de craindre le développement de la pelvi-péritonite ou de la cellulite pelvienne, les injections chaudes, ou mieux les irrigations continues, sont, ainsi que j'ai pu m'en assurer plus d'une fois, le meilleur traitement prophylactique. Une fois l'exsudat formé, et la tumeur devenue ferme, les injections chaudes préviennent la suppuration; si celle-ci a commencé, elles accélèrent sa marche, l'abcès se forme plus rapidement; s'il vient à s'ouvrir dans le vagin, la vessie ou le rectum, l'écoulement du pus se fait plus vite et sa fétidité disparaît promptement.

Dans la métrite chronique, l'usage des injections chaudes diminue la fréquence et la durée des poussées aiguës, et peut même, lorsqu'elles se reproduisent d'une façon périodique, les faire totalement disparaître.

Il est certain que les injections chaudes n'ont que peu ou pas de prise sur la pelvi-péritonite et la cellulite qui résultent soit de l'épanchement dans la cavité péritonéale des sécrétions accumulées dans la trompe, soit de la rupture d'un kyste de l'ovaire ; mais dans ces cas mêmes elles peuvent limiter l'inflammation et empêcher la péritonite de devenir diffuse.

L'ovarite chronique, surtout lorsqu'elle s'accompagne d'adhérences et d'augmentation considérable du volume de l'ovaire, ne cède guère aux injections chaudes ; cependant, les douleurs pendant le coït et les douleurs irradiées diminuent et deviennent plus supportables.

En résumé, on peut dire que les injections chaudes constituent en gynécologie le moyen antiphlogistique le plus puissant, et en même temps le meilleur remède pour diminuer les douleurs, arrêter les progrès de l'inflammation, hâter l'évacuation du pus, prévenir ou accélérer la suppuration. Je ne doute pas que l'eau chaude ne puisse agir de la même façon sur les autres parties du corps.

6° *Sur les organes associés, vessie et rectum.* — Quand il y a ischurie, dysurie, anurie, ténesme et irritation de la vessie ; parfois même dans les cas de polyurie développée sous l'influence d'une affection de l'utérus ou de ses annexes, les injections chaudes produisent des résultats très frappants.

J'ai vu souvent chez des femmes pour lesquelles la miction était impossible, et nécessitait l'emploi prolongé du cathétérisme, j'ai vu, dis-je, la miction se faire facilement grâce à l'emploi des injections chaudes. Elles donneront également des succès dans les hémorrhagies vésicales.

Dans les cas de constipation, d'hémorrhoïdes, d'atonie rectale, complications très ordinaires des maladies des femmes, mon expérience personnelle m'a convaincu de leurs bons effets. J'ai vu des flux hémorrhoïdaux abondants diminuer et même cesser complètement sous l'influence des injections chaudes ; la défécation devient moins douloureuse, si la douleur résulte de la compression de l'utérus par le bol fécal. La coccygodinie est souvent rendue supportable.

L'influence des injections chaudes se fait sentir plus loin encore, les douleurs dues au ballonnement du ventre s'apaisent, la tonicité et la contractilité de l'intestin se rétablissent. Chez beaucoup de femmes tourmentées par une constipation opiniâtre et chronique, on a vu les injections chaudes suivies, au grand étonnement des malades, d'une amélioration notable qui pourrait bien dépendre non pas tant directement des injections que de la disparition des troubles dont les organes sexuels et le rectum étaient le siège.

En outre, les injections chaudes, probablement en supprimant ou en améliorant les troubles utérins et intestinaux, remédient aux phénomènes gastriques réflexes : douleurs gastralgiques, nausées, tympanite épigastrique ; mais cette action est naturellement peu marquée.

Remarques générales sur l'emploi des injections chaudes. — Les injections chaudes, principalement sous la forme d'irrigations continues, appartiennent à la catégorie des remèdes somnifères actifs. Il est des malades qui s'endorment aussitôt après l'injection ; d'autres s'endorment pendant l'injection. Le sommeil est léger, réparateur, et ne s'accompagne que rarement de délire et de rêves. On est parfois obligé, à cause de cette action somnifère, de diminuer la température et la durée de l'injection.

Il est pourtant des sujets, heureusement peu nombreux, chez lesquels les injections chaudes continues provoquent des phénomènes absolument opposés : l'insomnie, des hallucinations, voire même des syncopes ; aussi est-on quelquefois obligé d'y renoncer. J'ai vu des malades atteintes de manie pendant les injections.

Souvent, pendant les irrigations chaudes continues, certaines malades éprouvent une sensation de vide dans la tête, phénomène auquel on remédie aisément, soit en plaçant la tête dans une situation déclive, soit par des applications chaudes sur cette région.

Par contre, j'ai vu constamment les migraines, dont souffrent si fréquemment les femmes, ne se manifester que très rarement pendant les irrigations continues ; j'ai observé des cas où la migraine qui tout d'abord revenait deux fois par semaine, disparut durant deux ou trois mois et ne reparut qu'après la cessation des injections.

Ajoutons qu'exceptionnellement on peut voir les injections agir sur les névralgies intercostales.

Irrigation continue chaude dans les affections puerpérales. — Les injections et surtout les irrigations chaudes continues ont surtout une influence frappante sur la température du corps dans les affections puerpérales : septicémie, lymphangite et phlébite septiques, paramétrite et pelvipéritonite exsudatives puerpérales, involution puerpérale vicieuse, endométrite et métrite puerpérales et dans la septicémie dépendant de la résorption de parties putréfiées du placenta et des membranes. En pareil cas, les irrigations continues parviennent quelquefois à abaisser la température de 41° à 37° et au-dessous, quand on pratique l'irrigation pendant six heures.

Après l'arrêt de l'irrigation la température remonte de suite à un degré élevé, pour retomber de nouveau sous l'influence d'une nouvelle irrigation.

Il m'est arrivé d'observer des faits où l'emploi énergique d'irrigations chaudes fit tomber la température jusqu'à 34° et au-dessous; je dus m'arrêter de peur de voir survenir du collapsus.

Dans ces cas et dans d'autres, on peut aisément modifier la température du corps en modifiant la durée et la température des irrigations.

On aura, dans les observations rapportées ci-dessous, un aperçu très net de l'efficacité surprenante des irrigations chaudes sur la température générale.

Pourtant, chez certaines femmes atteintes des mêmes maladies, l'irrigation permanente n'a aucun effet sur la température.

Je veux simplement signaler au lecteur l'impression qui m'est restée de ces différences dans l'effet des irrigations chaudes, impression qui peut se résumer ainsi.

Si les irrigations chaudes ne produisent pas un abaissement de la température dans une affection puerpérale, le cas doit être considéré comme des plus dangereux ; car chaque fois que, malgré une amélioration des phénomènes locaux, la tem-

'pérature n'est pas tombée, les malades sont mortes. Je dois ajouter qu'en ces derniers temps j'ai pu porter le pronostic 24 heures après le début des irrigations permanentes.

Le même fait s'observe dans la septicémie puerpérale, lorsqu'elle a sa source dans la sphère sexuelle. La température élevée, dépendant de l'inflammation des organes génitaux, s'abaissait ou restait la même, selon la façon dont l'injection agissait sur l'inflammation.

Presque toujours l'emploi des injections chaudes est accompagné de l'apparition de sueurs abondantes, obligeant parfois la malade à changer plusieurs fois de linge; elles apparaissent d'abord à la tête, à la face et au cou, pour gagner ensuite les autres parties du corps. Ces sueurs sont parfois tellement abondantes au début qu'on voit le bout des doigts devenir semblable à celui des blanchisseuses, inconvénient dont se plaignent fort les malades. C'est pourtant là un phénomène d'excellent augure, et dans ces cas le plus souvent la guérison ne se fait pas attendre.

Quand on fait un emploi prolongé des injections, ces sueurs deviennent moins abondantes; mais la malade reste disposée à transpirer. Il faut donc que le médecin prenne toutes les précautions convenables pour empêcher le refroidissement. Il suffit d'un léger courant d'air, d'un changement dans la température, pour déterminer des douleurs rhumatismales chez les malades; aussi sera-t-il bon de recommander l'usage des camisoles de laine, comme remède prophylactique.

Si la disposition à la sudation n'est que peu marquée, si la sueur survient rapidement et que l'abaissement de la température soit insignifiant, le cas doit être considéré comme très grave.

Quand les injections chaudes administrées pour arrêter l'hémorrhagie provoquent la sudation, on peut en conclure que l'hémorrhagie s'arrêtera bientôt. Ces sueurs ont parfois une odeur repoussante qui attire l'attention des malades elles-mêmes.

Inconvénients des injections chaudes; leurs contre-indications. — Lorsqu'on prescrira les injections chaudes ou les irrigations continues, on ne devra pas perdre de vue qu'elles présentent les inconvénients suivants :

1° Les injections chaudes provoquent le reflux accéléré du sang de la région pelvienne dans la circulation générale ; elles déterminent souvent chez les malades une accélération de la respiration qui parfois même revêt les allures de l'asthme ; enfin les femmes accusent un sentiment d'angoisse, de l'oppression, des palpitations de cœur ; le pouls s'accélère et devient parfois irrégulier.

Ces phénomènes s'observent lorsqu'on emploie les injections chaudes d'une façon trop énergique ou que l'on prolonge trop leur durée (3, 4, 5 heures d'irrigation continue). Leur signification est double ; ou bien ils sont les avant-coureurs d'une sudation abondante, ou bien ils indiquent qu'on a affaire à un cœur pathologique.

Si le vertige, l'obscurcissement de la vue, les tintements d'oreilles font défaut, il faut s'attendre à l'apparition de la sueur ; si au contraire on les observe, il faut suspendre immédiatement l'irrigation, et lorsqu'on la reprend ne pas faire monter la température de l'eau à un degré trop élevé, ni la faire durer aussi longtemps.

Ordinairement dès que la température est tombée, on constate un abaissement parallèle du pouls et de la respiration ; j'ai vu des faits curieux où la température tombait au-dessous de 36° et le pouls se ralentissait, devenait mou, concentré, à 60 pulsations.

2° Les injections chaudes provoquent parfois l'apparition de douleurs dans le bas-ventre, de nausées et de vomissements, de phénomènes de choc, de collapsus pouvant dépendre de l'épanchement dans le péritoine des sécrétions accumulées dans les trompes.

3° Dans l'emploi prolongé des injections chaudes, on observe souvent des vertiges, et l'on est obligé de suspendre ce traitement. On évitera les vertiges, les syncopes qu'on peut rencontrer au début, en suivant une marche progressive dans l'emploi des injections.

4° Assez souvent et assez rapidement après le début du traitement par les injections chaudes, il peut se développer au niveau du vagin des phlyctènes ; et la muqueuse s'exfolie comme dans la vaginite exfoliatrice, ce qui parfois oblige à cesser l'emploi de ce mode de traitement.

Ces phlyctènes s'observent au périnée, surtout lorsqu'on emploie les solutions phéniquées.

Il faut par conséquent enduire non seulement la canule ou le tube de verre, mais encore les organes génitaux externes d'une pommade isolante.

5° Il arrive parfois qu'en employant les injections chaudes les malades se voient atteintes d'un exanthème prurigineux rappelant l'urticaire ; c'est là un phénomène qui dans la majorité des cas n'a pas une grande importance, mais qui doit porter le médecin à examiner avec soin l'état et l'activité du cœur (parésie cardiaque).

6° Lorsqu'on use pendant longtemps des injections ou des irrigations chaudes, l'organisme peut aisément s'y habituer et on n'observe plus alors aucun des bons effets que j'ai rapportés plus haut. Il faut dans ce cas ou suspendre les injections, ou en abaisser ou en varier la température.

Par exemple lorsqu'on donne les injections après les couches et qu'au 5ᵉ ou 6ᵉ jour l'utérus cesse de se contracter, il est utile de remplacer les injections à température uniforme par des injections à température variable : 26° le matin, 38 ou 39° le soir. D'ailleurs, si après quelque temps, la nécessité s'en fait sentir, on peut revenir aux injections à température uniforme.

Il faut donner les injections chaudes avec de grandes précautions si l'on est en présence de lésions du cœur : anévrysmes, dégénérescence graisseuse, surcharge graisseuse, athérome.

On peut juger d'après cet pexposé de tous les hénomènes principaux que nous avons pu noter dans l'emploi des irrigations chaudes, surtout sous forme d'irrigations continues.

Elles agissent comme : 1° hémostatique ; 2° sédatif ; 3° réfrigérant ; 4° tonique. Elles paraissent avoir une action sur les

centres vaso-moteurs. Il serait absolument indispensable
d'élucider ce point par des expériences, étant donnée la grande
extension qu'a prise en ces derniers temps ce moyen de traitement.

*Manuel opératoire des injections et irrigations conti-
nues.* — En pratique, les irrigations continues sont les plus
employées. La façon dont nous les faisons à la clinique est
très simple, très commode et bon marché. Le principe est
le suivant : l'eau coule d'une façon continue et arrose les
culs-de-sac du vagin et le segment inférieur de l'utérus
aussi longtemps qu'on le désire. La malade peut être couchée,
changer de place, s'asseoir à demi sans interrompre en aucune
façon l'irrigation.

L'appareil irrigateur consiste en un tube de verre A à deux
tubulures ; l'une D sert à amener le liquide, l'autre C à en
assurer l'écoulement. Le tube de verre est muni de quelques
ouvertures dont la destination sera indiquée ci-dessous. Le
liquide est versé dans un seau, une cruche ou une bouilloire
qu'on met en communication avec le tube de verre au moyen
d'un tube de caoutchouc d'une longueur de 2^m à $2^m,50$ de la
façon suivante : l'extrémité du tube de caoutchouc L, s'adapte
au robinet K qui, au moyen d'une canule, est mis en communication avec un tube de caoutchouc I K. Ce dernier entre dans l'une
des tubulures du conduit en verre qu'il suit jusqu'à son extrémité y compris la partie du tube munie d'ouvertures latérales.

Pour que le liquide ne puisse pas s'écouler, le tube à drai

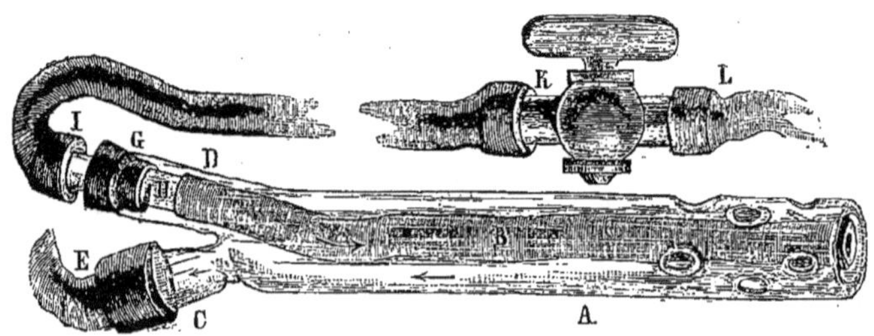

Fig. 25. — Appareil à irrigation continue.

nage B est branché sur un tube de verre H qui traverse un
bouchon de caoutchouc G.

De même, on fixe sur l'extrémité du tube de verre qui sert au retour du liquide, un tube de caoutchouc E long de 1ᵐ 50, dont on laisse tomber l'extrémité dans un vase quelconque placé sous le lit de la malade.

Laissant écouler d'abord une certaine quantité d'eau, afin de purger la canule de l'air et du liquide refroidi qu'elle renferme, on introduit cette canule de verre dans le vagin jusqu'au col de l'utérus, puis on laisse couler le jet plein.

Le liquide remplit le tube de verre et par les orifices terminal et latéraux parvient dans le vagin et chasse l'air par la tubulure de sortie. Immédiatement après l'air, le liquide commence à s'écouler, et grâce à l'expulsion de l'air la paroi vaginale étreint fortement la canule et s'y attache en pénétrant dans ses ouvertures par aspiration. Bientôt, par suite de l'action du courant d'eau et de la température élevée, les parois vaginales s'adaptent plus intimement encore au tube de verre, de telle sorte que le liquide ne peut trouver d'issue entre le tube et les parois du vagin et s'écouler sous la malade. Il est vrai qu'au début de l'irrigation le liquide peut s'écouler par cette voie ; aussi est-il bon de ne pas commencer les irrigations permanentes sans placer sous la malade un bassin ou sans mettre une éponge entre les cuisses.

Lorsque l'orifice antérieur du vagin a subi certaines modifications, particulièrement lorsqu'il existe une rupture du périnée, récente ou ancienne, il se peut que le vagin n'étreigne pas suffisamment la canule et que le liquide s'échappe au dehors sans passer par cette dernière. Aussi, dans certains cas, un bassin à bords mous devient-il indispensable pendant toute la durée de l'irrigation.

L'irrigation terminée, on enlève la canule avec précaution de façon à ne pas blesser les parois vaginales, et à ne pas causer de douleurs inutiles à la malade. Pour que les parties de la muqueuse vaginale attirées par l'aspiration puissent se détacher, il faut serrer le tube d'échappement ; le liquide ne pouvant plus s'écouler par cette voie pénètre alors entre les parois du vagin et la canule, et l'adhérence est détruite.

La longueur et le diamètre du tube vaginal peuvent varier,

selon les cas, mais ce tube doit toujours être en verre solide et épais. Dans de pareilles conditions, il ne m'est jamais arrivé de le voir se casser ou se fendre. Selon les circonstances, la canule est droite ou recourbée, longue ou courte, mais toujours elle doit être très solide.

Parfois les contractions du vagin sont tellement énergiques, que le tube est repoussé au dehors ; pour remédier à cet inconvénient, on l'attache à l'aide d'un ruban de fil autour des reins ou à une ceinture hypogastrique. C'est dans certains cas une précaution absolument indispensable, surtout si la malade remue ou se soulève durant l'irrigation.

Il arrive quelquefois que, par suite de l'engorgement du tube qui assure l'écoulement, le liquide s'accumule dans la cavité du vagin et s'écoule au dehors ; aussi fera-t-on bien de filtrer soigneusement l'eau à l'aide d'un morceau de mousseline que l'on place au fond du réservoir, et qu'on y maintient pendant tout le temps que dure l'irrigation.

L'irrigation peut-être employée le jour et la nuit ; sa durée, variable avec les indications et les circonstances, est en moyenne de 2 à 10 et même 12 heures. Le sommeil n'est pas une contre-indication ; loin d'éprouver la moindre gêne de l'irrigation, la malade s'assoupit volontiers sous l'influence de la chaleur et du murmure monotone de l'eau qui tombe dans le réservoir. Certaines femmes pourtant ne peuvent supporter ce bruit, et on est obligé de plonger le tube d'écoulement dans un vase quelconque déjà rempli d'eau.

L'irrigation peut être employée par les malades durant plusieurs jours, pendant des semaines entières, selon les indications.

Telle que je viens de la décrire, elle peut être appelée irrigation vaginale continue.

En allongeant le tube à drainage on peut faire avec le même appareil des irrigations continues intra-utérines ; les accidents possibles, les précautions à prendre sont les mêmes que dans les injections chaudes vaginales.

C'est là une question toute nouvelle ; je crois que l'appareil que j'ai décrit plus haut, inventé par mon assistant le docteur Morosow, est plus commode et meilleur marché (40 à 50 kopeks) (1) que tous ceux qui ont été proposés jusqu'à présent ; j'insiste surtout sur son application aux affections puerpérales septiques.

Les résultats que j'en ai obtenus peuvent être considérés comme merveilleux, et comme formant une des plus belles pages de l'histoire des irrigations continues.

Je l'ai employé dans des cas où la nécessité absolue de lavages continus s'imposait, et j'ai pu ainsi prévenir la 'pyohémie ; je veux parler de kystes avec adhérences généralisées, d'abcès profonds, abdominaux et pelviens ; de la rétention et de la décomposition putride de produits pathologiques dans la cavité utérine lorsqu'il y a impossibilité d'extraction immédiate.

Dans la laparatomie on peut obtenir, ainsi que je l'ai observé, une adhérence intime entre la canule et les bords de la plaie abdominale.

Observations.

Voici un cas qui s'est présenté chez une malade de mon service. On avait constaté l'existence d'un kyste occupant presque toute la cavité abdominale, et adhérent de toutes parts. Dès que la malade fut entrée à la clinique, ce kyste se vida par l'ombilic et il en sortit une grande quantité de pus sanieux ; une fistule ombilicale s'établit donnant issue à une abondante suppuration. Élargissant la fistule à l'aide du bistouri, on put se convaincre avec la sonde et le doigt que les parois du kyste adhéraient solidement, dans une étendue considérable, aux vertèbres dorsales et lombaires. D'où provenait ce kyste, quelle était la cause de la suppuration ? C'est encore pour nous une énigme. Toujours est-il qu'on ne pouvait songer à l'extirper ; on eut recours à l'irrigation continue qui fut faite durant un jour et une nuit par l'orifice de la fistule, à une température de 30 à 35°, avec une solution contenant 1 0/0 d'acide phénique. Aussitôt après cette irrigation permanente, la nature et la quantité du pus se modifièrent ; la fièvre disparut et au bout de deux mois d'irrigation, il sortit

(1) Environ 2 francs.

par la fistule ombilicale une membrane de revêtement du kyste, puis la cicatrisation se fit et la malade quitta l'hôpital guérie.

Je pourrais citer encore de nombreux cas dans lesquels, à la suite d'irrigations permanentes intra-abdominales, on obtint une guérison complète, qu'on eût affaire à un kyste ou à un exsudat enkysté.

J'ai dit qu'on pouvait obtenir des résultats superbes de ces irrigations dans les affections puerpérales. Voici à l'appui de cette assertion un certain nombre de cas qui, tout en servant de types, pourront donner une idée des indications de ce mode de traitement.

Il y a deux ans, un étudiant de cinquième année me pria de visiter sa femme qui, disait-il, se trouvait en danger. A la suite d'un accouchement qui avait eu lieu quatre jours auparavant, elle avait des températures élevées et des frissons réitérés. La malade était traitée par un médecin spécialiste qui faisait avec obstination des lavages intra-utérins avec une solution de goudron et de phénate de soude.

Je trouvai l'utérus gros, débordant la symphyse pubienne, dur et douloureux ; le col était déjà rétabli, et son orifice fermé. L'écoulement lochial était peu abondant, brun foncé, à odeur sanieuse, les culs-de-sac empâtés et douloureux. Il y avait, en outre, de l'insomnie, du délire, des frissons répétés, une fièvre intense accompagnée de sueurs ; la figure était bouffie et jaunâtre ; enfin je notais tous les symptômes d'une véritable septicémie.

L'interrogatoire et l'exploration directe me firent supposer qu'il était resté dans l'utérus une partie de l'arrière-faix qui avait donné naissance aux phénomènes septicémiques.

Etant données la sensibilité excessive de l'utérus et des culs-de-sac et la faiblesse de la malade, on ne pouvait songer à explorer la surface interne de l'utérus après dilatation du col ; j'eus alors recours à l'irrigation continue avec une solution contenant 2 0/0 d'acide phénique à la température de 37°, et je prescrivis l'application de glace sur le bas-ventre.

Vingt-quatre heures après, l'utérus diminua de volume, la fièvre céda et au toucher on trouvait dans l'orifice utérin dilaté une masse ramollie et suppurante qu'on put extraire en partie après des tentatives répétées avec les doigts et avec les instruments. C'était un fragment de placenta ; la dernière portion ne put être extraite, chaque tentative faite dans ce but s'accompagnant de phénomènes de collapsus.

Je repris donc l'irrigation permanente en introduisant le tube à drainage dans la cavité utérine.

Au bout de deux jours, la dernière partie du placenta décomposé qui était restée adhérente à l'utérus fut enlevée très facilement par le docteur Morosow, et la malade ayant continué à bien supporter les irrigations fut guérie à la fin de la deuxième semaine.

Un fait curieux à noter, c'est que, à partir du début des irrigations, les frissons ne reparurent plus et que la température ne dépassa jamais 38°, de telle sorte que la malade dormant bien et ne délirant pas, on pouvait dire qu'elle était presque complètement apyrétique.

Voici un cas dans lequel j'ai pu me convaincre de l'effet surprenant produit sur l'utérus au point de vue de la contraction, de l'expulsion des produits de la suppuration, ainsi que de l'influence sédative, tonique et somnifère des irrigations continues.

Appelé chez Mme M....., au neuvième jour d'un avortement de quatre mois, je la trouvai dans un état très grave avec une température de 41° C ; le pouls était concentré, faible, accéléré, à peine sensible, parfois irrégulier ; il y avait de l'obnubilation, bref, tous les symptômes de la septicémie.

L'interrogatoire m'apprit que l'œuf avait été extrait par fragments, mais on ne pouvait me dire si tout avait été extrait. Des frissons s'étaient montrés au deuxième jour, et se renouvelaient plusieurs fois chaque jour ; quand je la vis, le frisson avait duré cinq heures de suite et la température montait à 41°, point que plusieurs fois déjà elle avait atteint.

L'examen direct me montra ce qui suit : l'utérus est bien revenu, mobile, dur et peu sensible, l'orifice externe du col est fermé. Sur les parties latérales de l'utérus, on trouve une tuméfaction insignifiante et une sensibilité obtuse. Rien dans les annexes. Les lochies sont blanchâtres, très peu abondantes ; leur odeur est celle de lochies normales décomposées sous l'influence d'une température élevée.

Diagnostic. : Septicémie probablement consécutive à une endométrite lymphangitique.

Pronostic : Très sombre à cause de la faiblesse du cœur, de la température élevée, des frissons réitérés et prolongés.

Traitement : Changer la malade de logement ; choisir une chambre bien aérée. Champagne. Irrigation continue, avec une solution à 37° contenant 2 0/0 d'acide phénique.

Le lendemain, la température tomba de 41°,6 à 37°. Pendant deux semaines on usa des irrigations continues et on n'observa ni frissons, ni élévation de température. A partir du troisième jour, on se servit d'une solution à 1 0/0 au lieu de 2 0/0, la température du liquide restant la même.

Il faut noter qu'aussitôt que l'irrigation s'arrêtait, la température ne tardait pas à remonter et avec une rapidité étonnante. Dans l'espace de six heures, la température montait de 36°,5 à 39° ; après une heure d'irrigation elle retombait au chiffre normal. Je ne fis cette expérience que deux fois chez cette malade ; cette propriété de l'irrigation n'était pas en effet chose nouvelle pour nous. Ce fait avait tellement frappé la malade, qu'elle supportait l'irrigation jour et nuit, sans interruption ; elle dormait, mangeait, accomplissait ses fonctions sans interrompre l'irrigation. Durant tout ce temps, elle eut des transpirations abondantes et ne se couvrit que d'un simple drap de lit. Ce cas parle de lui-même ; il ne peut ici exister le moindre doute sur l'influence bienfaisante de l'irrigation continue.

L'observation suivante montre plus nettement encore l'influence de l'irrigation continue sur l'abaissement de la température, lorsqu'on emploie une solution phéniquée.

Deux médecins qui soignaient la femme d'un officier, atteinte de septicémie puerpérale, vinrent me prier de la visiter le huitième jour après l'accouchement. Je la trouvai en proie à une fièvre intense, la température atteignait 40° et il y avait eu des frissons répétés. L'examen local me fit découvrir un utérus mal rétracté ; le col ouvert laissait écouler des lochies légèrement purulentes, le périnée était rompu, les parois du vagin déchirées. La malade était une jeune femme de 28 ans, bien portante, mais un peu obèse.

On avait en vain employé la quinine et le salicylate de soude à doses massives. Je proposai d'avoir recours à l'irrigation continue avec une solution d'acide phénique à 3 0/0 et à 35°.

Dès le second jour de ce traitement, la température retomba à la normale ; des sueurs abondantes survinrent, la malade retrouva le sommeil. Malgré cela, l'irrigation fut continuée, et au bout de deux jours la température tomba au-dessous de 34°.

A ce moment survinrent des vertiges, des symptômes de collapsus ; on cessa immédiatement l'irrigation et la température commença à remonter. Je trouvai la malade en bon état, avec une température au-dessus de 37° ; instruit par les faits de la possibilité d'une recrudescence de la fièvre septique, je crus bon d'avoir de nouveau recours à l'irrigation continue en abaissant sa température à 32°, le titre de la solution restant le même. Les déchirures du vagin guérirent et la rupture du périnée se cicatrisa.

Le second jour après la reprise de l'irrigation, la température commença de nouveau à baisser, et finit par atteindre 34°, en même temps qu'on observait des vomissements violents. L'irrigation fut de nouveau supprimée et l'analyse des urines y révéla l'existence d'acide phénique ; l'intoxication phéniquée était évidente.

La matrice diminua de volume, les lochies cessèrent d'être fétides, et diminuèrent de quantité. L'irrigation supprimée, la température monta de nouveau à 39°.

C'est alors qu'elle fut reprise pour la troisième fois à une température de 34° avec la solution d'hypochlorite de potasse. Nouvel abaissement de la température, qui malgré un traitement prolongé ne descendit guère au-dessous de 37°. Des circonstances imprévues ayant encore une fois nécessité la cessation de l'irrigation permanente, tous les symptômes de la septicémie reparurent de façon qu'à la suite d'une nouvelle consultation on décida de revenir à l'irrigation avec une solution d'acide phénique à 1 0/0.

Cette fois aucun symptôme d'intoxication ne survint, l'abaissement de la température se montra directement en rapport avec la durée et le degré de température de l'irrigation.

De même, il est bon de noter que pour abaisser la tempéra-

ture du soir et du matin on dut recourir à des irrigations de
température différente, celles du soir étant plus chaudes que
celles du matin.

Ce cas nous prouve que l'influence de l'irrigation permanente
sur la température du corps est indubitable, et que l'influence de l'acide phénique sur l'abaissement de la température
est bien plus évidente encore. On a vu d'ailleurs, et ce fait a
été observé dans des cas nombreux, que des solutions à 3 0/0
sont dangereuses, d'une part à cause de l'intoxication phéniquée qui peut en résulter, d'autre part à cause des brûlures
qu'elles déterminent au niveau des organes génitaux externes,
du périnée, de l'anus surtout chez les puerpérales.

Une solution à 2 0/0 ne peut s'employer longtemps ; par
conséquent, il vaut mieux faire usage d'une solution à 1 0/0.
Dans des cas exceptionnels, on l'abaissera jusqu'à 1/2 0/0.

Parfois on rencontre des cas dans lesquels il est très difficile d'avoir recours à l'irrigation continue.

Voici un exemple : il s'agit d'une femme souffrant depuis
8 ans d'une affection organique du cœur, insuffisance mitrale.
Elle accouche, et aussitôt après est prise de métro-péritonite.
Je la vois au septième jour, alors qu'elle avait déjà subi
plusieurs traitements.

La température atteignait 40° et il existait probablement
des exsudats pelviens ; l'exsudat faisait surtout saillie au niveau du cul-de-sac postérieur, et il existait une tumeur au
niveau des ligaments larges. La dyspnée dont souffrait la malade était augmentée encore par le météorisme abdominal. Le
pouls était fréquent, dur, irrégulier avec des intermittences
très prononcées.

Connaissant l'influence des irrigations chaudes sur le cœur,
j'avoue que c'est avec effroi et en m'entourant de grandes précautions que j'y eus recours.

La première nuit, je ne quittai pas la malade. On commença l'irrigation à neuf heures, et vers minuit, c'est-à-dire
trois heures après, la température tomba de 40° à 37°. Les
accès de dyspnée augmentèrent au début de l'irrigation, il
survint de la toux avec expectoration glaireuse ; les intermit-

tences du pouls augmentèrent, si bien qu'il me sembla indispensable de suspendre l'irrigation. Pourtant je me hasardai à appliquer sur la région précordiale des compresses froides, et je pus continuer l'irrigation permanente pendant la nuit entière, sauf quelques légers temps de repos.

La température s'abaissa à 37°. L'irrigation commencée à la température de 37° fut amenée progressivement à 33°, elle fut continuée durant une semaine entière, avec quelques intermittences, sous la surveillance du médecin. Le résultat fut le suivant : l'exsudat disparut ainsi que les symptômes de métro-péritonite.

C'est là, il faut l'avouer, un cas heureux; dans d'autres en effet les troubles cardiaques ont été à un tel point marqués que, en dépit des précautions prises, on fut obligé de suspendre l'irrigation ou d'en diminuer considérablement la durée. Il va sans dire que le résultat de ces irrigations passagères fut le même que celui des injections chaudes intermittentes.

Actuellement j'ai recueilli plus de 50 cas d'affections puerpérales dans lesquels les irrigations continues furent employées, et je ne connais pas dans toute la thérapeutique un remède plus énergique pour cette forme de septicémie. Dans ces cas, la nature de la contagion a varié ; tantôt il s'agissait d'une hétéro-infection (poison cadavérique), tantôt d'une auto-infection.

Chez les malades qui avaient déjà été atteintes autrefois d'accidents puerpéraux septiques, j'ai employé l'irrigation continue aussitôt après l'accouchement *dans un but prophylactique* et toujours avec succès.

J'ai agi de même, et dans le même but, lorsque j'avais affaire à des malades qui, après chaque accouchement, avaient eu des hémorrhagies, et en général dans tous les accouchements anormaux, difficiles et prolongés (placenta prævia, délivrance artificielle) où l'on pouvait s'attendre à quelque complication.

Si l'irrigation permanente employée pendant deux, trois jours avec une solution à 1 0/0 d'acide phénique, n'abaisse pas la température et n'améliore pas l'état général, le pronostic devient très grave, même s'il y a amélioration dans les phénomènes locaux. Toutes les femmes que j'ai vues dans ces conditions sont mortes.

Bien des médecins en province ont déjà profité de cette méthode d'irrigations continues dans le traitement des affections puerpérales ; de tous les côtés j'ai reçu des témoignages d'approbation et l'annonce de succès semblables.

On en obtient également d'excellents résultats dans les cas d'abcès pelviens extra-péritonéaux, qu'on fasse les injections par le vagin ou par la paroi abdominale. Je ferai seulement observer que l'écoulement du liquide dans les irrigations intra-péritonéales doit être lent afin de ne pas provoquer de phénomènes de choc.

Dans certains cas, après des ovariotomies incomplètes entreprises pour des kystes inclus dans le ligament large, on a employé l'irrigation continue avec un succès complet, et une influence identique sur l'abaissement de la température. Mais ici le mode d'emploi est un peu différent ; un tube à drainage est placé au-dessus du pubis : son autre extrémité sort par le cul-de-sac postérieur ou latéral.

J'ai vu ces irrigations supprimer la stagnation du pus, et, dans un cas de kyste du ligament large, la température de l'irrigation élevée à 40° agir comme hémostatique.

Il est encore un autre point d'une grande importance pratique pour le pronostic à tirer de l'influence qu'exerce l'irrigation continue sur la température, qu'il s'agisse d'affections puerpérales ou autres.

Lorsqu'on fait usage de l'irrigation, si l'on voit la température rester élevée, ou présenter des oscillations irrégulières, la connaissance de la température moyenne peut avoir une grande valeur dans les cas douteux. Par exemple : la température du matin est égale à 37°,9; à midi à 38°,5; le soir à 39°. La température moyenne du matin à midi sera : $\frac{37,9 + 38,5}{2} = 38°,2$; celle de midi au soir sera 38°,7, etc.

Si au début de la maladie et pendant l'emploi de l'irrigation, la température moyenne continue à s'élever, le cas doit être considéré comme grave; la guérison est l'exception, la mort la règle.

Si la température moyenne reste stationnaire malgré les grandes oscillations quotidiennes, le pronostic reste douteux.

Si elle tombe ne fut-ce que de 1/10° de degré pendant trois jours, le pronostic est favorable; le rétablissement est la règle, la mort une exception.

La courbe de la figure 26 est destinée à montrer l'abaissement de la température sous l'influence de l'irrigation continue et la température moyenne dans un cas terminé favorablement. Maladie : Métro-lymphangite septique· puerpérale, phlegmatia alba dolens. Irrigation avec une solution à 1 0/0 d'acide phénique à 33° jusqu'au dixième jour.

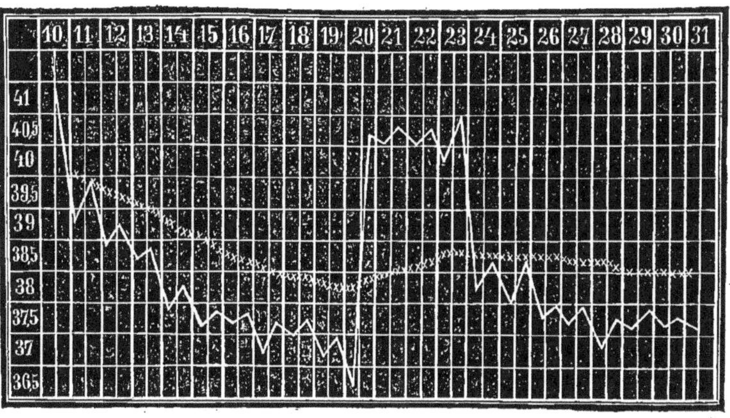

Fig. 26. — La ligne ponctuée indique la température moyenne.

A ce moment on suspend l'irrigation à cause de l'intermittence du pouls qui est concentré.

Au vingtième jour, grands frissons. On reprend l'irrigation le vingt-troisième jour jusqu'à la guérison qui survient le trente-unième jour.

On a parlé de l'efficacité des injections chaudes faites par le rectum, aussi bien dans les affections utérines que dans les affections intestinales. Malheureusement je n'ai pas encore pu à la clinique juger cette question, et bien que l'influence de ces injections s'explique au point de vue théorique, l'application doit, au point de vue pratique, rencontrer un certain nombre de difficultés.

§ II. **Injections froides**. — Les injections froides, c'est-à-dire les injections au-dessous de 16°, ont été employées jusqu'à présent et s'emploient encore avec un succès très souvent moindre, parfois meilleur que les injections chaudes. Quoique ces dernières tendent à prendre le dessus, bien des médecins s'en tiennent encore aux injections froides.

Voici à ce sujet les résultats de mon expérience personnelle pendant ces cinq ou six dernières années. Il est certain que les injections froides peuvent, dans nombre de cas, diminuer ou arrêter les hémorrhagies, bien que contre les écoulements sanguins tenaces leur action hémostatique soit excessivement faible. Chez beaucoup de femmes souffrant de ménorrhagies, par suite de ramollissement et de flaccidité de l'utérus, les injections froides diminuent la perte de sang et peuvent même, si on les emploie d'une façon soutenue, parvenir à l'arrêter.

Il en est de même pour les hémorrhagies liées à une mauvaise involution, si toutefois la subinvolution ne se complique d'aucun processus inflammatoire, et pour celles du premier stade de la métrite chronique, bien que souvent ici l'arrêt de l'écoulement sanguin soit accompagné d'exacerbation de la métrite.

Les hémorrhagies de l'endométrite fongueuse, de la rétroflexion utérine, ne sont modérées par les injections froides qu'au début; par la suite ces injections ne produisent plus aucun résultat.

On observe le même fait pour les hémorrhagies dues aux dégénérescences bénignes et malignes. Dans tous ces cas l'effet des injections froides s'observe à la suite de deux ou trois injections par jour à une température de 16° à 0°.

Irrigations froides continues. — Pour ce qui est des injections fréquentes ou des irrigations continues, leur effet est, on le comprend, beaucoup plus énergique; peut-être même serait-il égal à celui des injections chaudes; malheureusement les malades ne peuvent supporter des injections froides soutenues et prolongées.

Rapidement, en effet, survient une douleur avec sensation de brisure dans le bassin, d'abord au niveau de la symphyse pubienne, puis du côté du sacrum, enfin dans le bassin tout entier. Les malades pâles, anémiées commencent à frissonner quoi qu'on fasse pour les réchauffer ; le pouls devient petit, concentré, accéléré ; puis surviennent : un sentiment d'angoisse, des maux de tête, de l'agitation et, dans les cas les plus graves, des symptômes de choc ; de façon que bon gré mal gré on est forcé de renoncer à l'irrigation continue froide. Les malades elles-mêmes réclament avec instance la cessation du traitement.

Lorsqu'on emploie les injections froides contre des hémorrhagies dépendant de processus inflammatoires, quoiqu'on les emploie d'une façon intermittente, elles déterminent fatalement une aggravation de l'inflammation et l'hémorrhagie ne cesse pas.

J'ai vu les injections froides employées pendant six mois plus de deux fois par jour, avoir des conséquences nuisibles pour la santé. J'ai connu toutefois plusieurs dames qui usaient quotidiennement, matin et soir, d'injections de 11 à 13° (six verres d'eau chaque fois) ; elles finirent par si bien s'y accoutumer que, lorsqu'elles cessaient, leur santé générale s'en ressentait. Elles éprouvaient un sentiment de faiblesse, d'épuisement, devenaient irritables, chagrines, en un mot atteintes de spleen. Il suffisait alors d'une seule injection froide pour atténuer ces malaises et rendre à la femme sa bonne mine et son bien-être. Mais au bout d'un an ou deux, en général, la santé est visiblement compromise ; il survient des douleurs de ventre, de l'ovaralgie, des douleurs au niveau des reins, au creux épigastrique ; la digestion se fait mal, il y a des nausées, des crampes d'estomac, du ballonnement à l'épigastre, de la constipation alternant avec la diarrhée. La défécation est pénible ; les hémorrhoïdes apparaissent, le foie augmente de volume ; on observe de la coccygodinie, des douleurs dorsales et tous les signes de l'irritabilité spinale. Ajoutons à tout cela l'insomnie et une disposition à l'hypochondrie.

Les malades dans ces cas trouvent un certain soulagement dans l'emploi des injections froides, mais pour un temps seulement ; elles se sentent rajeunies, disent-elles. Les médecins consultés diagnostiquent des troubles gastro-intestinaux, les malades se plaignant peu des organes génitaux ; on institue un traitement en conséquence, et les femmes absorbent remèdes sur remèdes sans en éprouver le moindre soulagement.

Si les injections froides sont obstinément continuées, on ne tarde pas à voir apparaître de nouveaux phénomènes : tremblement des membres inférieurs, démarche languissante, faiblesse de la vue, violentes douleurs dans le dos.

Il est curieux de noter que sauf l'excrétion de glaires et un écoulement de sang par le rectum, on ne rencontre du côté des organes pelviens aucune sécrétion anormale, fait qui contribue encore à cacher la véritable cause de la maladie.

J'ai toujours observé dans ces cas une augmentation de volume de l'utérus, qui est extraordinairement dur, abaissé, sensible dans toute l'étendue de sa face postérieure. Bien que sa mobilité ne soit nullement modifiée, les malades passent des années entières sans devenir enceintes ; le coït, indifférent pendant des mois, devient tout à coup passionné pour plusieurs semaines. Au toucher vaginal, j'ai trouvé dans ces cas une sensibilité extrême du rectum au niveau duquel la moindre pression déterminait une sensation très douloureuse. « C'est comme si, disait la malade, on y introduisait un couteau ».

Tous ces accidents provenaient de l'emploi prolongé d'injections froides. Il a fallu dans ces cas une grande patience, aussi bien de la part des malades que de celle des médecins, pour faire disparaître un pareil état que l'on peut comparer à celui des fumeurs d'opium. En effet, durant les premiers temps après la cessation des injections froides, les accidents s'aggravent. Il m'est arrivé de voir de ces femmes quelques années après l'abandon des injections froides, et bien souvent j'ai constaté qu'elles avaient encore nombre de troubles nerveux ; le seul souvenir des injections froides éveillait en elles un sentiment d'effroi, de répulsion.

On se demande à quoi il faut attribuer ces faits, quelle est la cause d'un pareil dérangement de l'organisme. Je me trompe peut-être, mais je crois que les injections froides ont une action très énergique sur l'utérus et ses vaisseaux, dont le sang, ainsi que celui des ligaments larges, est refoulé dans les parties voisines. Grâce à la contraction des vaisseaux, il se produit une anémie dans l'utérus et ses ligaments, et une hyperhémie de voisinage. Cet effet répété des injections froides prédispose les organes voisins à la congestion, et on comprend de cette façon les phénomènes de catarrhe, les hémorrhoïdes, la congestion de la moelle. Cette congestion chronique des méninges spinales est le point de départ des troubles du système nerveux tout entier. Je ne sais si cette explication est juste ou non ; un fait reste inconstestable c'est l'affection, l'hyperhémie de la moelle et de ses membranes. Je dois en outre noter un fait en apparence très paradoxal, c'est que les malades qui usent pendant longtemps des injections froides y gagnent une prédisposition aux refroidissements. Elles sont sensibles à la moindre impression de froid au niveau des extrémités inférieures, à un courant d'air léger.

J'ai vu ces malades souffrant chroniquement de démangeaisons qui ne cédaient que difficilement au traitement, aussi longtemps que la cause qui les provoquait, l'usage de l'eau froide, n'était pas éloignée.

Aussi ai-je pour principe d'avertir ces femmes de renoncer à l'usage de l'eau froide, qui est surtout nuisible aux jeunes filles.

Telles sont en résumé les raisons pour lesquelles j'ai actuellement abandonné les injections froides comme moyen hémostatique.

Tamponnement vaginal avec la glace. — Le froid, en tant que moyen hémostatique, s'emploie encore sous forme de tamponnement vaginal à l'aide de fragments de glace introduits dans le vagin. C'est un moyen qui, dans le cas d'hémorrhagies peu graves, se montre très efficace.

Il est applicable aux hémorrhagies soit primitives, soit secondaires, qu'on observe à la suite des opérations pratiquées sur le col de l'utérus, la vessie ou le rectum (dans le cas de fistules) ; surtout lorsque pour une raison quelconque la malade doit rester couchée sur le côté, les membres inférieurs liés ensemble, et qu'il faut se garder de l'incommoder. Si l'on introduit dans le vagin 4 à 5 glaçons, il se passe bien une heure avant que les parois vaginales se réchauffent.

Malheureusement encore les femmes éprouvent une douleur insupportable, qui empêche d'employer avec persistance cet excellent mode de traitement.

Vessie de glace. — La glace contenue dans un sac de caoutchouc ou des compresses trempées dans l'eau glacée ou dans un mélange à parties égales d'eau et de vinaigre, et appliquées sur le bas-ventre, trouvent leur indication dans le traitement des hémorrhagies. Elles diminuent les douleurs et n'empêchent pas l'emploi des injections chaudes ni des irrigations continues dont elles secondent les propriétés hémostatiques.

S'il n'existe aucune contre-indication, j'ordonne toujours les injections chaudes conjointement avec l'application sur le bas-ventre des compresses vinaigrées ; dans les inflammations avec température élevée et irritation du péritoine qui s'observent souvent après les couches, j'y ajoute des vessies pleines de glace. Malheureusement, les malades ne peuvent supporter l'application prolongée de glace au bas-ventre, par suite des douleurs qu'elles éprouvent, et on est vite forcé d'y renoncer.

Chez les femmes très anémiques et obèses, l'emploi prolongé des vessies de glace doit être surveillé avec soin ; fréquemment en effet on observe des escharres superficielles, surtout lorsque les malades ont auparavant eu recours à des onguents irritants, ou qu'elles ont appliqué longtemps des compresses chaudes.

J'ai constaté plusieurs fois ces faits ; par bonheur l'issue en a été favorable, mais la cicatrisation de ces escharres fut fort lente, elles occasionnèrent aux malades des souffrances inutiles. Aussi, dès que le médecin s'aperçoit qu'au point où la glace a été appliquée il se forme une tache rouge foncée ou pourpre, doit-il bien se garder d'employer des compresses, froides ou chaudes ; il faut frotter cette place avec précaution et se conduire comme lorsqu'on a affaire à la congélation des membres.

Notons que chez des personnes trop nerveuses ou débilitées une application trop prolongée de vessies de glace peut provoquer une névralgie abdominale qui persiste longtemps encore après le rétablissement.

§ III. **Révulsions chaudes.** — Dans un but hémostatique, ainsi que dans les cas d'épuisement et de collapsus, on peut user avec avantage de l'application de la chaleur, à la partie supérieure et aux côtés de la poitrine, aux extrémités supérieures et à la tête, à l'aide de vessies, de bouteilles remplies d'eau bouillante, de cendre, de sable. Ces moyens peuvent être employés d'une façon assez prolongée, attendu que les malades en éprouvent des sensations très agréables.

L'immersion des membres supérieurs dans l'eau aussi chaude qu'ils peuvent la supporter est un remède très utile ; on voit souvent, immédiatement après cette immersion, l'avant-bras commencer à blanchir, puis bientôt rougir, devenir pourpre ; l'hémorrhagie diminue considérablement ou cesse à l'instant même, ainsi que je l'ai vu dans une hémorrhagie sérieuse au début d'une fausse couche.

A cette même catégorie de remèdes se rattachent les cataplasmes, l'enveloppement des parties supérieures du tronc dans de la flanelle ou des serviettes chaudes.

Bains chauds. — En vertu du même principe, on peut avoir recours, pour obtenir l'ischémie des organes internes, aux bains chauds à une température de 31, 32, 33 et même 35° ; mais on ne devra le faire qu'après avoir épuisé en vain tous les remèdes hémostatiques. C'est là une médication qu'on peut appeler héroïque ; il faut que le cœur et les vaisseaux soient sains, et on doit en général se tenir prêt à parer à des accidents de tous genres.

Comme les syncopes sont un phénomène très habituel, il ne faut pas que ces bains soient pris en l'absence du médecin. En outre, si l'on considère ce que les préparatifs de ces bains causent d'embarras, étant données la rigueur de notre climat, l'incommodité de nos logements, la difficulté qu'il y a à remuer des malades épuisées et anémiques, disposées aux éblouissements et aux syncopes, on concevra que les bains chauds, quoique excellents en théorie et recommandés par nombre de gynécologistes français, anglais et américains, n'aient que peu de vogue chez nous.

Il va sans dire qu'en mettant la malade au bain, on aura soin de lui poser sur la tête une compresse mouillée à la température du bain ; on surveillera le pouls et on ne laissera la femme dans l'eau que peu de temps, cinq minutes au maximum. A la moindre menace de syncope, on la sort le

plus vite possible de la baignoire à l'aide d'un drap, et on la
pose sur un lit bien chauffé d'avance.

Dans certains cas d'hémorrhagies, l'effet des bains chauds
est tout à fait surprenant ; par exemple dans la métrite
chronique au moment des poussées aiguës, ou.chez les puerpérales, l'hémorrhagie est arrêtée pour dix ou douze heures,
Si le bain est pris le soir, les malades s'endorment d'un
sommeil tranquille. Chez d'autres malades, l'hémorrhagie
s'arrête, mais il survient de l'insomnie ; et même celles qui
après un ou plusieurs bains s'endorment tranquillement sont
atteintes d'insomnie à la suite des bains suivants.

La fréquence des bains peut-être très variable ; parfois
deux, trois bains suffisent, parfois le résultat favorable ne
se montre qu'après le dixième bain. Une sudation abondante,
un bon sommeil, le retour de l'appétit, sont d'excellents signes
pronostiques.

§ IV. **Traitement hydrothérapique dans les établissements spéciaux**. — Dans les cas où il existe des métrorrhagies chroniques, ou quand il s'agit de les prévenir, le
traitement dans ces établissements devient une nécessité, parfois même absolue, particulièrement en hiver, chez les femmes
qui ne peuvent quitter leur résidence habituelle. Sans analyser
les causes des bons effets de l'hydrothérapie, je me bornerai
à signaler certains cas dans lesquels ce traitement s'est
montré particulièrement bienfaisant, et j'y ajouterai quelques
observations pratiques. Les lecteurs curieux de s'instruire
à ce sujet feront bien de lire l'ouvrage de Fleury.

On institue ce traitement de deux façons différentes ; soit
sous forme d'enveloppement à l'aide de draps mouillés, soit
sous forme de douches abdominales. Dans l'un comme dans
l'autre cas, la température, la durée peuvent être variables
soit pour toute la durée du traitement, soit pour la même
séance.

Je me base d'habitude sur la sensation qu'éprouve la malade,
et je n'insiste guère sur l'indication du degré. Si par exemple,
la femme commençant par employer les enveloppements à 25°,
se trouve à l'aise et que l'abaissement de la température à

23 ou 22° lui produise une sensation désagréable ; si elle
éprouve de la faiblesse ou si elle est irritable ; si elle a des
frissons, je ne vois pas d'inconvénient à élever la température de 1°, jusqu'à ce que la malade éprouve la sensation
qu'elle recherche.

On peut en dire autant des douches relativement à la force,
à l'amplitude du jet et à la durée des frictions.

Lorsque l'enveloppement à l'aide de draps, l'affusion d'un
ou deux seaux d'eau à une température égale sont bien sup-
portés, on peut prolonger la durée de la séance ; sinon il faut
cesser immédiatement.

Mon expérience me permet de dire que le médecin a
d'autant plus de succès dans le traitement hydrothérapique, qu'il se guide davantage sur les sensations éprouvées
par les malades.

La durée du traitement varie de six semaines à trois mois.
La meilleure époque de l'année est le printemps et le commencement de l'automne. Un temps froid, humide, le vent, sont
des circonstances peu favorables au traitement. Aussi devra-
t-on dans ces conditions y renoncer.

On procédera au traitement avec de grandes précautions ;
souvent on devra commencer les frictions chez les malades
à l'aide de serviettes ; les membres inférieurs devront être
préservés contre le refroidissement.

La plupart de mes malades ont été traitées dans l'établissement du docteur Redlich et c'est au directeur, le Dr Storogeff,
que je suis redevable de maintes indications pratiques sur le
traitement hydrothérapique des maladies des femmes.

Indications du traitement hydrothérapique. — Les indications sont les suivantes :

1° En premier lieu contre l'hémorrhagie due à l'obésité.
Ici l'influence de l'hydrothérapie est évidente. Plus la malade
maigrit, plus la tendance à l'hémorrhagie diminue. Il va sans
dire qu'à ce traitement viennent s'ajouter d'autres pres-
criptions hygiéniques et diététiques, indispensables contre
l'obésité.

Il m'est impossible de ne pas insister sur ces succès ; j'ai vu des malades retenues au lit par des hémorrhagies, des années entières, ne pouvant se lever plus de cinq ou six fois par mois, qui, après avoir subi maint traitement (dilatation du col suivie d'injections intra-utérines, et cela sans succès, etc.), désespérées, abandonnées de leurs médecins, revenaient à la santé après un traitement hydrothérapique de deux à trois mois. Elles diminuaient de poids et l'hémorrhagie cessait.

La diète Benting fut certainement dans ces cas un puissant auxiliaire, mais il est évident que seule elle n'aurait pas suffi.

2° La seconde indication est la métrorrhagie associée à la pléthore abdominale, à l'atonie intestinale et à la constipation opiniâtre, au météorisme, aux hémorrhoïdes, lorsque l'utérus n'est pas atteint de dégénérescence maligne.

En pareil cas l'emploi soutenu de douches abdominales, de 28° à 38°, constitue un moyen très énergique pour faire disparaître l'atonie intestinale, la constipation, le météorisme ainsi que la congestion abdominale. C'est probablement de cette façon qu'elles influent sur la cessation de l'hémorrhagie et qu'elles en préviennent le retour.

3° Dans les déplacements de l'utérus, particulièrement dans la rétroflexion et la rétroposition avec ou sans inflammation ou tumeurs de l'ovaire, l'enveloppement à l'aide de draps mouillés et les douches abdominales ont un effet merveilleux contre les ménorrhagies, calment le système nerveux, provoquent le sommeil et améliorent la nutrition.

4° Dans le cas de fibromes sous-péritonéaux et interstitiels, cas dans lesquels les hémorrhagies et la constipation donnent lieu à des souffrances sans fin, les douches abdominales amènent un soulagement marqué.

5° Les hémorrhagies de la ménopause sont heureusement influencées par le drap mouillé.

6° Dans la métrite chronique, l'hydrothérapie rétablit la nutrition générale, tout en diminuant la disposition aux récidives, aux poussées aiguës, aux hémorrhagies.

Dans tous les cas il est une précaution qu'il ne faut pas oublier : si la malade a eu une fois de la péritonite généralisée, quelle qu'en ait été la cause, on doit au moindre refroidissement s'attendre à une rechute, ce dont j'ai été témoin plusieurs fois.

Le traitement hydrothérapique présente d'autre part des inconvénients ; le succès n'est pas toujours durable et l'on se voit obligé de recommencer le traitement une seconde et même une troisième année.

CHAPITRE III

Injections intra-utérines de substances médicamenteuses.

Outre les injections vaginales hémostatiques, on emploie les injections intra-utérines.

Ces injections se font avec la seringue de Braun ; le liquide est porté à la température du sang ; on chasse l'air, et l'injection est poussée dans la cavité utérine (demi-seringue ou seringue entière). La seringue de Braun s'introduit comme la sonde intra-utérine ; si l'utérus est déplacé, on commence par le fixer soit à travers la paroi abdominale, soit avec les pinces de Museux.

Pendant l'injection, le médecin ne doit pas cesser d'observer la physionomie de la malade ; dès qu'apparaît la moindre altération des traits, il interrompt l'injection, tout en laissant l'extrémité de la seringue dans la cavité utérine, et s'informe de la sensation éprouvée par la femme. Ressent-elle des douleurs ou de la fatigue, il suffit de ramener un peu la seringue, les douleurs pouvant dépendre de l'irritation du fond de l'utérus par l'extrémité de la canule ou la force de projection du liquide injecté. Si la douleur cesse, on continue l'injection ; si elle persiste, on cesse immédiatement.

Les injections intra-utérines se font deux ou trois fois par semaine, ou même tous les jours. La malade doit garder le lit au moins deux heures après chaque injection.

Parmi les substances médicamenteuses employées en injections intra-utérines dans un but hémostatique, la meilleure, à mon avis, est la teinture d'iode pure ou mélangée avec la glycérine (1 : 4).

Cette méthode des injections intra-utérines hémostatiques n'est pas exempte de dangers ; malgré les plus grandes précautions, on a vu souvent à leur suite des accidents graves, parfois même la mort rapide. Aussi, lorsqu'on y a recours, doit-on bien connaître les contre-indications, mieux encore peut-être que les indications.

Commençons par les contre-indications :

1° Jamais les injections intra-utérines ne doivent être faites aux malades qui ne gardent pas le lit ;

2° Elles sont contre-indiquées dans toutes les inflammations du tissu cellulaire et du péritoine pelviens, et particulièrement lorsque l'utérus est immobile ;

3° Dans la métrite chronique au moment ou à une époque peu éloignée des exacerbations ;

4° Dans la salpyngite et la dilatation des trompes ;

5° Quand il y a étroitesse ou sténose de l'orifice et du canal cervical ;

6° Dans les flexions d'ancienne date, ou lorsqu'on peut soupçonner une dilatation chronique de la cavité utérine ; on n'oubliera pas, en effet, que dans ces cas les trompes prennent part à la dilatation.

Si l'on tient sérieusement compte de ces contre-indications, on évitera beaucoup d'inconvénients.

Les indications des injections intra-utérines sont fort restreintes ; les voici :

1° L'endométrite fongueuse ;

2° La métrite hypertrophique ;

3° La dégénérescence fibreuse de l'utérus ;

4° Les fibromes sous-muqueux et interstitiels ;

5° Les hémorrhagies de la ménopause.

Les accidents qui peuvent suivre ces injections sont les suivants :

1° Le choc ou le collapsus avec symptômes de péritonisme et coliques utérines ;

2° L'inflammation limitée ou généralisée du tissu cellulaire et du péritoine ;

3° L'embolie ;

4° La septicémie.

Pour diminuer le choc et calmer les tranchées, on applique de la glace sur le bas-ventre, et on administre à l'intérieur des stimulants ; on fait des injections hypodermiques de morphine et plus tard on fait absorber de l'opium par voie stomacale ou en lavement. Repos absolu ; l'examen gynécologique ne sera pas pratiqué de quelques jours.

Afin d'éviter autant que possible les accidents que je viens de signaler, il est indispensable de cathétériser au préalable l'utérus une ou deux fois, afin de s'assurer :

1° Qu'il n'y a pas de rétrécissement et que la sonde passe aisément ;

2° Que le cathétérisme utérin ne provoque ni coliques, ni douleurs, ni nausées, ni troubles généraux quelconques. Si l'on observe ces phénomènes alors qu'on a introduit la sonde avec précaution, il vaut mieux renoncer aux injections intra-utérines ;

3° Lorsque le contact de la sonde avec le fond de l'utérus produit un frisson, il est indiqué de ne pas faire d'injection ;

4° Enfin lorsque le cathétérisme détermine des spasmes de l'orifice utérin qui compriment et immobilisent la sonde, il faut prendre garde de ne pas retirer celle-ci brusquement après l'injection, mais bien la laisser en place pendant cinq minutes environ.

Je répète que malgré toutes ces précautions, les injections intra-utérines hémostatiques ne sont pas exemptes de dangers, et qu'à l'heure actuelle ces injections ne doivent être employées que rarement.

CHAPITRE IV

Moyens mécaniques.

Lorsque les injections chaudes et les autres médicaments hémostatiques sont inefficaces contre les métrorrhagies, on est obligé d'avoir recours aux moyens mécaniques qui, en même temps qu'ils obstruent la voie suivie par le sang, excitent probablement les contractions de l'utérus et de ses vaisseaux.

Tamponnement du vagin. — Le moyen mécanique le plus énergique est le tamponnement du vagin à l'aide de bourdonnets d'ouate imbibés d'une solution phéniquée ou de glycérine.

Ces bourdonnets, du volume d'une noix, faits d'ouate phéniquée ou salicylée, plutôt cylindriques que sphériques, sont serrés en leur milieu par un fil dont l'extrémité pend hors du vagin après que le tampon a été appliqué.

Le manuel opératoire du tamponnement est très simple : la malade est placée dans le décubitus dorsal, les cuisses fléchies ; le médecin introduit de la main droite les bourdonnets dans le vagin et en remplit tout d'abord le cul-de-sac postérieur, puis l'orifice du museau de tanche, et enfin le cul-de-sac antérieur et tout le conduit vaginal jusqu'à la vulve.

La quantité de bourdonnets nécessaire varie suivant les cas, suivant par exemple que la femme a ou n'a pas accouché.

Lorsque le sang ne coule plus, le tamponnement est suffisant.

Dans certains cas, la malade n'éprouve aucune sensation désagréable ; dans d'autres, au contraire, elle souffre et accuse de la pesanteur, de l'irritation du côté de la vessie et du rectum.

Ces sensations servent parfois à indiquer que le tamponnement est suffisant ; si l'on voulait continuer à introduire des bourdonnets, on pourrait arriver au résultat suivant : les douleurs deviendraient telles qu'on se verrait contraint d'enlever le tampon et d'en remettre l'application à une ou deux heures, circonstance déplorable dans un cas d'hémorrhagie grave.

Il ne faut pas confondre les douleurs dues à la compression exercée par le tampon avec les contractions utérines douloureuses qui sont un signe excellent ; elles indiquent que l'utérus revient sur lui-même, résultat qu'on recherche par le tamponnement.

Le tampon peut rester en place de 6 à 12 heures ; lorsqu'il est imbibé d'une assez grande quantité d'iodoforme, on peut le laisser 24 heures. On extrait les bourdonnets en tirant sur la ficelle dont ils sont munis.

En faisant plusieurs tamponnements, soit coup sur coup, soit à intervalles plus ou moins éloignés, on peut prolonger très longtemps ce mode de traitement. Avant et après chaque tamponnement, on fait une injection dans le vagin avec une solution d'acide phénique à 1 0/0.

Si la malade supporte facilement le tampon, elle peut ne pas garder le lit et parfois même sortir de sa chambre.

On peut observer des accidents à la suite du tamponnement :

1º Le tamponnement énergique dans les cas d'inflammation aiguë, particulièrement dans celles du tissu cellulaire et du péritoine, peut produire une aggravation de l'inflammation ;

2º Le sang accumulé dans les trompes peut refluer dans le péritoine ;

3º L'irritation de la vessie et du rectum est parfois telle qu'il est impossible de maintenir le tampon ;

4º Lorsqu'on peut maintenir l'embryon ou le fœtus dans l'utérus, il ne faut pas tamponner, le tampon pouvant déterminer des contractions utérines et l'expulsion de l'œuf.

On emploie le tamponnement dans les circonstances suivantes :

1º Lorsqu'on veut diminuer la quantité et la durée de l'écoulement menstruel ;

2º Contre les hémorrhagies qui dépendent de la subinvolution, de l'endométrite, des déplacements ou des dégénérescences de l'utérus et surtout de la ménopause ;

3° Contre les métrorrhagies de l'avortement et de l'accouchement ; dans ces cas, il agit également en excitant les contractions utérines.

Parfois on imbibe le tampon de substances médicamenteuses ; celles qu'on emploie d'ordinaire sont : le perchlorure de fer, l'alun, le vinaigre et l'alcool.

Le perchlorure de fer ne sera employé qu'avec de grandes précautions.

Parfois, pendant la gestation et dans l'état puerpéral, on fait usage, au lieu de ouate, du colpeurynter rempli d'air, d'eau chaude ou d'eau froide. Personnellement je n'ai jamais eu recours à cet instrument en dehors de l'état puerpéral ; c'est un moyen très douloureux, comme j'ai pu m'en convaincre dans les cas d'inversion chronique de l'utérus.

Tamponnement de l'utérus. — Outre le vagin, on peut tamponner le col de l'utérus ; le procédé est très simple. Il est entendu que ce n'est que dans les cas de nécessité absolue qu'on y aura recours, et lorsque le col est dilaté.

On se sert de bourdonnets du volume d'une pistache qu'on introduit avec ou sans spéculum dans la cavité cervicale. Malheureusement, pour les maintenir en place, il faut en même temps tamponner le vagin ; sinon ils sont expulsés très rapidement. Lorsqu'on tamponne le col à l'aide du spéculum, on peut imbiber les bourdonnets de perchlorure de fer et d'autres agents médicamenteux. Il est urgent d'enlever le tampon après 4 à 5 heures en s'entourant de toutes les précautions antiseptiques.

Le tamponnement de la cavité utérine se fait à l'aide d'un instrument spécial, ressemblant à une sonde utérine dont le bouton est perforé pour laisser passer un fil de soie auquel sont attachés de petits bourdonnets de gaze phéniquée ou iodoformée, de forme conique et de la grosseur d'une tige de laminaria. Ces cônes s'emploient secs ou imbibés d'une substance médicamenteuse.

Il va sans dire que le tamponnement intra-utérin n'agit pas par compression, car il est impossible de remplir la cavité ; cela exciterait les contractions utérines.

Il n'est pas exempt de dangers et nécessite de grandes précautions ; il faut surtout éviter d'introduire dans la cavité utérine du perchlorure de fer qui provoquerait l'inflammation de l'utérus et de ses annexes.

La solution d'alun ou la teinture d'iode glycérinée sont de beaucoup préférables.

Parmi les moyens mécaniques hémostatiques, on peut ranger celui proposé par Emmet et qu'a employé Hegar, *la suture provisoire de l'orifice du col*. Bien que je n'en aie pas fait l'expérience, il me semble qu'il est facile et rationnel.

Lorsqu'il s'agit d'arrêter instantanément une hémorrhagie formidable, on peut avoir recours à la *compression de l'aorte abdominale ;* cette compression est facile lorsqu'il n'y a pas entre l'aorte et les parois abdominales soit une tumeur, soit l'utérus augmenté de volume. Elle peut se faire à l'aide des deux pouces ou simplement avec le poing. Malheureusement l'opérateur se fatigue vite, et d'autre part, le compresseur mécanique est infidèle.

Ce moyen ne peut donc servir qu'à gagner du temps pendant qu'on prépare un tampon ou tout autre remède indispensable pour obtenir une hémostase prolongée.

Massage. — Enfin je citerai le massage parmi les moyens hémostatiques mécaniques.

On sait qu'on l'applique à l'utérus après l'accouchement, afin de provoquer la contraction. Les observations prouvent qu'il donne d'excellents résultats pendant les 10 ou 12 premiers jours qui suivent la parturition ; il prévient l'hémorrhagie et les maladies puerpérales.

On a essayé de l'employer quand l'utérus est à l'état de vacuité, mais les difficultés de son application l'ont empêché d'entrer dans la pratique.

M'appuyant sur les faits que j'ai recueillis, je puis dire que le massage de la région abdominale dans le but de lutter contre l'atonie de l'intestin et la stase sanguine, particulièrement chez les femmes obèses, est un adjuvant précieux dans le traitement des maladies utérines. On trouvera dans les traités spéciaux la description du manuel opératoire ; j'indiquerai seulement ici le procédé employé dans l'état puerpéral.

Il consiste en des frictions légères faites chaque jour, durant un quart d'heure ou une heure, sur le fond et la paroi antérieure de l'utérus. Lorsque l'utérus est rentré dans le petit bassin on introduit un doigt dans le col, et l'organe tout entier est soulevé vers la paroi abdominale antérieure à travers laquelle on le saisit et on le masse avec la main restée libre.

Lorsque l'involution se fait mal, un massage quotidien amène la contraction de l'utérus et diminue sa sensibilité. On peut avoir recours en même temps à l'hydrothérapie et à l'électricité.

CHAPITRE V

Moyens chirurgicaux. Hygiène et diététique. Alimentation.

Les opérations chirurgicales pratiquées dans le but d'arrêter les hémorrhagies portent sur le col, le corps et le fond de l'utérus ou sur les ovaires.

Elles sont tellement variées et spéciales que leur étude viendra plus à propos dans un autre chapitre, lorsque je m'occuperai du traitement applicable aux différentes affections utérines qui causent les hémorrhagies.

Hygiène et diététique. — J'ajouterai quelques mots concernant l'hygiène et la diététique des malades atteintes de métrorrhagies, en me plaçant à un point de vue général.

Les malades doivent être placées dans une chambre exposée au soleil, maintenue à une température de 13 à 15°, parfois moindre, et bien ventilée ; en couvrant bien les malades il n'y a nul inconvénient à tenir les fenêtres ouvertes.

On laisse la femme prendre la position qui lui convient le mieux. Il faut l'encourager et l'égayer.

Etant donné l'état du cœur après les grandes hémorrhagies, on évitera toute impression vive et brusque aussi bien morale que physique.

Le mari ne doit pas être autorisé à coucher dans la chambre de la malade.

Alimentation. — A moins de contre-indications spéciales la femme pourra manger tout ce qui lui fera plaisir. Souvent on observe de la répugnance pour la viande, et comme à mon sens on ne retire aucun profit de l'usage si répandu aujourd'hui du jus de viande, je n'insiste jamais sur son emploi. Je préfère attendre que la répugnance disparaisse.

Le poisson frais ou salé m'a paru un mauvais aliment. Le lait est dans ces conditions une boisson excellente et un aliment suffisant. D'habitude je conseille le lait écrémé qui est mieux supporté, et je fais ajouter à chaque verre une cuillerée de cognac. Les malades peuvent aisément boire par jour six verres de ce mélange.

Le lait a un autre avantage ; il augmente les sécrétions urinaire et sudorale ; il procure des selles régulières aux malades atteintes de constipation rebelle. Parfois même il cause de la diarrhée, et on est obligé d'y ajouter de l'eau de chaux, ou de le faire bouillir et de l'employer tiède.

On proscrira les boissons et les aliments chauds.

Le thé et le café seront permis à moins qu'ils ne produisent des palpitations, de l'insomnie, de l'excitation. J'en dirai autant du vin qui en petite quantité réconforte et égaye.

Les femmes qui fument éprouvent de la répugnance pour le tabac ou au contraire en usent avec excès. Dans ce dernier cas je leur fais la guerre, et lorsqu'elles consentent à m'obéir elles s'en trouvent très bien et voient disparaître l'insomnie et l'angoisse qui les tourmentaient.

Les légumes et les fruits crus ou cuits surtout les asperges, le raisin, le melon d'eau sont d'excellents aliments qui ont le grand avantage d'augmenter la sudation et la sécrétion urinaire.

Non seulement les promenades ne seront pas interdites aux femmes obèses, mais on les leur prescrira avec insistance.

Ces promenades seront faites autant que possible en plein soleil. C'est là un point sur lequel je vais m'étendre un peu.

CHAPITRE VI

Bains de soleil

Les bains de soleil rentrent dans la catégorie des remèdes agréables, utiles, et d'un effet merveilleux; ils sont d'excellents adjuvants dans le traitement de maintes maladies des femmes et des métrorrhagies.

C'est le hasard qui m'a mis sur la voie de cette méthode thérapeutique il y a trois ans. Je vis à cette époque, dans l'ouvrage d'Emmet, que très souvent on avait observé chez les malades un grand soulagement lorsqu'elles reposaient sur un lit exposé au soleil.

Je résolus dès lors de me servir de ce moyen dans le traitement des maladies des femmes et particulièrement des métrorrhagies.

Je rapporte ici le premier cas dans lequel j'ai observé l'effet hémostatique des bains de soleil.

Il s'agissait d'une malade de 48 ans, nullipare, faible de constitution, ayant eu depuis plusieurs années des métrorrhagies abondantes, qui depuis quelque temps augmentaient d'intensité. La malade gardait le lit depuis un mois déjà. Je la trouvais à la fin d'avril dans l'état suivant : le toucher rectal montre que l'utérus a son volume normal, qu'il est de consistance ferme et très sensible à sa partie antérieure, peu mobile. La malade nous raconte que, 20 ans auparavant, elle a eu une inflammation dans la région abdominale. Je pensai avoir affaire à des métrorrhagies de la ménopause dépendant d'un déplacement de l'utérus en arrière consécutif à une périmétrite postérieure adhésive. Nous ne parvînmes à arrêter la métrorrhagie qu'au bout de deux semaines, en employant les hémostatiques les plus variés et les plus énergiques.

La métrorrhagie arrêtée, la malade se décida à aller passer

l'été à la campagne. Je lui conseillai de prendre des bains de soleil et de boire du lait en abondance.

Elle prit 60 bains ; pendant tout l'été il n'y eut pas d'hémorrhagie et la malade fut réglée exactement. Je la revis en septembre, c'est-à-dire quatre mois après ; ses forces étaient revenues à tel point qu'elle pouvait aller à pied de Moscou à Pétroffsky-Rosoumovoski (6 à 7 verstes).

L'hiver suivant se passa bien ; mais vers la fin les métrorrhagies reparurent, augmentèrent considérablement en avril, et compromirent de nouveau la santé de ma cliente.

Elle partit à la campagne, prit des bains de soleil et guérit comme la première fois.

Depuis un an et demi elle est restée parfaitement bien portante, plutôt pléthorique qu'anémique.

Ce fait entraîna ma conviction, et depuis lors je conseillai les bains de soleil dans maintes maladies des femmes ; je vais consigner ici les résultats d'une pratique de deux ans et demi.

On les prescrit dans tous les cas où les malades, sujettes depuis longtemps à des affections des organes génitaux, ont été soumises sans résultat aux traitements les plus divers ; principalement dans la métrite chronique, les inflammations chroniques des ovaires, du péritoine, avec atonie intestinale, dyspepsie, hystérie.

Ils se prennent de la façon suivante. La malade s'enveloppe le ventre et les membres inférieurs de vêtements noirs, la poitrine et la tête de vêtements blancs. Parfois, on entoure la tête et la poitrine d'une pièce de laine blanche. La femme s'étend sur un lit ou sur un canapé qu'on place dehors en plein soleil ; une ombrelle protège la partie supérieure du corps, tandis que le ventre et les membres inférieurs restent entièrement découverts. Le bain dure ainsi de une demi-heure à une heure. Après ce laps de temps, la malade se retourne sur le côté ou se met à plat ventre.

La séance est de une à quatre heures ; tout dépend des forces, de la persévérance de la patiente.

Au début, elle se sent réchauffée ; puis elle éprouve des picotements, il lui semble que des fourmis lui parcourent le corps. Surviennent bientôt de légers frissons, une soif ardente, des sueurs légères et limitées au début, puis plus tard abondantes et générales.

Pour apaiser la soif, on donne du lait écrémé avec du cognac, d'abord en petite quantité; mais les malades ne tardent pas à en boire six verres pendant une seule séance.

La quantité d'urine rendue diminue d'une manière remarquable. Après un ou plusieurs bains, on observe de la lassitude, de la courbature, de l'insomnie ; mais ces phénomènes sont passagers. Dès qu'elles ont changé de linge, les femmes se sentent délassées, gaies et calmes ; elles recouvrent l'appétit. Bref, elles éprouvent les mêmes sensations que lorsqu'elles prenaient des bains étant bien portantes.

Au point de vue local, les bains de soleil calment les douleurs, font disparaître la sensation de pesanteur et de tension du bas-ventre, diminuent les sécrétions catarrhales et menstruelles, l'irritation de la vessie, et régularisent les fonctions de l'intestin.

On voit également disparaître les migraines dont se plaignent si souvent les utérines.

Enfin, l'effet principal et surprenant des bains de soleil est un sommeil profond et réparateur.

Le nombre de bains à prescrire est variable avec le temps et l'état des malades; dans certains cas 20 suffisent, dans d'autres, il en faut 60.

Certaines malades s'en trouvent si bien, qu'ils deviennent pour elles d'une nécessité absolue.

Les règles n'en contre-indiquent pas l'emploi ; au contraire, lorsqu'elles sont abondantes, on observe la diminution de l'écoulement.

Il faut éviter le vent, l'usage de l'eau froide, les baignades, les promenades du matin et du soir pendant toute la durée du traitement.

Comment agissent les bains de soleil ? — Je crois qu'ils agissent en activant les fonctions de la peau et en décongestionnant de cette façon les organes utérins, abdominaux et pelviens; on peut, de la sorte, s'expliquer leur action hémostatique.

On peut associer aux bains solaires toutes les autres méthodes thérapeutiques.

Pour terminer, je citerai ces paroles d'Emmet :

« Dans le traitement de l'anémie, il faut user conjointement au fer, du soleil et de la lumière. Sans le secours du soleil, les préparations ferrugineuses ne sont pas absorbées par l'estomac qu'elles irritent. »

LIVRE V

TRAITEMENT DES DIVERSES AFFECTIONS QUI CAUSENT LES MÉTRORRHAGIES

CHAPITRE PREMIER

Traitement du cancer du col de l'utérus

§ I. **Traitement médical.** — Le traitement du cancer du col peut être chirurgical ou médical. Dans bien des manuels, on le divise en traitement radical et en traitement palliatif. Cette division est défectueuse, car il ne peut guère être question de traitement radical pour un cancer confirmé. Il est exceptionnel, en effet, de rencontrer des cas où la récidive ne suive pas l'opération, et où, après une survie de quelques années, la mort survienne par le fait d'une affection autre que le cancer. La règle est la récidive, et cette récidive ne paraît pas due à l'insuffisance des procédés opératoires, mais à l'essence même de la maladie, de la diathèse cancéreuse. On peut voir en effet réapparaître le néoplasme, alors même qu'on a enlevé une notable partie des tissus sains qui l'environnent.

Aujourd'hui donc, tout traitement du cancer du col est un traitement palliatif. Le médecin est le plus souvent appelé à intervenir lorsque le cancer est déjà ulcéré et les parties voisines infiltrées ; c'est le plus souvent un traitement symptomatique qu'il doit instituer. Je commencerai, par conséquent, par ce traitement symptomatique dont les indications sont les suivantes : 1° Le néoplasme est en voie de destruction, il existe une ulcération ; 2° les culs-de-sac antérieur et postérieur du vagin sont indurés et le tissu cellulaire paramétrique envahi par l'infiltration cancéreuse ; 3° l'utérus est complètement ou à peu près complètement immobile.

Le but du traitement symptomatique est de diminuer les hémorrhagies et la leucorrhée, d'atténuer les douleurs et d'assurer l'accomplissement régulier des diverses fonctions.

Si la femme ne peut rester à l'hôpital ou au lit chez elle, on peut se borner à prescrire des *injections chaudes* fréquentes, des *narcotiques*, et à faire des *cautérisations*.

Désinfectants. — On ajoute aux injections chaudes des agents *désinfectants* (solution d'acide phénique, 2 0/0 à 3 0/0 (une cuillerée à café d'acide phénique cristallisé dans un verre d'eau) ; permanganate de potasse, une cuillerée à café dans 6 verres d'eau ; chlorate de potasse, une cuillerée à café pour un verre d'eau ; perchlorure de fer, 30 gouttes dans un verre d'eau).

Pour désinfecter et modifier l'ulcération cancéreuse, on se trouve très bien de l'application de chlorate de potasse en poudre ou en cristaux ; les hémorrhagies, l'odeur repoussante de l'écoulement diminuent. Parfois même on voit apparaître, au niveau des bords de l'ulcère, un commencement de cicatrisation qui peut faire naître l'espoir d'ailleurs éphémère de la guérison ou de l'arrêt de la destruction cancéreuse.

Si la femme ne peut user des injections chaudes, on peut avoir recours à l'application de tampons imbibés d'un mélange d'acide phénique et de glycérine, ou de la solution suivante :

> ℞ Iodoforme. . . . . 1 gr. 50
> Ether sulfurique. . . . . 1 gr.
> Huile d'olives . . . . 25 gr.
> M. D. S. (pour tampons).

Cautérisations. — Les cautérisations au fer rouge, au brome, au chlorure de zinc, à l'acide nitrique fumant, à l'acide chromique arrêtent l'écoulement sanguin et agissent également comme désinfectants. Le fer rouge ne peut être employé chez les femmes qui continuent à vaquer à leurs occupations ; il en est tout autrement des autres moyens. Les cautérisations avec le brome se font tous les jours, et avec le chlorure de zinc et l'acide nitrique, deux fois par semaine.

On se sert, pour ces cautérisations, d'un spéculum de gutta-percha, de bois ou de verre ; elles ne provoquent ni douleurs ni réaction. Après l'emploi de l'acide chromique, on observe parfois de la diarrhée.

On emploie le brome sous la forme suivante :

> ℞ Brome pur . . . . 1 gr. 50
> Alcool absolu . . . . 8 gr.
> M. D. S. (pour cautérisations).

L'acide chromique s'emploie mélangé d'eau par parties égales ; l'acide nitrique fumant, le chlorure de zinc sont utilisés en nature.

Après chaque cautérisation, on doit faire des injections afin de prévenir les lésions des tissus sains.

Narcotiques. — Le meilleur remède narcotique est l'opium, dont l'emploi prolongé ne présente pas d'inconvénients ; il s'administre par la bouche, en lavements ou en injections sous-cutanées. Par malheur, les malades s'habituent vite à ce médicament ; et, malgré l'augmentation des doses, il finit par ne plus produire d'effet. J'ai vu donner, pour calmer les douleurs, la teinture d'opium par cuillerées à café, à de courts intervalles, à la dose de plus de 60 grammes par 24 heures.

Comme au début l'opium donne des résultats remarquables, les patientes forcent les doses à l'insu du médecin qui devra être très réservé dans l'augmentation de ces doses, car dès que les malades sont accoutumées aux opiacés, les autres narcotiques n'ont qu'un effet passager.

On administre l'opium par la bouche sous forme de teinture (5 gouttes 3 fois ou plus par jour), et par le rectum en suppositoires.

> Extrait aqueux d'opium . . . . 0 gr. 05
> Beurre de cacao . . . . 1 gr. 50
> Faire 10 suppositoires ;

et enfin en injections sous-cutanées de chlorhydrate de morphine, 7 milligrammes et au delà.

Parfois l'opium n'est pas supporté ; il cause des maux de tête, une sensation de lourdeur, des vomissements. Dans ce cas, on se trouve bien de la codéine, soit pure, soit en solution.

Lorsqu'aux douleurs du cancer se joint une grande irritabilité de la vessie et du rectum, il est bon d'ajouter à chaque suppositoire opiacé 25 milligrammes à 5 centigrammes d'extrait de belladone.

L'hydrate de chloral est un excellent narcotique.

Dans le cancer affectant la paroi antérieure ou postérieure du vagin, ou dans le cas d'ulcère épithélial très douloureux, on obtient de bons effets d'injections vaginales faites avec une décoction de graine de lin, contenant une demi-cuillerée ou une cuillerée par verre de teinture d'opium ; en cas d'insuccès, elle peut être remplacée par les bols suivants :

    ℞ Extrait aqueux d'opium . . . . 0 gr. 05
       Beurre de cacao . . . . 1 gr. 50
       Glycérine. . . . . q. s.
       Faire dix bols vaginaux semblables.

Si cela ne suffit pas encore, on introduit de petits tampons d'ouate, imbibés d'un mélange d'huile et de chloroforme.

    ℞ Chloroforme . . . . 4 gr.
       Huile d'olives. . . . . 65 gr.

Contre les douleurs intenses, l'irritation du vagin, le prurit, on prescrit des injections à l'hydrate de chloral.

Lorsque les malades sont habituées à tous ces médicaments, surtout dans les cas où le cancer a déjà envahi le bassin, il m'est arrivé fort souvent d'avoir recours aux inhalations de chloroforme pour procurer du sommeil aux patientes et atténuer les douleurs.

Il y a des ulcères épithéliaux tellement douloureux que les femmes ne peuvent supporter ni l'exploration digitale ni l'introduction de suppositoires, de bols, de tampons, ni les injections. J'ai usé, dans certains de ces cas, de la pepsine avec succès.

Voici comment on l'emploie :

On se procure un estomac de veau et on le dépouille de sa membrane muqueuse qui est découpée en petits morceaux. Ensuite, après avoir bien lavé le col avec une solution à 1 0/0 d'acide muriatique, on introduit, plusieurs fois par jour, dans le vagin, une boulette faite de morceaux de muqueuse qu'on applique directement sur l'ulcération. Lorsqu'il existe un écoulement purulent avec hémorrhagies abondantes, on peut voir, par suite de l'action digestive de la pepsine ou pour toute autre cause, disparaître la mauvaise odeur, diminuer les hémorrhagies et les douleurs. Dans certains cas, particulièrement après une intervention chirurgicale, on peut employer de même la trypsine. On en applique tous les jours, en solution extraite du suc pancréatique, sur l'ulcération, ou on en imbibe des tampons qui, laissés en place la nuit, sont retirés après douze heures.

Comme narcotiques, le vin et la chaleur sont de bons médicaments. J'ai connu plusieurs femmes cancéreuses qui employaient le cognac à haute dose, l'eau-de-vie et autres boissons spiritueuses et en éprouvaient un grand soulagement ; certaines d'entre elles étaient très surexcitées par ce traitement au point de se moquer des douleurs. Pour employer la chaleur, on se sert de sacs chauds ou de bouteilles ; il est indispensable que la température soit élevée (42° R. et plus), sinon l'effet sédatif est insignifiant. On ne peut malheureusement employer longtemps la chaleur, par crainte de la gangrène qui survient rapidement chez les cancéreuses.

Cautérisation au fer rouge. — Si la malade peut rester au lit, le meilleur hémostatique est la cautérisation au fer rouge, employée seule ou conjointement avec le raclage ou d'autres opérations. On met l'ulcération à nu, à l'aide d'un spéculum de bois ou de corne, et on cautérise, soit avec le cautère actuel, soit avec celui du Dr Paquelin. Lorsqu'on se propose d'arrêter les hémorrhagies et de faire disparaître l'écoulement fétide, le simple contact du cautère suffit. On peut agir énergiquement contre le cancer, surtout si l'utérus est immobile, et cela sans inconvénient pour la santé générale. Le cautère actuel est alors appliqué sur toute la surface de l'ulcération jusqu'à ce que celle-ci devienne noire et charbonne.

Au point de vue de l'hémostase, ce procédé ne donne que des résultats éphémères. Pour obtenir l'arrêt définitif des hémorrhagies, il faut laisser le cautère en place plus longtemps, jusqu'à ce que la couche superficielle de l'ulcère présente l'aspect du charbon en poudre, et qu'on trouve au-dessous d'elle une couche jaunâtre ressemblant à de la corne. Plus cette couche sera dense, plus la cautérisation aura d'effet.

Lorsque l'ulcération est très étendue, il est difficile d'obtenir ce résultat à l'aide du thermo-cautère Paquelin ; il vaut mieux se servir d'un simple cautère olivaire. Il faut que le vagin soit bien lavé à l'eau froide après l'opération, et s'il survient la moindre réaction, on applique de la glace sur le ventre et on administre de l'opium à l'intérieur. La malade gardera le lit quelques heures à la suite d'une cautérisation superficielle, quelques jours à la suite d'une cautérisation profonde.

Quelquefois, au quatrième ou cinquième jour, l'écoulement a une mauvaise odeur qui s'accentue encore le sixième. Craint-on la septicémie à la suite de la résorption de ces produits putrides, on badigeonne, au cinquième jour, la surface cautérisée avec une solution d'acide phénique dans la glycérine. L'escharre se détache le 8e jour et il n'en reste que des parcelles à la fin du 9e ; on peut alors faire une nouvelle cautérisation.

Les cautérisations profondes et de longue durée réclament l'emploi du chloroforme ; on s'en passe pour les cautérisations superficielles.

Pendant combien de temps peut-on avoir recours à ce traitement ?

J'ai vu des cas où la cautérisation a été appliquée avec le plus grand succès tous les jours pendant 6 mois.

En résumé le fer rouge, arrêtant les hémorrhagies et les progrès de l'ulcération, ralentit la marche du cancer. Malheureusement on ne peut l'employer à la dernière période de la maladie, non seulement lorsque le cloaque est déjà formé, mais lorsqu'existe l'infiltration des parois vaginales ; dans tous ces cas, en effet, on ne peut introduire qu'un spéculum très petit et insuffisant pour une bonne cautérisation.

Raclage. — Le raclage avec les curettes tranchantes de Simon, ou mieux de Martin, est applicable aux cas où le carcinome ne peut être excisé, et où il y a indication d'enlever le néoplasme pour diminuer les hémorrhagies et la fétidité de l'écoulement, principalement dans la forme molle du cancer.

Cette opération peut se faire avec ou sans spéculum, avec ou sans chloroforme ; elle est peu douloureuse, l'écoulement sanguin qui l'accompagne est insignifiant. Ordinairement on racle surtout les endroits les plus ulcérés ; on ne doit pas user de violence, et on s'arrête lorsque la curette crie sur les tissus conjonctif et musculaire. On lave ensuite avec soin la surface raclée à l'aide d'un liquide désinfectant. Le raclage peut être renouvelé plusieurs fois. Un fait intéressant à noter est la disparition des douleurs pour quelque temps, aussitôt après le raclage. La femme doit rester au lit après l'opération ; le traitement consécutif ne présente rien de spécial.

§ II. **Traitement chirurgical.** — Tous les moyens que nous venons d'étudier diminuent l'hémorrhagie, la fétidité de l'écoulement et la douleur, dans le cas où une intervention opératoire est impossible. Nous arrivons maintenant au traitement chirurgical.

Amputation du col. — Dans les cancroïdes, le cancer en chou-fleur et les formes papillaires, lorsqu'il n'existe pas d'infiltration cancéreuse de voisinage, l'amputation du col est indiquée.

Le procédé le plus facile est l'ablation du col à l'aide de l'anse galvanique ; si on ne l'a pas sous la main, l'amputation peut se faire avec le cautère cultellaire de Paquelin. Pour moi je préfère l'amputation pure et simple au bistouri, car la chaleur provoque la suppuration.

La crainte qu'après l'emploi du fer rouge il ne se produise une oblitération du conduit du col n'est pas justifiée en pratique, ainsi que j'ai pu m'en assurer ayant fait 200 fois cette opération. On n'observe pas davantage le rétrécissement du canal cervical. La dysménorrhée consécutive est très rare ; les femmes peuvent accoucher sans difficulté, la dilatation de l'orifice utérin se faisant très régulièrement. Il est inutile d'ajouter que l'amputation du col à l'aide de l'anse galvano-caustique a l'avantage de ne pas être douloureuse, et d'être à peine sanglante. L'anesthésie préalable n'est pas nécessaire. Il est bon de saisir le col avec une pince de Museux pendant l'opération, et de l'attirer en bas.

Le col est sectionné au niveau de sa partie moyenne ou au-dessus, de telle sorte que parfois on enlève la partie inférieure du cul-de-sac de Douglas. Cette complication se reconnaît à l'existence d'une perforation en ce point, et d'un lambeau bleuâtre, velouté de péritoine sur l'organe amputé. Elle est sans danger ainsi que je m'en suis persuadé plus d'une fois. Karl Braun a fait autrefois sur ce sujet une leçon très démonstrative. Parfois on observe des attaques hystériformes ; Braun a vu, dans un cas, le trismus et le tétanos suivre cet accident ; mais il est difficile de dire jusqu'à quel point l'ouverture du cul-de-sac était la cause de ces phénomènes. Lorsqu'il y a perforation du cul-de-sac on ne doit pas faire d'injections après l'opération ; on se borne à appliquer un tampon d'ouate bien saupoudré d'iodoforme qui est changé tous les jours pendant 5 ou 6 jours.

Si le col a été enlevé sans lésion du péritoine, la femme restera immobile dans le décubitus dorsal pendant les premiers jours. On vide la vessie par le cathétérisme, et on fait faire des injections chaudes ou tièdes fréquentes avec une solution d'acide phénique à 2 0/0, ou mieux l'irrigation continue avec une solution à 1 0/0.

Contre l'hémorrhagie consécutive la glace, appliquée sur le bas-ventre et dans le vagin, donne de bons résultats. A son défaut on a recours aux injections chaudes. S'il survient de la péritonite, glace sur le ventre, opium à l'intérieur. Au 9e jour la plaie se déterge ; s'il est nécessaire on la touche à l'acide phénique. La malade peut se lever le 10e jour et sortir le 16e.

Le meilleur procédé d'amputation au bistouri est celui de Hegar, qui consiste à faire une incision bilatérale du col et une excision en entonnoir de la lèvre antérieure et de la lèvre postérieure (*Kegelmantelformige Excision*), et à appliquer ensuite des sutures. Dans le cas où le col est amputé en totalité et où l'on suture la muqueuse des culs-de-sac vaginaux avec la muqueuse du canal cervical, qui est très friable et se laisse couper aisément par les sutures, il est bon de prendre dans ces dernières une partie de la couche musculaire.

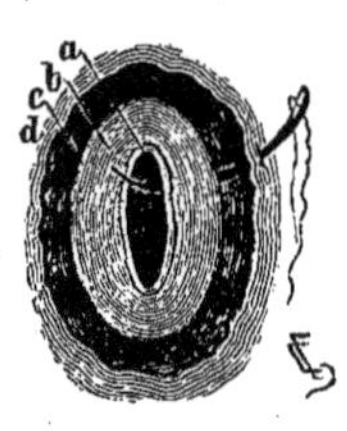

Fig. 27. — Suture de la muqueuse des culs-de-sac vaginaux avec celle du canal cervical.
a Muqueuse du canal cervical.
b Couche musculaire.
c Tissu conjonctif para-cervical.
d Muqueuse des culs-de-sac vaginaux.

Cette opération est peu douloureuse et habituellement médiocrement sanglante. Si cependant les vaisseaux sont anormalement développés et les branches des artères utérines blessées au voisinage des culs-de-sac, l'hémorrhagie peut être considérable. On emploie pour les sutures des fils de soie qui sont enlevés le 8e jour.

L'opération est singulièrement facilitée lorsqu'on attire le col jusqu'à l'entrée du vagin à l'aide des pinces de Museux. La malade reste alitée 12 jours ; on lui fait des injections plusieurs fois par 24 heures, avec de l'eau tiède additionnée d'un liquide antiseptique quelconque. Les hémorrhagies et la péritonite sont combattues par les mêmes moyens que dans le cas précédent.

Ablation totale du col ou amputation haute, sus-vaginale du col de l'utérus. — Cette méthode a été préconisée par Schröder ; le principe est le même que celui de l'opération de Huguier et de l'excision infundibuliforme du col de Hegar. Elle convient aux cas dans lesquels le carcinome a envahi tout le col ou sa plus grande partie, de telle sorte que ce col est augmenté de volume dans toutes ses dimensions, tandis que le corps et le fond de l'utérus ne sont pas modifiés.

Le tissu cellulaire para-cervical et les ligaments utéro-sacrés peuvent être infiltrés ou sains, mais en tout cas l'utérus doit avoir conservé sa mobilité. Si la mobilité a complètement disparu, l'amputation en question ne peut être pratiquée. L'opération se fait sous le chloroforme, la malade étant dans la position de la taille. La veille on a fait prendre à la femme de l'huile de ricin.

Manuel opératoire. — Le vagin étant dilaté par le spéculum de Simon, on saisit le col avec des pinces de Museux et on l'attire en bas autant qu'il est possible de manière qu'il fasse saillie à la vulve. A l'aide d'une aiguille très recourbée, de grandeur moyenne, on traverse d'avant en arrière le cul-de-sac latéral, près du bord de l'utérus, au niveau de la partie antérieure de la portion vaginale du col et même un peu au-dessus, et on applique une ligature fortement serrée. Même manœuvre du côté opposé. On réussit ainsi à lier, sinon l'artère utérine elle-même, du moins ses branches les plus importantes qui gagnent le col.

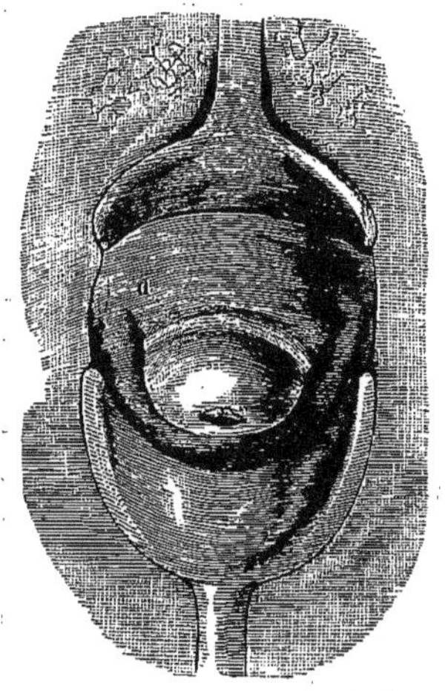

Fig. 28. — *a* Insertion du cul-de-sac antérieur.

Confiant les fils à un aide qui, grâce à eux, fixe l'utérus attiré en bas, le chirurgien fait une incision sur la face antérieure du col, au niveau de l'insertion du cul-de-sac antérieur, insertion indiquée par une coloration blanchâtre particulière tranchant sur un fond rose ou rouge foncé. Après avoir incisé en forme de croissant, on décolle à l'aide du doigt ou du manche du bistouri la muqueuse vaginale, et le tissu cellulaire jusqu'au péritoine, c'est-à-dire presque jusqu'au niveau de l'orifice interne du col. Le col se trouve ainsi isolé du cul-de-sac et de la vessie.

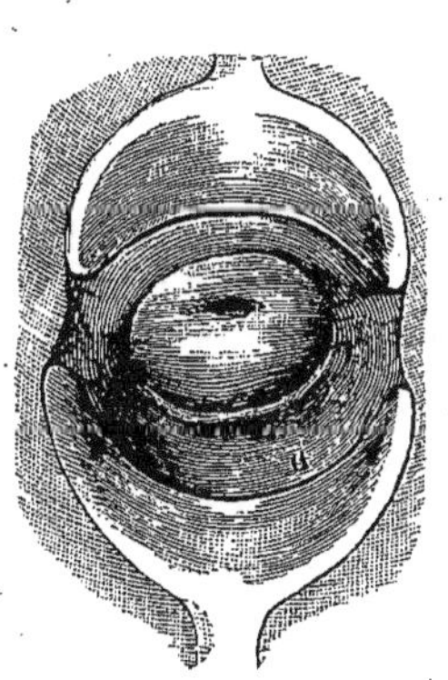

Fig. 29. — *a* Insertion du cul-de-sac postérieur.

Il se produit parfois une hémorrhagie artérielle ou en nappe, surtout à droite ; les pinces ou la cautérisation en triomphent aisément. La même incision en forme de croissant est faite ensuite au niveau de l'insertion du cul-de-sac postérieur ; pour ne pas blesser le péritoine, on dirige le tranchant du couteau perpendiculairement à la surface du col, et, à l'aide du manche de l'instrument, on sépare le péritoine du tissu cellulaire qui recouvre la face postérieure de l'organe. On incise alors sur les côtés l'insertion des culs-de-sac latéraux, et, toujours en s'aidant du manche du bistouri, on les décolle jusqu'au niveau de l'orifice interne. On coupe forcément quelques artères.

Lorsque le col est ainsi séparé des tissus voisins, on l'enlève d'un coup de bistouri, et on suture la muqueuse vaginale avec la muqueuse utérine. Comme cette manœuvre est parfois difficile, on peut se contenter de suturer la muqueuse des culs-de-sac au parenchyme du moignon.

L'amputation du col au bistouri est parfois suivie d'hémorrhagies très abondantes nécessitant la cautérisation au fer rouge. C'est un accident qu'on ne peut guère prévoir ; pourtant j'ai remarqué que dans tous les cas où je l'ai rencontré il existait une infiltration très nette du tissu cellulaire. Aussi dans ces conditions je pratique l'amputation du col avec l'anse galvano-caustique. La malade gardera le lit 15 jours ; les sutures seront enlevées le huitième jour. Il est nécessaire de faire faire des injections chaudes ou des irrigations permanentes. Les hémorrhagies et la péritonite seront combattues par les moyens ordinaires.

Les résultats de l'amputation haute, dans les cas où elle est nettement indiquée, sont très brillants. En pratique, dans la grande majorité des cas, elle peut remplacer l'hystérectomie qui n'est applicable que dans les cas exceptionnels où l'on a affaire au cancer du canal cervical envahissant le corps et le fond de l'utérus. S'il existe des infiltrations péri-utérines, l'amputation haute vaut l'extirpation complète, puisque, quoi qu'on fasse, la récidive est inévitable. De plus, l'hystérectomie est une opération dangereuse ; elle laisse après elle des lésions très étendues du péritoine, du tissu cellulaire et des trompes. J'y reviendrai plus loin en détails.

Extirpation totale de l'utérus par le vagin. — Cette opération est indiquée :

1° Dans les cas de cancer du corps et du fond de l'utérus propagé au col, lorsque le tissu cellulaire paramétrique est indemne (j'ai vu à l'hôpital Sainte-Catherine un cas de ce genre que j'ai rapporté plus haut) ;

2° Lorsque le cancer du col gagne tout d'abord le corps et le fond de l'utérus, ce qui s'observe comme on sait dans le carcinome du canal cervical. Mais, dans la majorité des cas où le carcinome a passé du col au fond et au corps de l'utérus, les infiltrations sont tellement considérables qu'une extirpation totale de l'utérus ne saurait être que palliative, et qu'elle peut être remplacée avantageusement par l'amputation supra-vaginale du col ou le grattage de la cavité utérine.

La condition *sine quâ non* pour l'extirpation totale de l'utérus est la mobilité et le petit volume de l'organe rendant possible son passage par le vagin. J'insiste d'ailleurs encore une fois sur ce fait que la mobilité complète de l'utérus ne prouve pas absolument qu'il n'existe pas d'infiltration des tissus voisins. L'opération devra être entourée de toutes les précautions antiseptiques.

Le principe de cette opération est l'ablation non sanglante de l'utérus, grâce à la ligature préalable des artères utéro-ovariennes et de leurs anastomoses. Les procédés sont nombreux, mais ne diffèrent guère les uns des autres que par des détails. Je ne décrirai donc ici que la méthode générale.

Lorsque les lésions du col sont considérables et rappellent un peu la forme épithéliale, que sa partie inférieure donne naissance à un écoulement fétide et saigne facilement, il est préférable de l'enlever d'abord à l'aide de l'anse galvano-caustique. On se fait ainsi de la place, et on se débarrasse de l'écoulement infect et du sang qui ne peuvent couler dans le péritoine.

Si le col est normal, l'utérus peu mobile, le corps et le fond un peu augmentés de volume, on fera bien de commencer par enlever le col, après l'avoir séparé des culs-de-sac, de la vessie et du péritoine comme il a été dit pour l'amputation sus-vaginale. On procède ensuite à l'extirpation de l'utérus.

Le procédé le plus usité est le suivant : la femme étant complètement anesthésiée et placée comme pour l'opération césarienne, la vessie vidée à l'aide du cathéter, on introduit un spéculum dans le vagin qui est lavé avec une solution d'acide phénique à 4,0/0. Le col est saisi à l'aide de pinces de Museux, et attiré en bas vers l'entrée du vagin. Au niveau de l'insertion du cul-de-sac antérieur on incise la muqueuse jusqu'au tissu même du col, comme dans l'amputation haute; à l'aide du manche du bistouri on décolle le tissu cellulaire jusqu'au niveau de l'orifice interne de l'utérus.

Lorsqu'on a séparé ainsi le cul-de-sac antérieur, la paroi postérieure de la vessie et les uretères sont reportés en avant et sont plus difficiles à léser. On sectionne ensuite l'insertion du cul-de-sac postérieur, puis des culs-de-sac latéraux, en ayant soin de détacher la muqueuse aussi haut que possible. Les vaisseaux qui saignent sont ou liés ou cautérisés. L'hémorrhagie arrêtée, le vagin est irrigué avec une solution à 5 0/0 d'acide phénique, et l'on incise transversalement le cul-de-sac de Douglas ; les petites artérioles qu'on rencontre sont tordues ou liées.

Le fond de l'utérus est refoulé en arrière ; deux doigts sont introduits jusqu'à lui à travers l'incision et portés dans le cul-de-sac antérieur ; puis, à l'aide d'un bistouri, on incise le péritoine entre la vessie et l'utérus. Les pinces de Museux sont enlevées, tandis qu'à l'aide du toucher et du palper combinés on abaisse le fond de l'utérus en arrière et qu'on essaie de le faire passer au travers de l'incision de l'espace de Douglas. Si l'on ne peut y parvenir, il est saisi par les pinces de Museux et attiré dans le vagin.

Lorsqu'il a atteint l'entrée du vagin on applique des points de suture et des ligatures en 8 de chiffre et en masse sur les trompes, les ligaments ronds et les ligaments de l'ovaire. Si l'on veut enlever l'utérus à blanc, il vaut mieux appliquer deux ligatures sur la trompe et le ligament large tout près du bord de l'utérus et couper ces organes entre les deux fils.

Dès que l'utérus est extirpé, on fait soigneusement l'hémostase ; la plaie péritonéale, les parois du vagin sont nettoyées avec de l'ouate phéniquée ou salicylée, et un tampon iodoformé est placé dans le vagin. Schröder introduit par le vagin un drain en T dans le bassin, et suture le cul-de-sac antérieur avec le postérieur, laissant dans le vagin les ligatures des trompes et des ligaments larges.

Modifications de l'opération précédente. — Certains chirurgiens incisent le cul-de-sac de Douglas en long, ce qui n'est guère plus commode et peut léser le rectum ; d'autres n'incisent pas le cul-de-sac de Douglas, mais séparent d'abord de la vessie l'utérus qu'ils renversent en avant.

Il en est qui, après avoir extirpé l'utérus, suturent le feuillet péritonéal antérieur avec le postérieur, de façon à isoler la cavité péritonéale du vagin. Enfin on a suturé et placé un drain en T à l'aide duquel on a poussé des injections. Si l'utérus enlevé on trouve les ovaires malades, on peut les extirper par la même voie : dans ces cas on fait une ovariotomie double en même temps qu'une hystérectomie.

Les principaux dangers de l'opération sont : la lésion des organes voisins, les hémorrhagies, le choc et enfin la péritonite septique et la septicémie.

On peut voir dans le mémoire présenté par le docteur Siromiatnikoff à la Société physico-médicale de Moscou sur l'extirpation totale de l'utérus par le vagin, qu'il a été fait, jusqu'en mars 1882, 129 opérations de ce genre ; il y a eu 91 guérisons et 38 morts, c'est-à-dire 29,4 0/0.

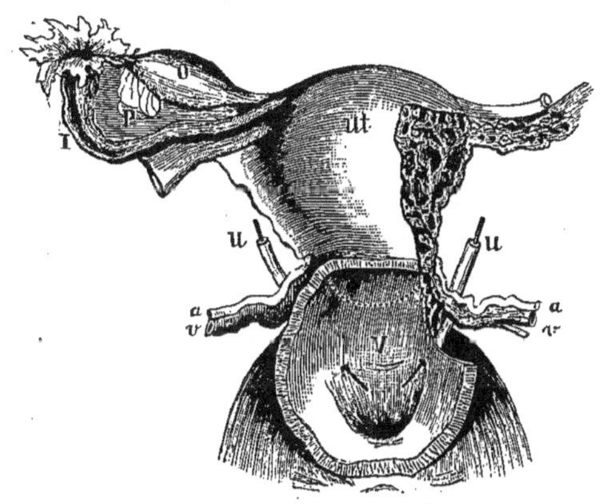

Fig. 30. — Rapports des uretères.

ut Utérus. — *o* Ovaire. — *p* Parovaire. — *t* Trompe de Fallope. — *u* Uretère. — *V* Vessie urinaire. — *a* Artère utérine. — *v* Veine utérine.

Les causes de mort sont : l'hémorrhagie, la péritonite et les lésions des organes voisins. Dans 12 cas ces dernières ont porté : 8 fois sur la vessie, 2 fois sur les uretères, 1 fois sur le rectum, 1 fois sur l'intestin et l'ovaire. La lésion des uretères, leur section, peuvent nécessiter l'extirpation des reins. La figure 30 montre la position de ces organes.

On ne doit pas oublier que lorsque les uretères sont atteints par l'infiltration cancéreuse, ou lors d'augmentation de volume du col, ils peuvent être fortement déplacés ou comprimés, ce qui les expose davantage encore aux blessures.

L'hémorrhagie est primitive ou secondaire ; l'hémorrhagie secondaire due à la chute anticipée des ligatures est extrêmement difficile à arrêter. Le traitement de la péritonite et de la septicémie n'offre rien de particulier.

L'extirpation de l'utérus par le vagin est en somme une opération des plus dangereuses, surtout si on la compare à l'amputation sus-vaginale dans laquelle les lésions des organes voisins sont presque impossibles et la mort exceptionnelle. Czerni, dans 8 cas d'hystérectomie vaginale, a perdu 3 malades ; sur 7 cas d'amputation haute il ne compte pas un décès. J'ai fait 24 amputations hautes ; pas une de mes malades n'est morte de l'opération. La différence dans la proportion des morts est donc considérable.

Dans le même mémoire de Siromiatnikoff on voit que sur 101 cas d'hystérectomie vaginale pour cancer, la récidive s'est montrée dans le 1/3 des cas dans l'année. Ainsi 2/3 succombent la première année, dont 1/3 par suite de l'opération.

Mais il n'est pas certain, vù l'insuffisance des observations prises après l'opération, que le dernier tiers n'ait pas de récidive. Il est vrai que la récidive est possible à la suite de l'amputation haute ; mais il n'est pas démontré que la proportion soit plus forte qu'après l'hystérectomie. Ni l'une ni l'autre ne mettent à l'abri de la récidive. Les opérations de cancer du col ne sont que palliatives, et pour peu qu'il y ait le moindre signe d'infiltration cancéreuse péri-utérine on doit donner la préférence à l'amputation supra-vaginale du col.

Opération de Freund. — Il est difficile de préciser les indications du procédé de Freund. On n'en connaît guère qu'une que Siromiatnikoff refuse de prendre au sérieux. Il s'agit des cas dans lesquels le col est envahi par le carcinome, et où il est impossible d'extraire par le vagin le corps et le fond de 'utérus, soit par suite du volume de l'organe soit à cause de l'étroitesse du bassin. On peut y ajouter les cas rares dans lesquels le carcinome du col est compliqué de fibrome ou de grossesse (cas de Spencer Wells).

Nous passerons rapidement sur cette opération que personne ne pratique aujourd'hui.

Après avoir tout disposé comme pour une ovariotomie, on sectionne la paroi abdominale au niveau de la ligne blanche; on refoule l'intestin en haut à l'aide d'éponges. Si les parois abdominales ne cèdent pas, on sectionne les muscles droits en travers à leur partie inférieure ; les intestins sont attirés au dehors, enveloppés de linges tièdes arrosés avec un liquide antiseptique. On a ainsi de l'espace dans le bassin. Le fond de l'utérus étant saisi avec des pinces de Museux, on l'attire hors du bassin et de l'abdomen à l'aide de fils passés au travers de sa paroi. Les trompes, les ligaments de l'ovaire, les ligaments ronds, les ligaments larges sont liés.

A l'aide d'une aiguille on passe un fil au niveau des bords du col, de façon qu'une des extrémités traversant le cul-de-sac antérieur, et l'autre le cul-de-sac postérieur, elles fassent saillie dans le vagin. On lie de cette façon l'artère utérine.

L'utérus est détaché de la vessie, du cul-de-sac postérieur, des trompes et des ligaments larges ; parfois on extirpe les ovaires. Les feuillets antérieur et postérieur du péritoine sont alors suturés ensemble, ou bien il reste un orifice péritonéo vaginal. Parfois, avant d'inciser la paroi abdominale, on lie l'artère utérine par le vagin, et on détache tout le col des culs-de-sac, ce qui facilite singulièrement l'opération.

On a à craindre ici l'hémorrhagie, la lésion des organes voisins, le choc, la péritonite et la septicémie.

J'ai dit qu'aujourd'hui l'opération de Freund était abandonnée, après avoir résisté péniblement pendant cinq ans. L'idée de cette opération est assurément récente (ablation de l'utérus à blanc). Mais elle n'appartient pas à Freund, qui n'a fait que rééditer des tentatives qui avaient fait grand bruit au début de ce siècle, en perfectionnant le manuel opératoire.

Ce chirurgien a de plus attiré l'attention des médecins sur l'étude approfondie de la thérapeutique du cancer. Bien qu'on ait peu gagné dans cette voie, l'élan est donné et c'est là un résultat considérable.

N'oublions pas non plus que les insuccès de l'opération de Freund ont obligé les chirurgiens à étudier l'extirpation de l'utérus, et à en préciser les indications et les contre-indications. Cependant le temps a fait son œuvre, les matériaux se sont accumulés, les passions s'apaisent. On peut se demander aujourd'hui ce que la solution de ces questions a coûté à l'humanité, et si les chirurgiens ont le droit, sous le couvert de la loi, d'expérimenter ainsi sur des malades sans défense.

Siromiatnikoff nous apprend qu'en mars 1883, on comptait 102 opérations achevées et 5 restées inachevées. De 1878 à 1882 il avait pu rassembler : 90 opérations achevées, donnant 27 guérisons et 63 morts, soit une mortalité de 70 0/0; 4 fois l'opération n'avait pu être terminée.

Chez toutes les malades qui survécurent à l'opération il y eut récidive. Bref, les 94 moururent. De 1882 à mars 1883 nous trouvons : opérations achevées 12, inachevées 1, ce qui nous donne en tout 102 ; 29 malades ont survécu, 73 sont mortes. Mortalité 71,5 0/0.

En un an et demi la mortalité a augmenté de 1 1/2 pour cent, ce qui prouve la décadence de l'opération.

Il y a 2 ans, le docteur Linkenfeld, assistant de Freund, a publié dans le Centralblatt un article d'où il appert que toutes les malades opérées par Freund sont mortes, les unes des suites de l'opération, les autres de récidive; résultat 0, entre les mains du promoteur du procédé.

A quoi doit-on attribuer cette énorme mortalité et cet insuccès? à des causes multiples qui sont les suivantes :

1° Difficulté de l'opération et danger des lésions des organes voisins. Sur 102 opérations 15 s'accompagnent de lésions de l'intestin, des uretères, de la vessie aussi bien entre les mains de Freund que d'autres chirurgiens. Ces lésions sont parfois inévitables; elles sont mortelles comme le prouvent les 15 faits précités. La mort résulte d'hémorrhagie, de péritonite, de choc.

2° La seconde cause est l'inexpérience de beaucoup de chirurgiens pour ce qui touche à la pathologie et à la clinique du cancer de l'utérus. Manquant d'indications précises à l'opération de Freund, ils opéraient à tort et à travers, enlevant le plus qu'ils pouvaient, pour voir leur nom figurer dans la chronique chirurgicale, au grand désespoir de Billroth.

Il est curieux de noter que le plus grand nombre de ces opérations ont été pratiquées en Allemagne. Les Allemands, après s'être assimilés pendant ces dix dernières années les travaux des Français et des Anglais en chirurgie gynécologique, se sont livrés avec ardeur à la pratique de cet art, et il est incontestable qu'ils ont beaucoup fait pour la science et l'humanité. Le point sombre de ce tableau est le succès éphémère de l'opération de Freund en Allemagne.

La spécialisation et la concurrence y font un peu négliger les idées humanitaires par les médecins qui sacrifient les malades à leurs besoins impitoyables de renommée et d'argent. L'examen des malades, la thérapeutique rappellent les expériences de laboratoire. Grâce à l'application de la méthode de Lister, les chirurgiens animés du meilleur esprit ne s'inquiètent plus des indications opératoires ; des opérations nouvelles voient constamment le jour; la mort n'effraye plus personne. C'est l'âge d'airain de la chirurgie. Voilà l'explication du succès en Allemagne de l'opération de Freund.

C'est une honte, pour ce pays, d'avoir attendu pour renoncer à ces tentatives criminelles la sentence du congrès de Londres. La Russie n'a à se reprocher que 3 ou 4 sacrifices humains de ce genre. Lorsque l'opération de Freund fit son apparition ici, il y eut à la Société physico-médicale de Moscou une discussion, qui dura 4 ans, et qu'on peut lire dans les bulletins. Je me bornerai à rappeler que dès le début j'ai considéré l'opération comme impraticable m'appuyant sur la pathologie et la clinique du cancer de l'utérus. La suite a montré que j'avais raison.

Obligés de renoncer au procédé de Freund, nous devons nous demander quelle est l'opération la plus applicable au cancer de l'utérus? La récidive étant fatale dans tous les cas, nous arrivons à conclure qu'il faut avoir ici recours aux opérations les moins dangereuses. C'est la conclusion de Schröder.

Dernièrement, au congrès gynécologique de Berlin, le 14 mars 1884, l'assistant de Schröder le Dr Hoffmeier a produit la statistique des opérations pour cancers du col et du corps de l'utérus faites à la clinique de son maître de 1876 à janvier 1884.

Sur 26,200 malades, on compte 811 cancéreuses ; 236 avaient des carcinomes de la portion vaginale du col, 42 0/0 étaient opérables ; 181 avaient du carcinome du canal cervical, 20 0/0 étaient opérables ; 26 avaient un cancer du corps et du fond de l'utérus, dont 50 0/0 étaient opérables. Les différentes formes se trouvaient confondues 368 fois.

Pour les cancers de la portion vaginale, on a pratiqué 96 amputations supra-vaginales, et 8 extirpations totales ; pour le cancer du canal cervical 9 amputations et 30 extirpations totales ; pour le cancer du corps et du fond, 13 amputations sus-vaginales du corps de l'utérus après laparatomie. Morts de l'opération 19,4 0/0.

Il est difficile d'indiquer nettement la proportion des récidives, beaucoup de malades ayant été perdues de vue. A en juger par les malades qu'on a pu observer deux ans après l'opération, on peut croire que les meilleurs cas sont ceux d'amputation abdominale du corps et du fond de l'utérus atteints de cancer. 80 0/0 de ces malades allaient bien au bout de deux ans.

Dans les opérations par le vagin la plus grande quantité de guérisons (42 0/0) appartient à l'amputation au fer rouge, opération bien supportée par les malades.

En parcourant cette statistique, on se prend à être de l'avis de Billroth qui terminait ainsi une lettre adressée à Spencer Wells à propos de deux cas d'hystérectomie pour cancer faites le plus largement possible (section de la vessie dans un cas, lésion de l'uretère dans l'autre). « A quoi bón nos travaux et notre art ? » Les deux femmes avaient résisté à l'opération mais étaient mortes de récidive.

Lorsque le carcinome du col ne peut être enlevé, à cause de la propagation du cancer aux tissus et aux organes voisins, on peut parfois avoir recours à la méthode suivante : une partie du carcinome du col est enlevée et la membrane muqueuse voisine est suturée à l'ulcération cancéreuse qu'elle recouvre en grande partie. Bientôt elle contracte des adhérences, les hémorrhagies s'arrêtent et l'écoulement fétide diminue. C'est donc une opération palliative, dont le but est de retarder la marche du cancer.

Un autre procédé que m'a communiqué le docteur Racuze d'Odessa, qui est parvenu grâce à lui à prolonger la vie des malades, consiste à appliquer des ligatures autour du néoplasme afin de diminuer l'apport sanguin et de déterminer la gangrène de la tumeur et son élimination par suppuration. Je n'ai jamais pratiqué cette opération ; mais théoriquement il me semble impossible d'obtenir le résultat cherché par Racuze.

CHAPITRE II

Traitement du cancer et du sarcome du corps de l'utérus.

Lorsqu'on a constaté de bonne heure la présence du cancer ou du sarcome du corps et du fond de l'utérus, alors que le tissu cellulaire et le péritoine pelviens sont encore indemnes, que l'utérus est mobile, le col peu ou pas atteint, la question se pose de l'ablation du fond et du corps de l'utérus sans le col, soit par la laparatomie, soit par la voie vaginale.

§ I. Ablation du fond et du corps de l'utérus par la laparatomie. — Après s'être entouré de toutes les précautions antiseptiques, il est bon de racler quelques jours avant l'opération la cavité utérine. Le matin même on fait un lavage soigné à l'aide d'une solution d'acide phénique à 5 0/0. Les instruments nécessaires, sont les mêmes que pour l'hystérotomie, il en sera parlé plus loin. L'incision de la paroi porte sur la ligne blanche, entre l'ombilic et le pubis. Le fond de l'utérus saisi avec des pinces de Museux, est extrait du bassin et attiré au dehors à travers l'incision, puis les pinces sont confiées à un aide.

Le chirurgien examine avec soin la position des ovaires, les pavillons des trompes. Si ces derniers ne sont pas adhérents, on cherche le ligament infundibulo-pelvien, qu'on trouve aisément en dilatant l'extrémité de la trompe et en regardant par transparence ; on le lie et avec lui une partie du plexus pampiniforme. Une autre ligature est placée entre ce plexus et le bulbe de l'ovaire, au niveau du bord de l'utérus, à la hauteur de l'orifice interne du col. Cette ligature a pour but d'isoler les ovaires et les trompes des vaisseaux du ligament large qui est sectionné au-dessus de la ligature. Puis on étrangle l'extrémité inférieure de l'organe à l'aide d'une ligature élastique qui arrête la circulation entre le col et le corps de l'utérus.

Pour éviter, pendant l'extirpation du corps et du fond de l'utérus, l'épanchement du sang dans le péritoine, on applique sur les lèvres de l'incision abdominale des pinces ou une grosse éponge.

Le fond et le corps de l'utérus sont séparés du reste de l'organe par une incision cunéiforme dont le sommet correspond à l'orifice interne du col ou un peu au-dessous.

Le procédé est le même que pour l'hystérotomie.

Après avoir enlevé le corps et le fond de l'utérus, on saisit à l'aide des pinces de Museux les lèvres de l'incision cunéiforme qu'on écarte pour empêcher la ligature élastique de glisser ; puis on cautérise le canal cervical avec de l'acide phénique, et on applique sur le pédicule une suture en étage dont la description sera faite en détail dans un autre chapitre. La ligature élastique est alors enlevée, et on s'assure qu'il n'y a pas d'hémorrhagie. Du sang peut s'écouler par les parties latérales du moignon, au point d'implantation du ligament large, là où pénètrent les branches de l'artère utérine ; ces artères sont parfois si visibles qu'on fait bien de les lier à part. Si l'hémorrhagie continue il faut placer sur le moignon des ligatures embrassant les bords de l'utérus et des ligaments larges, de chaque côté.

Le moignon s'enfonce dans l'excavation pelvienne où on l'abandonne ; on fait la toilette du péritoine et la plaie pariétale est suturée d'après les procédés ordinaires.

Le traitement consécutif est le même que celui de l'ovariotomie ; les accidents possibles sont : le shock, l'hémorrhagie, la péritonite et la septicémie.

Dans ce procédé on enlève non seulement le corps et le fond de l'utérus, mais encore les trompes, les ovaires et une partie du ligament large. Toutefois il se peut que l'ablation des trompes et des ovaires soit rendue impossible ou tout au moins très pénible par des adhérences ; dans ce cas, si ces organes ne sont pas envahis par le cancer, il n'est pas absolument nécessaire de les enlever.

§ II. **Ablation du fond et du corps de l'utérus par le vagin.** — L'autre procédé consiste dans l'ablation du fond et du corps de l'utérus par le vagin ; il n'est évidemment applicable que dans les cas où le corps et le fond de l'organe ne sont pas trop augmentés de volume pour pouvoir passer au travers de l'incision du cul-de-sac postérieur et du vagin. De plus ils doivent être mobiles ; c'est là une condition *sine quâ non*.

Tout étant disposé comme pour l'extirpation de l'utérus par le vagin l'espace de Douglas est incisé transversalement ; on lie les vaisseaux qui saignent, et le fond de l'utérus saisi à l'aide des pinces de Museux est attiré dans le vagin. On applique alors une ligature élastique à l'union du corps et du col, au niveau de l'orifice interne, et le fond de l'utérus est enlevé à l'aide d'une incision cunéiforme analogue à celle que nous avons décrite plus haut. Après cautérisation du moignon à l'acide phénique on fait une suture en étages.

Toute la différence entre ce procédé et le précédent est qu'on n'a pas ici d'incision de la paroi abdominale. Mais il est plus difficile à exécuter à cause de l'étroitesse du vagin. On peut enlever également par le vagin mais avec de grandes difficultés, les trompes et les ovaires ; il est beaucoup moins aisé de se rendre compte de l'état des ligaments larges.

On voit donc que l'extirpation de l'utérus par la laparatomie

présente de grands avantages. L'extirpation totale par le vagin
est préférable à l'extirpation partielle.

Lorsque l'utérus est immobilisé par des adhérences solides
ou par des infiltrations cancéreuses du tissu cellulaire et du
péritoine, le traitement du cancer du corps et du fond de l'u-
térus ne peut plus être que palliatif. Il faut diminuer les hémorrhagies, l'écoulement fétide et les douleurs, ce qu'on
cherche à obtenir par le raclage, le tamponnement, les injections chaudes, les injections intra–utérines de perchlorure de
fer et les narcotiques.

CHAPITRE III

Traitement des Fibromyomes.

§ I. Ablation des fibromes pédiculés. — Le procédé le plus commode pour l'ablation des polypes fibreux,
consiste dans l'emploi de l'écraseur de Meier et de Meltzer,
petit ou grand modèle. Cet écraseur présente ceci de particulier que le fil d'archal, bien que d'un calibre ordinaire, offre
une résistance plus grande que les autres et est formé de
cordes à pianos ; cela est vrai surtout pour les fils qui viennent de Londres. Un bon fil d'archal doit sectionner facilement
les os de nouveau-nés ; or, ceux qu'on fabrique en Allemagne
et en Russie cassent lorsqu'on les soumet à cette épreuve.
C'est là un grave inconvénient dans les cas difficiles, lorsqu'on
a affaire à des polypes fibreux volumineux, haut placés, dans
tous les cas où les polypes sont enlevés par morceaux et où
les fils doivent avoir une très grande solidité. On fera bien
dans une opération d'en avoir de rechange.

Outre sa solidité, le fil d'archal de Meier et Meltzer possède
une souplesse remarquable de telle sorte qu'il franchit aisément les obstacles et glisse facilement à la surface de la tumeur ;
si le nœud du fil ne peut être conduit que jusqu'à la partie
moyenne de la tumeur il suffit, tout en tordant, de pousser
l'écraseur et aussitôt le nœud glisse jusqu'au pédicule du po-

lype. Il sera bon, en général, d'avoir à sa disposition des écraseurs droits ou courbés suivant l'axe du bassin.

Le second instrument indispensable est la pince de Museux, qui doit être longue, solide, munie d'un arrêt et de trois mors de chaque côté. Les meilleures pinces de Museux sont celles qui, lorsqu'elles sont fermées, emboitent leurs mors et n'égratignent pas le doigt qu'on fait glisser sur elles. On en aura de différents modèles et de force variée. Les meilleures sont celles de Meier et Meltzer et de Barnes.

Il faut avoir sous la main des hémostatiques tels que de l'eau chaude, de la glace et des tampons d'ouate. On fera bien de se munir de ciseaux.

Les polypes faisant saillie hors de la cavité utérine peuvent être enlevés sans chloroforme et à tout moment, même pendant les règles et la grossesse. Quelques jours avant l'opération on administre à la malade des injections chaudes fréquentes, afin d'arrêter les hémorrhagies et de solliciter la contraction de l'utérus.

La malade étant placée dans la position de la taille, on injecte dans le vagin une solution d'acide phénique à 3 0/0 ou 4 0/0. On saisit alors la partie inférieure du polype fibreux avec des pinces de Museux, et on l'attire le plus possible vers l'entrée du vagin ; choisissant un écraseur proportionné au volume du polype, on en passe l'anse métallique sur les pinces de Museux, et on la pousse dans le vagin jusque sur le segment inférieur de la tumeur : le manche de l'écraseur est tourné vers la symphyse pubienne et la convexité de l'anse métallique correspond à la concavité sacrée. Lorsque le fil a franchi la grande circonférence de la tumeur on fait fonctionner la vis de l'écraseur dont l'extrémité s'avance progressivement vers le point d'implantation du pédicule, de telle sorte que parfois il pénètre dans l'utérus et gagne le fond. Le fond de la matrice est fixé par la main d'un aide.

Après avoir légèrement tordu le fil, on introduit l'index gauche dans le vagin, et on s'assure que le col n'est pas pris dans l'anse métallique. S'il en était ainsi ou attirerait un peu le polype, et l'on pousserait doucement l'extrémité de l'écraseur jusqu'à l'extrémité du pédicule et lentement, à petits coups, on en déterminerait l'étranglement.

Lorsque le pédicule a une large base, on entend lors de la section du tissu fibreux une crépitation particulière. Le pédicule une fois sectionné, l'écraseur devient mobile et est aisément extrait de la cavité utérine en même temps que le polype. On fait aussitôt une injection vaginale chaude, on applique de la glace sur le bas-ventre, et la malade est reportée dans son lit.

Il faut surveiller attentivement l'opérée, au point de vue des hémorrhagies; s'il n'en survient pas pendant les quatre premiers jours et qu'il n'y ait aucune autre complication, la guérison est à peu près certaine.

Ainsi, dans les cas ordinaires, l'opération n'est pas douloureuse; elle est facile, et n'entraîne que très rarement après elle des complications fâcheuses. Mais parfois, on éprouve des difficultés extrêmes; l'opération est longue, il peut survenir des hémorrhagies, et surtout on est dans certains cas obligé d'avoir recours à une nouvelle opération. Voici un exemple frappant des difficultés en face desquelles on peut se trouver.

Une femme se présenta à la clinique souffrant de métrorrhagies, d'un écoulement vaginal purulent et de fièvre hectique. L'examen fit découvrir l'existence d'une tumeur abdominale solide, du volume d'un utérus gravide de six mois, très douloureuse spontanément et à la pression. Au toucher on trouvait une tumeur qui remplissait tout le vagin, et était, pour ainsi dire, enclavée dans le petit bassin, de façon qu'il était impossible de passer le doigt entre elle et les parois de l'excavation.

La partie inférieure de la tumeur était en voie de destruction, de gangrène; elle était immobile et ne descendait que très peu lorsqu'on la déprimait par le palper, au-dessus de l'ombilic. La malade avait tous les jours des frissons, à la suite desquels la température montait à 40 degrés pour revenir ensuite presque à la normale après des sueurs abondantes. Le pouls était bondissant, filiforme, concentré, la malade très affaiblie. Nous jugeâmes que tous ces phénomènes étaient sous la dépendance des hémorrhagies et de la gangrène de la tumeur, et qu'il fallait l'enlever immédiatement.

Après anesthésie préalable, on jeta une anse d'écraseur sur

la partie inférieure de la tumeur dont un tiers environ fut extirpé. Ce n'est qu'après trois reprises qu'on put enlever toute la partie du polype comprise dans le petit bassin. Mais il fut impossible d'attaquer l'autre partie de la tumeur qu'on sentait dans l'utérus, au travers du col.

La malade très fatiguée fut reportée dans son lit; des applications de glace furent faites sur le ventre. Les stimulants, l'irrigation chaude permanente complétèrent le traitement. Le lendemain, malgré l'élévation de la température et la concentration du pouls, on fit une injection hypodermique d'ergotine qui détermina des contractions utérines assez énergiques. Le troisième jour, la tumeur fit de nouveau saillie dans le vagin, l'écoulement fétide reparut; on eut recours à une nouvelle opération pour enlever la portion saillante du polype.

Plusieurs jours après, la tumeur reparut, et cette fois on put la sectionner jusqu'à sa base. Les irrigations permanentes et le massage quotidien de l'utérus achevèrent la guérison. J'ai cité plus haut un autre cas dans lequel un fibrome intra-ligamenteux du col simulait un polype fibreux intra-utérin.

Je pourrais rapporter encore d'autres exemples analogues, les polypes fibreux étant, en Russie, une affection extrêmement fréquente. Malheureusement les médecins sont souvent consultés trop tard pour y porter remède.

J'appellerai simplement l'attention du lecteur sur le point suivant : lorsqu'il est nécessaire d'enlever un polype fibreux, le chirurgien doit se demander si toute la tumeur peut être extirpée en une seule séance, ou s'il lui faudra intervenir plusieurs fois. Il se souviendra que, si petite que soit la portion du polype enlevée lors d'une première opération, cela suffira à faire de la place dans le vagin, et à provoquer la contraction énergique de l'utérus qui fera descendre la tumeur.

L'hémorrhagie est rare après l'ablation des polypes fibreux et des fibromes sous-muqueux. On ne l'observe que dans des conditions toutes spéciales, par exemple lorsque ces tumeurs ont subi la transformation caverneuse. L'opération recommandée dans ces cas par Simon m'a toujours donné de mauvais résultats. Elle ne saurait remplacer un instrument aussi puissant que l'écraseur Meier et Meltzer.

Parfois l'écraseur peut être employé comme extracteur. Lorsqu'on a passé l'anse métallique en arrière de la tumeur et qu'on a étranglé le pédicule, le polype est si solidement fixé que, si ses dimensions ne sont pas supérieures à celles du bassin, il est facile de l'extirper d'après les règles indiquées plus haut ; c'est ainsi qu'on peut opérer ces prétendus accouchements de fibroïdes. Si la tumeur résiste, on peut à la rigueur détruire, par des mouvements de torsion, ses adhérences avec les parties voisines comme dans certains cas de fibromes sous-muqueux et interstitiels. L'utérus se contracte ensuite énergiquement et le fibrome est expulsé dans le vagin.

La gangrène du polype et la septicémie consécutive ne sont pas des contre-indications à l'opération.

Toutes les règles précédentes peuvent être appliquées aux polypes fibreux qui ne font pas saillie dans le vagin ; seulement, pour les polypes siégeant haut, on est obligé d'avoir recours avant l'intervention aux injections chaudes, aux injections sous-cutanées d'ergotine, au massage et au tamponnement, qui font saillir la tumeur.

§ II. **Ablation des fibromes sous-muqueux.** — Lorsque l'orifice utérin est assez ouvert pour laisser pénétrer le doigt, les pinces de Museux, et le bistouri, on sectionne dans une certaine étendue, à l'aide de ce dernier ou de ciseaux, la membrane muqueuse qui recouvre la tumeur, et on la décolle ensuite le plus qu'on peut avec le doigt ou avec l'extrémité des ciseaux de Cooper. Un aide fixe en même temps le fond de l'utérus, le soutient, l'excite et, sous l'influence des contractions, une partie de la tumeur fait hernie à travers l'orifice pratiqué dans la muqueuse. On la saisit avec les pinces de Museux, on l'attire un peu en bas, et le doigt décolle encore davantage la muqueuse du fibrome. Sous l'influence des contractions utérines et du travail du doigt, la muqueuse se déchire aisément, et la plus grande partie de la tumeur se trouve à nu. On fait exécuter à la pince de Museux des mouvements de rotation, et, contournant du doigt le fibrome, on détruit, on déchire la capsule ; l'utérus est en même temps massé. Le fibrome, grâce à ces manœuvres, s'abaisse vers l'orifice externe du col qui se dilate. Pour augmenter la dilatation, il est parfois indispensable de faire avec des ciseaux plusieurs incisions intéressant l'épaisseur des lèvres. Si la capsule est friable et la tumeur d'un volume pas trop considérable (celui d'une pomme ou d'une orange) on réussit, dans la majorité des cas, à l'extraire par le procédé que je viens d'indiquer.

Je me souviens d'un cas dans lequel 17 fibromes furent ainsi enlevés en une seule séance ; le plus gros avait le volume d'une pomme de Crimée, les plus petits celui d'un pois.

Lorsque l'extirpation est pénible, et que ni les mouvements de rotation, ni le massage ne réussissent, que la tumeur est trop difficilement abordable pour qu'on puisse l'extraire avec le doigt, on abandonne l'opération et on administre de l'ergotine en injections hypodermiques, en même temps que la malade est soumise aux irrigations continues, ou qu'un tampon est appliqué jusqu'à ce que surviennent des contractions énergiques de l'utérus amenant l'expulsion de la tumeur ; ou bien on essaie d'appliquer l'écraseur sur la partie saillante de la tumeur, pour en détruire la capsule, ou en enlever une partie. Il est rare qu'on voie survenir une hémorrhagié. Les contractions deviennent plus énergiques, la suppuration s'établit, en même temps qu'un sillon d'élimination se creuse entre la tumeur et les parties voisines.

Après l'extirpation des fibromes sous-muqueux, on applique de la glace sur le bas-ventre, on fait de l'irrigation continue intra-utérine chaude avec une solution d'acide phénique à 1 0/0.

Les règles de l'extirpation des tumeurs sous-muqueuses sont applicables aux fibromes incarcérés, interstitiels. Ces opérations sont plus dangereuses, l'hémorrhagie pouvant être considérable par suite de la destruction du parenchyme utérin et de la suppuration ; on peut voir survenir comme complication la phlébite utérine et la pyohémie.

C'est pour ces raisons que l'irrigation permanente et le drainage sont indispensables ici. Si la cavité utérine pouvait, après l'ablation de la tumeur, être désinfectée à l'aide de l'iodoforme en poudre, en solution ou en suppositoires, cela vaudrait mieux. Malgré tous les soins on ne peut répondre qu'il ne surviendra ni septicémie ni pyohémie.

D'un autre côté, le manque de précision du diagnostic au point de vue des limites de la tumeur, la multiplicité des fibromes, leur éloignement, font qu'on n'a que rarement à intervenir dans ces cas. Le plus souvent on essaie de transformer les fibromes interstitiels en sous-muqueux en faisant des injections hypodermiques d'ergotine. Si elles sont inefficaces on n'a plus de ressources que dans la lapara-hystérotomie.

§ III. **Dégénérescence fibreuse de l'utérus.** — Dans le traitement de cette affection, on se propose d'habitude de diminuer le volume de l'utérus. L'amputation du col, l'excision des lèvres, la cautérisation de la lèvre postérieure, les injections intra-utérines de teinture d'iode, les injections sous-cutanées d'ergotine, les bains de soleil, les injections chaudes peuvent être employées dans ce but. Si on échoue par ces moyens, et que les hémorrhagies deviennent considérables, on peut enlever l'utérus par la laparatomie.

§ IV. **Traitement des fibromes sous-séreux.** — Le plus souvent ce traitement est chirurgical ; le traitement médical reste impuissant, surtout si les fibromes sont volumineux et adhérents aux parties voisines. S'ils sont petits et compliqués d'autres fibromes, tous les efforts du chirurgien doivent se concentrer sur l'extirpation des fibromes interstitiels et sous-muqueux, les fibromes sous-séreux donnant rarement naissance aux hémorrhagies, à la leucorrhée. Dès qu'ils deviennent très volumineux on ne peut songer à les enlever que par la lapara-hystérotomie.

Hystérotomie. — Cette opération consiste dans l'extirpation du corps et du fond de l'utérus, et assez souvent des trompes et des ovaires, par la laparatomie. Le point capital consiste à savoir saisir les indications de cette sérieuse intervention.

Indications. — L'hystérotomie est indiquée :

1° Lorsque les hémorrhagies sont abondantes et ne cèdent à aucun traitement médical ou chirurgical, et qu'elles mettent en danger la vie de la malade, quel que soit d'ailleurs le volume de la tumeur ;

2° Lorsque la tumeur est très volumineuse, comprime les parties voisines, épuise la malade et menace son existence ;

3° Lorsque la tumeur, bien que peu volumineuse, comprime le rectum, ou l'uretère, empêchant la défécation et la miction ;

4° Lorsque la tumeur dégénère et menace de devenir maligne, ce qu'indiquent sa croissance rapide et l'affaiblissement de la femme.

Contre-indications. — L'hystérotomie est contre-indiquée :

1° Lorsqu'il n'existe aucune complication menaçant la vie de la femme ;

2° Que l'utérus, augmenté de volume par suite de la présence d'une ou de plusieurs tumeurs, est immobilisé par des adhérences solides et étendues ;

3° Lorsqu'il existe une affection du cœur ou des reins ;

4° Lorsqu'en explorant le col par le toucher, on le trouve effacé, et que l'hystéromètre se dirige vers la paroi abdominale antérieure, tandis que le cul-de-sac de Douglas est rempli par la tumeur immobile et profondément enclavée dans le bassin. Dans la grande majorité de ces cas l'opération est impossible. On peut toutefois rencontrer d'heureuses exceptions.

L'âge de la malade n'a pas une grande importance ici, car la proportion des guérisons est la même pour les femmes de 30 ans, et pour celles qui sont à l'âge de la ménopause.

Le traitement préalable joue un rôle bien plus grand ; il consiste à augmenter la sécrétion cutanée et rénale, à diminuer ou à faire cesser le catarrhe bronchique lorsqu'il existe, à régulariser les fonctions de l'appareil gastro-intestinal (préparations de fer, eaux alcalines, bains, lait, etc.).

Il faut acclimater la malade, la maintenir deux semaines avant l'opération dans l'appartement préparé à cet effet, gagner sa confiance, lui faire désirer l'opération, l'amener à avoir foi dans le succès. On ne la préviendra pas du jour de l'opération, pour éviter les émotions de la veille et l'affaiblissement qui en résulte. Un appartement à la campagne réunit les conditions les plus favorables à l'intervention chirurgicale ; les femmes qui peuvent être opérées dans ces conditions évitent 50 chances sur 100 de septicémie. Jusqu'à présent, en effet, aucune méthode antiseptique ne donne des résultats semblables à ceux de la pratique rurale, et ne peut faire disparaître complètement les causes multiples de contagion qui existent dans les villes.

On admet en général qu'il est indifférent d'intervenir en telle ou telle saison ; cependant il me paraît préférable d'opérer en été, au printemps ou au début de l'automne ; la ventilation de la chambre peut se faire naturellement et le soleil réconforte les malades.

Je conseille d'ailleurs à quiconque voudra faire une pareille opération de lire tous les conseils que donne à ce sujet Spencer Wells dans la dernière édition de son livre ; il y verra que le chirurgien anglais considère l'hystérotomie comme incomparablement plus difficile et plus dangereuse que l'ovariotomie.

Manuel opératoire. — Comme je l'ai dit plus haut, l'hystérotomie consiste essentiellement dans l'extirpation du corps et du fond de l'utérus par la laparatomie, le col de l'utérus demeurant intact et pouvant être soit abandonné dans la cavité du petit bassin (*méthode intra-péritonéale*) soit amené au dehors et fixé à la plaie pariétale (*méthode extra-péritonéale*).

Méthode intra-péritonéale. — Les instruments indispensables pour la méthode intra-péritonéale sont : deux bistouris ordinaires, un petit couteau à amputation, une ligature élastique, des pinces à forcipressure, des pinces de Museux, des aiguilles et un porte-aiguilles, des éponges ordinaires et des éponges montées.

La malade a été purgée la veille avec de l'huile de ricin ; on lui donne le matin un lavement, et la vessie est vidée. L'opération se fait sous le spray qu'on installe une heure à l'avance.

Après anesthésie, on fait à la paroi abdominale une incision médiane, de l'ombilic au pubis. Le péritoine est sectionné, et habituellement on aperçoit aussitôt une tumeur violette ou d'un rouge foncé. La tumeur, ou l'utérus augmenté de volume, est saisie avec des pinces de Museux, et attirée au dehors, à travers l'incision de la paroi, jusqu'à ce qu'apparaisse dans l'angle inférieur de la plaie la partie inférieure de l'espace de Douglas.

Si les ovaires sont libres, non adhérents, ils sont habituellement amenés en même temps au dehors. On applique à la partie supérieure de l'incision des pinces ou une grande éponge, et on procède à la ligature des deux ligaments larges d'après le mode indiqué au chapitre amputation du corps et du fond de l'utérus cancéreux.

Les ligaments infundibulo-pelviens sont liés aussi près que possible du bord du bassin ainsi que les ligaments ronds ; une seconde ligature est placée sur les trompes et les ligaments ronds tout près de l'utérus. On sectionne ensuite les ligaments larges entre les ligatures, en rasant le bord de l'utérus, afin

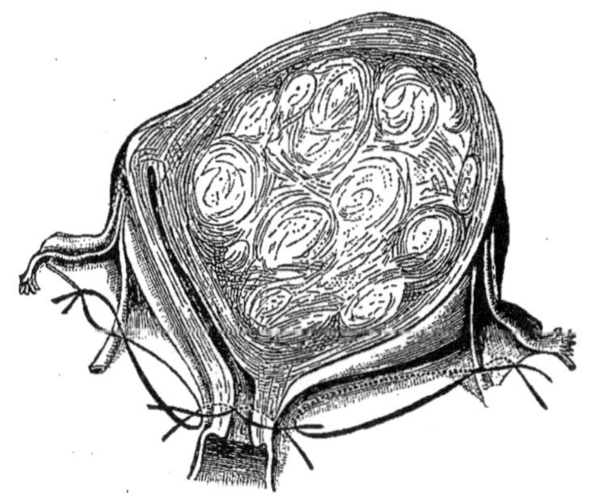

Fig. 31. — Ligature des ligaments larges.

d'éviter l'artère utérine dont la blessure entraîne des hémorrhagies redoutables.

Une ligature élastique (fig. 32) est ensuite appliquée sur l'utérus, au niveau de l'orifice interne du col ou un peu plus bas, bref sur la partie la plus étroite de l'organe. Le péritoine est incisé suivant une ligne demi-circulaire en avant et en arrière, au-dessus de la ligature élastique. Sur les côtés on coupe l'artère utérine dont on rencontre parfois deux à quatre branches que l'on lie en masse ou séparément suivant leur degré de développement. La tumeur, le corps et le

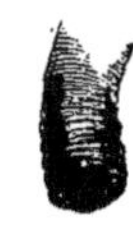

Fig. 32.
Calibre de la ligature élastique.

fond de l'utérus sont alors détachés par une incision cunéiforme. Cela fait on cautérise le canal cervical avec de l'acide phénique, et on fait une suture en étage. Tout d'abord 4 ou 5 sutures profondes sont placées dans le fond de la plaie cunéiforme ; elles ne traversent que le tissu musculaire ou le tissu fibreux qui reste encore, mais sans intéresser le péritoine.

Il est avantageux, dans ce temps de l'opération, de se servir d'aiguilles courbes ; les fils sont noués, et leurs extré-

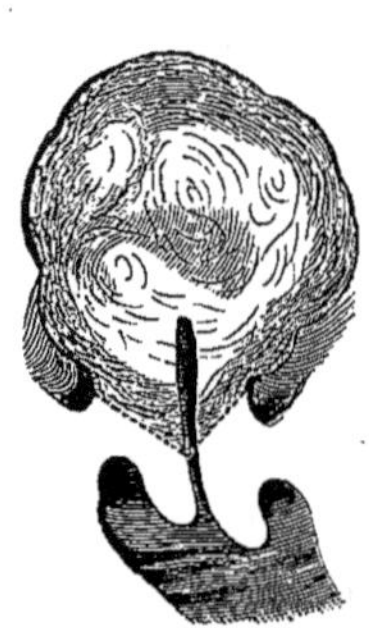

Fig. 33.— Excision cunéiforme du corps et du fond de l'utérus avec la tumeur.

mités coupées. Dans les intervalles laissés entre les premières sutures, on en applique de nouvelles, et la troisième rangée se place dans les intervalles des secondes. Ceci fait, les feuillets péritonéaux s'adaptent exactement, ou sont régularisés à l'aide des ciseaux, et maintenus par des sutures superficielles de soie fine.

La ligature élastique est enlevée ; le moignon est nettoyé et on le fait glisser dans l'excavation après s'être bien assuré qu'il ne saigne pas. En cas d'hémorrhagie, on place sur les parties latérales du moignon des ligatures profondes.

Après toilette du péritoine, on suture la plaie abdominale qu'on saupoudre d'iodoforme, et sur laquelle on applique du

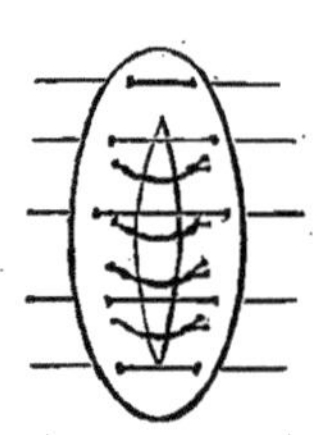

Fig. 34. — Suture en étage.

protective, plusieurs couches de gaz iodoformée et du makintosch. Le pansement est recouvert d'une notable épaisseur d'ouate phéniquée, et maintenu en place par des bandes d'emplâtre adhésif. Tout le ventre est soigneusement enveloppé de flanelle fixée par des épingles-broches.

La malade étant reportée dans son lit, on place un suppositoire opiacé dans le rectum, et sur le bas-ventre une vessie remplie de glace. Les sutures pariétales s'enlèvent habituellement le neuvième jour, et s'il

ne survient pas de complications la malade quitte le lit du 20e
au 25e jour.

Soins consécutifs. — Les soins consécutifs à l'opération
sont les suivants : durant les 8 premiers jours aliments liquides, bouillon, lait ; s'il y a des douleurs, opiacés. Les premiers jours on fera toutes les 4 ou 6 heures le cathétérisme
de la vessie. Ce n'est qu'après l'enlèvement des sutures abdominales qu'on ordonnera un lavement ou un purgatif. Le décubitus latéral ne sera permis que du 10e au 12e jour.

Les complications de la myomotomie ou de l'hystérotomie
sont les mêmes que celles de l'ovariotomie : choc, hémorrhagie, péritonite, septicémie.

Léopold, voulant isoler complètement le pédicule de la cavité péritonéale, et se mettre plus sûrement en garde contre
l'hémorrhagie secondaire, a proposé de faire, avant l'incision
de la tumeur, une manchette de péritoine
qu'on pourrait ensuite invaginer profondément dans la plaie utérine au moment
de la suture.

Après l'excision de la tumeur on rapproche les lèvres de la plaie, et on place des
sutures profondes et superficielles ; les
sutures profondes traversent toute la masse
musculaire ; les superficielles, comme on
peut le voir sur la figure 35, sont passées
d'avant en arrière de façon à saisir les
feuillets invaginés du péritoine et à les
appliquer l'un contre l'autre.

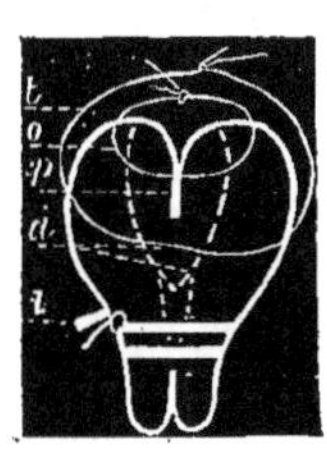

Fig. 35. — Invagination
des feuillets péritonéaux
d'après le procédé de
Léopold.
a Ligne représentant l'excision cunéiforme de la
tumeur.
l Ligature élastique.
ep Feuillets péritonéaux
décollés et invaginés.
o Suture superficielle.
t Suture profonde.

Parfois il n'est pas nécessaire d'enlever
tout le fond et le corps de l'utérus, et on
peut se borner à l'extirpation du seul fibrome. Si par exemple la
tumeur est réunie au corps et au fond de l'utérus par un pédicule, une ligature élastique est appliquée sur le pédicule qui
est sectionné en forme de coin, suturé en étage, et recouvert
par les feuillets péritonéaux également suturés.

Le myome est-il sous-péritonéal ou interstitiel, on fait une
incision linéaire ou ellipsoïde, suivant le volume de la tumeur
qu'on essaye d'extirper. Si le parenchyme utérin n'est pas in-

téressé dans toute son épaisseur, on peut, dans ces cas, se borner à l'extirpation de la tumeur qu'on fait suivre de sutures utérines et péritonéales.

Il est une variété de fibromes de l'utérus qui doivent à leur situation anatomique un intérêt chirurgical considérable ; ce sont des fibromes intra-ligamenteux occupant le cul-de-sac vésico-utérin. Ils décollent le péritoine, et, à mesure qu'ils augmentent de volume, le séparent du fond de la vessie et de la paroi abdominale antérieure.

J'ai vu plusieurs cas dans lesquels le cul-de-sac péritonéal se trouvait ainsi à 2 pouces au-dessus de l'ombilic, de telle sorte que la paroi abdominale, depuis l'ombilic jusqu'à la symphyse pubienne, était complètement dépourvue de péritoine. Le fascia propria devenu fibreux se confondait avec la tumeur sous-jacente. Dans tous ces cas l'incision de la paroi abdominale fut accompagnée d'une hémorrhagie abondante fournie par de nombreuses artérioles dermiques et sous-dermiques ; le fibrome ne put être enlevé et les tentatives opératoires déterminèrent des hémorrhagies considérables menaçant la vie de la malade.

A l'appui de ce que je viens d'avancer je citerai un cas que j'ai observé à la fin de l'année 1884.

Observation.

A. S..., cuisinière, native de Pensa, est entrée à l'hôpital le 30 septembre 1884. Agée de 39 ans, elle est veuve depuis 6 ans. Mariée à 16 ans elle vécut d'abord 7 ans avec son mari qui fut pris ensuite pendant 8 ans par le service militaire. A partir de ce moment toutes relations cessèrent entre eux jusqu'à ce que le mari fût libéré. Ils vécurent encore deux ans ensemble, puis le mari mourut, Dès lors S. renonça complètement au coït. Elle n'a jamais eu d'enfants. La première année de son mariage elle cessa de voir ses règles pendant 7 mois et demi ; puis l'écoulement menstruel redevint normal, durant six jours et sans plus d'abondance qu'autrefois. Au début elle éprouva des douleurs légères ; le sang n'était pas mélangé de caillots bien qu'il fût noir, ressemblant à du marc de café. La malade ne se souvient pas si l'écoulement avait ou non de l'odeur.

S... attribua cette suspension des règles à un refroidissement. Elle n'eut d'ailleurs pendant tout ce temps ni augmentation de volume du ventre, ni aucun symptôme de maladie aiguë.

La menstruation s'était établie chez cette femme à l'âge de 15 ans, les règles durèrent 6 jours. La première fois qu'elle fut menstruée, elle ressentit des douleurs intenses au bas-ventre. L'écoulement sanguin fut assez abondant, de couleur foncée, renfermant des caillots.

La deuxième époque menstruelle survint trois semaines et quatre jours après la première ; elle dura six jours. L'écoulement sanguin fut abondant, moins coloré que la première fois, sans caillots. Les douleurs furent également moins fortes ; pourtant la malade garda le lit tout ce temps.

Les règles reparurent pour la troisième fois au bout de trois semaines et durèrent six semaines ; mais la perte de sang fut constamment minime et S... n'en fut que médiocrement affaiblie. Les douleurs manquèrent totalement. Une semaine s'étant écoulée, les menstrues se montrèrent à nouveau, et dès lors la menstruation resta régulière jusqu'au mariage, les règles revenant toutes les trois semaines, durant six jours, étant peu abondantes et accompagnées, au début, de douleurs conquassantes.

Après son mariage, S... fut réglée toutes les trois semaines, pendant six jours, toujours avec douleurs au début. La dernière menstruation n'a fini qu'hier soir ; elle a été abondante.

La fonction du coït s'est toujours accomplie régulièrement.

S... fait remonter sa maladie à 13 ans. Elle avait alors 26 ans. A cette époque, à la suite d'un refroidissement, elle fut prise de frissons avec tremblement suivis d'une sensation de chaleur, de maux de tête, et d'une douleur au niveau du pli inguinal droit. Les frissons, toujours suivis de chaleur, se répétèrent le jour suivant. La malade ne garda pas le lit. Elle prit du sulfate de quinine.

C'est au cours de ces accidents que la malade s'aperçut pour la première fois qu'elle portait une tumeur à l'hypogastre, près de l'aine droite, tumeur ayant le volume du poing, assez dure et mobile.

Au bout de deux semaines, la fièvre et les maux de tête cessèrent, mais il persista une constipation opiniâtre. La tumeur continua à croître peu à peu et s'éleva jusqu'à l'ombilic.

Il y a trois ans, pendant les grandes chaleurs de l'été, S... se souvient qu'un jour elle fut obligée de rester à la cave longtemps, étant en sueur. Aussitôt après elle fut prise de violentes douleurs lancinantes dans le ventre, d'un frisson intense, de ballonnement du ventre et enfin elle perdit connaissance. Elle ne se rappelle pas avoir vomi; elle eut de la rétention d'urine. Après six semaines de séjour au lit, S... eut ses règles, et à la fin de la période menstruelle les troubles de la miction reparurent et durèrent une quinzaine de jours, s'accompagnant de tension du ventre et de vomissements.

Il y a un an, la malade alla consulter, dans un hôpital de Pensa, demandant qu'on la guérît de sa tumeur et des troubles périodiques de la miction qu'elle éprouvait. On lui fit au côté gauche une ponction qui, à ce qu'elle rapporte, donna issue à un seau de liquide clair, transparent, ressemblant à du thé léger. A la suite de cette ponction, la portion sus-ombilicale resta à peu près dans le même état qu'auparavant. Trois jours après, la malade quittait l'hôpital. Rentrée chez elle, elle est prise d'une céphalalgie intense, de frissons avec sensation de chaleur intense et de douleurs violentes dans le ventre.

Pendant près de huit jours, elle resta sans connaissance. Bientôt survint un écoulement vaginal jaunâtre, fétide, peu abondant. Tous les jours, vers sept heures, revenaient des vomissements verdâtres, épais. Après deux semaines les douleurs et les vomissements cessèrent; mais en raison de sa grande faiblesse notre malade dut garder le lit pendant près de quatre mois et demi.

Durant toute cette période, elle ne fut pas réglée. Les règles ne reparurent qu'au bout de 8 mois; l'écoulement sanguin plus pâle qu'auparavant était un peu fétide et accompagné de quelques douleurs; il dura six jours. Il a présenté constamment ces caractères depuis cette époque jusqu'à présent.

Pendant sept mois, l'état de la patiente fut supportable ; elle allait et venait et pouvait vaquer à ses occupations habituelles.

Actuellement, elle se plaint d'une tumeur qui occupe l'hypogastre et empiète sur la fosse iliaque droite, en même temps que d'une rétention d'urine. Presque continuellement elle éprouve des douleurs dans l'aine droite ; ces douleurs diminuent pendant la marche. Il n'existe ni leucorrhée, ni hémorrhagies. La miction est fréquente. Comme nous l'avons dit déjà, la malade urine peu pendant les quinze jours qui suivent les règles ; puis la miction redevient fréquente, plus abondante, non douloureuse. La défécation se fait régulièrement, tous les matins, sans douleur. La malade éprouve des sensations de brûlures aux pieds et dans les jambes jusqu'au niveau des genoux. L'appétit est satisfaisant.

Parfois, le matin de préférence, après avoir pris le thé, elle a des nausées, des vomissements qui augmentent tant que dure la rétention d'urine. Pas de douleurs à l'épigastre, pas de pesanteur après les repas, pas de toux, pas de palpitations de cœur, ni fièvre, ni sueurs. S... affirme qu'elle se porte plutôt mieux depuis les accidents aigus qu'elle a présentés il y a 7 mois.

Aucune éruption sur le corps.

Examen objectif. — Constitution moyenne, un peu débilitée.

Tissu cellulaire sous-cutané chargé de graisse en notable proportion. Système musculaire normalement développé.

A l'exploration externe on observe une augmentation de volume de l'abdomen assez régulière. Les parois abdominales sont tendues. La ligne blanche est pigmentée. Les veines, vers la partie inférieure du ventre, se dessinent sous la peau. On aperçoit à 1 pouce au-dessus de la crête iliaque droite la cicatrice de la ponction. L'ombilic est excavé.

Pendant les mouvements respiratoires, la tumeur se meut avec les parois abdominales.

Par le palper, on sent une tumeur abdominale de consistance inégale, élastique par places, présentant ailleurs des mamelons durs dont l'un se trouve immédiatement au-dessus de la symphyse pubienne et remonte jusqu'à l'ombilic. Deux autres tumeurs de même nature se rencontrent sur les parties antéro-latérales.

La forme de la tumeur est irrégulièrement hémisphérique. La mobilité dans le sens transversal est, si elle existe, très limitée. Au niveau du point où on a noté la consistance élastique, il semble qu'il existe profondément de la fluctuation qu'on ne rencontre pas au niveau des saillies dures. La paroi abdominale se laisse plus facilement plisser sur la tumeur à gauche qu'à droite. La tumeur est indolore à la palpation aussi bien que lorsqu'on essaye de la déplacer; on ne détermine de douleur qu'en pressant au niveau de la fosse iliaque droite.

Il est impossible d'atteindre le promontoire par le palper.

Mensuration. — Circonférence de l'abdomen au niveau de l'ombilic............................... 79 centimètres.

De la symphyse pubienne à l'appendice xyphoïde.................................. 39　　»

De la symphyse pubienne à l'ombilic ... 22　　»

De l'épine iliaque antérieure et supérieure gauche à l'ombilic........................ 18　　»

De l'épine iliaque antérieure et supérieure droite à l'ombilic......................... 20　　»

La *percussion* faite sur la ligne blanche, du pubis à l'appendice xyphoïde, donne un son sourd qui s'arrête à deux travers de doigt au-dessus de l'ombilic. Jusqu'à trois travers de doigt au-dessus de ce point le son reste affaibli, submat, mais plus haut on retrouve la sonorité tympanique.

Sur la ligne mamelonnaire droite le son tympanique descend plus bas que sur la ligne blanche.

Sur la ligne mamelonnaire gauche le son tympanique descend moins bas que sur la ligne mamelonnaire droite.

Dans la région lombaire droite la sonorité est tympanique.

Dans la région lombaire gauche le son est sourd, et reste sourd quelle que soit la position que l'on fasse prendre à la malade.

Par le toucher et le palper combinés, on reconnaît que le col de l'utérus se trouve dans la moitié antérieure de l'excavation pelvienne ; mais la tumeur empêche de délimiter les contours de la matrice. Le segment inférieur de la tumeur occupe les culs-de-sac latéraux et postérieur. Les mouvements communiqués à la tumeur au travers de la paroi abdominale ne sont que faiblement transmis au col.

L'urine est trouble de coloration jaune paille.

Il n'y a pas de leucorrhée.

Le foie et la rate ont leur volume normal.

La pointe du cœur bat en dehors de la ligne mamelonnaire et les bruits sont dédoublés.

Murmure vésiculaire normal.

Opération. — Après la section des parois abdominales au niveau de la ligne blanche, on n'aperçoit pas le fascia propria, qui est remplacé par une couche de tissu conjonctif compacte, fibreuse, riche en vaisseaux.

Prolongeant l'incision jusqu'à deux pouces au-dessus de l'ombilic, on sectionne le péritoine et on procède à la séparation des parois abdominales d'avec la tumeur. Ce temps de l'opération ne s'accomplit que péniblement et fut accompagné d'une hémorrhagie abondante qui affaiblit notablement la malade. On put libérer la tumeur jusqu'au niveau de sa base, mais il fut impossible d'aller plus loin, l'hémorrhagie devenant inquiétante et le pouls faiblissant.

En examinant alors la partie supérieure de la tumeur, on la trouva adhérente à l'épiploon par des brides pourvues de vaisseaux très développés. Elle était constituée par une quantité de kystes peu volumineux remplis d'une masse gélatineuse, colloïde, dont une partie s'était échappée par les déchirures faites aux parois kystiques. Le reste de la tumeur présentait une consistance ferme, comme celle que l'on rencontre d'habitude dans les fibromes.

La malade s'affaiblissant de plus en plus, et l'opération durant déjà depuis une heure et demie, on décida de laisser la tumeur en place et de suturer la plaie abdominale, mais l'état général devint si grave qu'on renonça à faire les sutures superficielles. On dut se borner aux sutures profondes.

La malade fut transportée dans son lit. Sa température était alors de 35°,5 ; le pouls était concentré, filiforme. Bientôt survinrent le collapsus et des symptômes de péritonite (céphalalgie, frissons, douleurs et ballonnement du ventre, hoquet, vomissements, élévation de la température). A la fin du neuvième jour, la température atteignit 40°, puis elle commença à baisser pour remonter au vingt-quatrième jour.

Les vomissements furent continuels pendant 14 jours, en même temps que le pouls resta intermittent.

Les sutures profondes furent enlevées le neuvième jour et les lèvres de la plaie se désunirent de l'ombilic au pubis, de manière qu'on pouvait apercevoir la tumeur à nu. Partout ailleurs la réunion se fit.

Durant trois mois il sortit par la plaie, en abondance, du pus de très mauvaise odeur. Au quatorzième jour, le bord supérieur de la tumeur était descendu au niveau de l'ombilic et, à partir de ce moment jusqu'à la convalescence, on put voir la tumeur diminuer à vue d'œil, de façon qu'à la fin du troisième mois elle avait le volume du poing, occupant la fosse iliaque, à moitié mobile.

La malade quitta l'hôpital à la fin du quatrième mois, entièrement guérie. Ses règles ne reparurent plus.

Le cas qui précède est très intéressant en ce qu'il nous montre la disparition presque totale d'une tumeur par la suppuration et probablement par suite de dégénérescence graisseuse, comme cela s'observe quelquefois à la suite de l'accouchement.

Si nous considérons d'autres cas, observés dans notre pratique ou empruntés à celle du professeur Schröder, et dans lesquels nous voyons l'extirpation des fibromes, employée comme méthode générale, se terminer rapidement par la mort, soit immédiatement, soit après 8 ou 9 jours, nous pouvons juger la supériorité du procédé précédent.

L'observation unique que nous venons de rapporter n'est qu'une curiosité. Mais il ne faut pas oublier qu'elle peut nous tracer la ligne de conduite à adopter dans les cas malheureux où l'extirpation donne des résultats négatifs. L'extirpation partielle est en effet beaucoup plus dangereuse.

J'ai dit plus haut que lorsque le col est effacé et que la

tumeur occupe surtout l'espace de Douglas, auquel elle peut même adhérer, l'opération est presque impossible ; on trouve pourtant, dans le Centralblatt f. Gynœk., 84, n° 1, une observation de guérison dans un cas de ce genre. La tumeur remplissait toute l'excavation pelvienne et une partie de la cavité abdominale; son bord supérieur dépassait l'ombilic de deux à trois travers de doigt. Le fibrome était sous-séreux. Naturellement, après incision de la paroi, la tumeur ne put être attirée au dehors ; on sectionna le péritoine. La tumeur fut ensuite enlevée ; au niveau de son attache utérine, elle fut sectionnée en coin et la plaie suturée. L'hémorrhagie ne put être arrêtée ni par la cautérisation ni par l'application de pinces à forcipressure. L'opérateur bourra la cavité de tampons de gaze iodoformée, puis sutura le bord supérieur du sac séreux au tiers inférieur de l'incision pariétale. L'hémorrhagie s'arrêta et la cavité fut ainsi isolée de la grande cavité péritonéale. L'auteur avoue que la guérison eût été plus rapide si l'on avait passé un drain à travers le cul-de-sac postérieur.

Cette méthode de traitement peut être appliquée également aux fibromes intra-ligamenteux : dans ces cas, en effet, on éprouve parfois des difficultés insurmontables pour arrêter l'hémorrhagie.

Schröder a rapporté à la Société médicale de Berlin, le 13 juillet 1883, un cas d'extirpation d'une tumeur de ce genre. Dans ce cas, la tumeur, née de la lèvre postérieure du col de l'utérus, avait complètement effacé cette lèvre et remplissait le cul-de-sac de Douglas, où elle était tout à fait immobile. Après ablation de la tumeur, on appliqua des sutures sur la paroi postérieure de l'utérus; la cavité laissée dans le col fut mise en communication, à l'aide d'un drain, avec lo vagin. La malade succomba à une péritonite septique.

Le docteur Martin fit observer à ce propos que lui aussi avait opéré plusieurs femmes dans les mêmes conditions, sans dire si les résultats de son intervention avaient été heureux ou malheureux.

J'ai rencontré des cas semblables, mais toutes mes tentatives opératoires avortèrent ; les malades moururent soit consécutivement à l'opération, soit sans que j'aie pu arriver à enlever la tumeur, tant sa capsule était adhérente. J'insiste surtout sur cette dernière circonstance, qui rend impossible l'extirpation du fibrome; le plus souvent, dans ces cas, l'intervention chirurgicale est suivie de mort, et les adhérences de la capsule n'ont pu, jusqu'à présent, être diagnostiquées d'avance.

Méthode extra-péritonéale. — Pour opérer d'après la méthode extra-péritonéale de Péan, il faut avoir à sa disposition :

1° Un ou deux clamps de Péan ou de Baker Brown ;
2° 7 ou 8 serre-nœuds de Cintrat de différentes grandeurs ;
3° Des instruments propres à détacher les adhérences ;
4° Des trocarts de divers calibres ;
5° Des tubes à drainage en métal ou en caoutchouc ;
6° Des aiguilles courbes et droites ;
7° Des fils métalliques et des fils d'archal ;
8° Des bistouris et un petit couteau à amputation.

Mêmes précautions que pour l'ovariotomie. L'incision de la paroi se fait comme pour l'ovariotomie au niveau de la ligne blanche ; partant de 3 à 4 centimètres au-dessous de l'ombilic, elle s'arrête à 2 centimètres au-dessus de la symphyse pubienne.

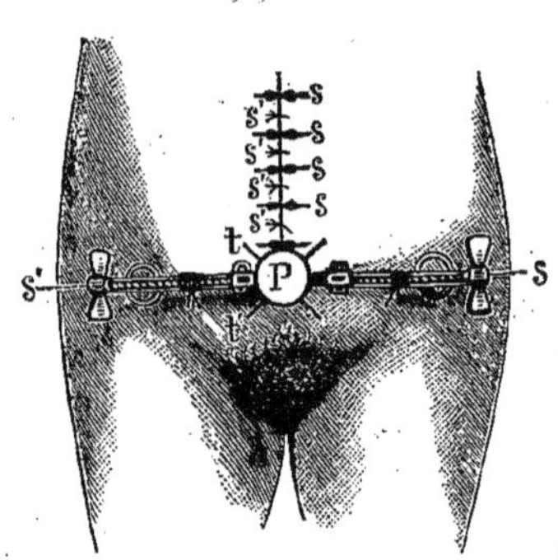

FIG. 36. — Fixation du pédicule d'après le procédé de Péan.
j Sutures péritonéales. — *s* Écraseurs fixant la ligature. — *t* Broche en croix retenant le pédicule. — *p* Pédicule.

Lorsque le péritoine a été sectionné, on aperçoit une tumeur de coloration violette foncée. Pour empêcher l'issue de l'intestin, on comprime les parois abdominales avec une grande éponge.

A partir de ce moment, il s'agit de diminuer le volume de la tumeur sans perdre trop de sang ; pour y parvenir voici, d'après Péan, ce qu'on doit faire. A l'aide d'une aiguille courbe munie d'un fil d'archal, on traverse, en deux ou trois points, la partie médiane de la tumeur ou celle qui est la plus accessible, et on tord ces fils à l'aide des serre-nœuds, de façon à

empêcher l'afflux du sang dans les parties correspondantes du
fibrome ; on peut alors les inciser sans danger et diminuer
ainsi le volume de la tumeur. Si celle-
ci est encore trop volumineuse, on en
enlève de la même façon une nouvelle
portion, et ainsi de suite jusqu'à réduction convenable.

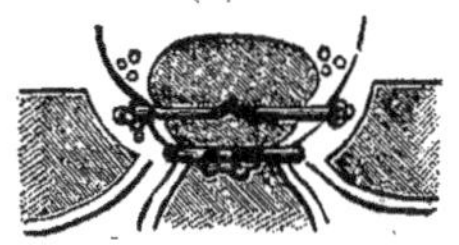

Fig. 37. — Pédicule et sa ligature
élastique (coupe verticale).

Le pédicule est formé par le col de
l'utérus, qui est traversé au niveau
de l'orifice interne par une aiguille munie d'un fil d'archal
qui étrangle le pédicule. La plaie est suturée d'après les règles
générales, et le pédicule fixé dans son angle inférieur à l'aide
de deux longues broches qui le traversent en croix et dont les
extrémités reposent sur la paroi abdominale. Les fils d'archal
sont tordus de plus en plus tous les
jours, et ils se détachent vers le dix-
septième ou le dix-huitième.

Les modifications qu'a apportées
Hegar à ce procédé sont les suivantes:
au lieu de fils d'archal et d'écraseurs,
il emploie la ligature élastique, qui
est laissée sur le pédicule jusqu'à
son détachement complet; les lèvres
de la plaie péritonéale pariétale sont
suturées avec le péritoine qui recouvre
le pédicule. On prévient l'infection à
l'aide de l'acide phénique et du chlorure de zinc. La ligature élastique
tombe vers le dix-septième ou le dix-
huitième jour.

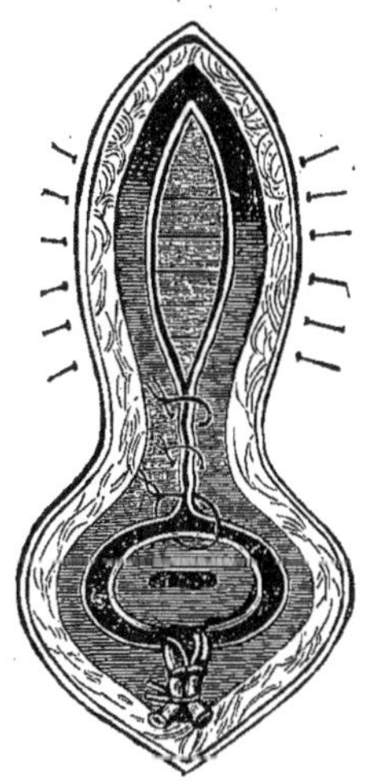

Fig. 38. — Pédicule étreint dans
une ligature élastique et fixé dans
l'angle inférieur de la plaie. Suture du feuillet péritonéal parié-
tal avec le feuillet péritonéal du
pédicule, suivant le procédé de
Hegar.

En résumé, il y a deux méthodes
d'extirpation des fibromes par lapara-
hystérotomie : l'une intra-péritonéale ou de Schröder, l'autre extra-
péritonéale ou de Péan.

Nous voyons, d'après les articles
de Bigelow, parus dans l'*American Journal of obstetrics* de
décembre 1883, que toutes les opérations d'hystéro-myomoto-
mie faites d'après les deux méthodes sont au nombre de 573.

Il y a eu 311 guérisons et 241 morts. 247 opérations extra-péritonéales ont donné 143 guérisons et 97 morts ; 84 opérations intra-péritonéales ont été suivies 50 fois de guérison et 33 fois de mort.

Actuellement donc les deux méthodes donnent à peu près la même proportion de guérisons et de morts ; il est impossible de dire quelle est la plus avantageuse.

Les chirurgiens qui s'embarquent dans une opération de ce genre doivent connaître également les deux méthodes, afin de pouvoir choisir l'une ou l'autre, suivant le cas à traiter. La méthode extra-péritonéale convient surtout aux cas dans lesquels l'opération doit être terminée rapidement, par exemple lors de parésie du cœur et de fortes intermittences du pouls pendant les inhalations de chloroforme.

Les deux méthodes donnent autant de succès entre les mains de Schröder, d'Olshausen et de Léopold d'une part, de Péan, de Hegar et de Kaltenbach d'autre part ; la proportion des cas mortels diminue chaque année. (Schröder, 14 myomotomies, 13 guérisons, 1 mort ; Hegar, 12 myomotomies, 11 guérisons, 1 mort ; Kaltenbach, 8 opérations, 1 mort).

Ces résultats dépendent évidemment pour une part de l'expérience acquise par les opérateurs, mais aussi du choix des cas à opérer. Les opérateurs ne s'appesantissent guère sur ce sujet dans leurs communications, mais c'est un fait indéniable.

La méthode intra-péritonéale permet de faire une antisepsie plus minutieuse et l'emporte au point de vue esthétique. L'extra-péritonéale met davantage à l'abri de l'hémorrhagie. Quant à moi, j'emploie l'une ou l'autre ; dans la majorité des cas, pourtant j'ai recours à l'intra-péritonéale.

J'abandonne la priorité de la suture en étage à Schröder ; mais je ferai remarquer qu'en juin 1881, j'enlevai un fibrome interstitiel par la laparatomie d'après le procédé de Schröder. La différence qui existait entre mon opération et celle de Schröder était que je suturais le pédicule à la surface interne de l'angle inférieur de la plaie. Ce n'est que 4 mois après, en octobre ou en novembre, que Schröder publia son procédé. Ma malade est vivante, l'opération fut faite dans le gouvernement de Foula, en présence des docteurs Morosoff, Ricounoff et Belkin.

S.   16

ANNÉES	NOMS	MALADIES	COMPLICATIONS	MÉTHODE OPÉRATOIRE	RÉSULTATS	CAUSE DE LA MORT
1878	E.	Fibrome interligamenteux de l'utérus.	»	Extra-péritonéale.	Guérison.	»
1879	M.	Fibrome interligamenteux droit.	»	Extra-péritonéale.	Guérison.	»
1879	M. C.	Cysto-fibrome interligamenteux droit.	»	Intra-péritonéale.	Guérison.	»
1880	B.	Fibrome sous-séreux et interstitiel.	Polype myxomateux du fond de l'utérus, du volume d'une orange.	Intra-péritonéale avec drainage.	Guérison.	»
1881	G.	Fibrome interligamenteux droit.	»	Intra-péritonéale avec drainage.	Guérison.	»
1881	G.	Fibrome interstitiel.	»	Intra-péritonéale.	Guérison.	»
1882	G.	Fibrome interstitiel et sous-muqueux.	Kyste de l'ovaire droit.	Intra-péritonéale, drainage par le cul-de-sac vésico-utérin.	Mort le 6e jour.	Hémorrhagie interne.
1882	B	Fibrome sous-séreux.	Kystes des deux ovaires.	Intra-péritonéale.	Mort le 4e jour.	Péritonite aiguë.
1882	Th.	Fibrome interstitiel.	Kystes des deux ovaires.	Intra-péritonéale, drainage	Mort le 10e jour.	Péritonite purulente.
1882	E.	Fibrome interstitiel.	Kystes des deux ovaires, l'un avait le volume d'un utérus gravide de 6 mois.	Extra-péritonéale.	Mort le 2e jour.	Péritonite subaiguë généralisée. Parésie cardiaque.
1883	B.	Fibrome interstitiel et sous-séreux.	»	Intra-péritonéale.	Guérison.	»
1883	C.	Cysto-fibrome interligamenteux gauche.	»	Intra-péritonéale.	Mort le 5e jour.	Péritonite.
1884	B.	Cysto-sarcome interligamenteux.	»	Intra-péritonéale.	Mort le 3e jour.	Parésie cardiaque.
1884	K.	Fibromyome.	»	Intra-péritonéale.	Mort le 8e jour.	Hémorrhagie interne.

J'ai fait jusqu'à présent, en fait de myomotomies et d'hystérotomies, 27 opérations dont 24 par la méthode intrapéritonéale et 3 par la méthode extra-péritonéale. J'ai eu en tout 51.8 0/0 de guérisons. Je donne dans le tableau ci-contre le résultat de mes opérations de myomotomies.

Sur les 24 opérations par la méthode intra-péritonéale 12 ont été suivies de succès et 12 de mort.

Sur les 3 opérations par la méthode extra-péritonéale, j'ai eu 2 guérisons et 1 mort.

Ces chiffres sont évidemment trop faibles pour qu'on puisse en tirer une conclusion quelconque. Il nous est cependant impossible de ne pas attirer l'attention sur ce fait que sur 12 femmes mortes après l'application de la méthode intra-péritonéale, 2 ont été emportées par des hémorrhagies secondaires.

En Angleterre, dans ces dernières années, la mortalité est tombée à 26 0/0, et même, en laissant de côté les cas désespérés avant l'opération, à 23.3 0/0.

Ajoutons que l'opération de la myomotomie est incomparablement plus dangereuse que l'ovariotomie.

Si la tumeur fibreuse ne peut être enlevée chirurgicalement, on doit recourir au traitement symptomatique : diminuer ou arrêter les hémorrhagies et l'accroissement de la tumeur. Si l'on n'y parvient pas il faut instituer un traitement général réconfortant. Pour ce qui est de l'arrêt des hémorrhagies, le remède le plus énergique est l'ergotine (2 à 5 centigr. en injections hypodermiques par jour).

Bien qu'on ait cité nombre de cas dans lesquels la guérison complète aurait suivi un tel traitement, je n'en ai vu aucun dans ma pratique.

Tout ce que j'ai pu obtenir c'est la diminution des hémorrhagies, et, dans quelques cas, l'arrêt de développement de la tumeur, surtout quand il s'agissait de fibromes interstitiels.

On n'aura recours aux injections d'ergotine que lorsque l'intervention chirurgicale sera impossible : on emploiera en même temps les injections chaudes fréquentes et les autres moyens hémostatiques. J'ai vu, alors que des fibromes se compliquaient de poussées récidivantes de pelvi-péritonite, les injections chaudes et les douches abdominales en hiver, les bains de soleil en été, produire d'excellents effets.

Dans la dégénérescence fibreuse de l'utérus et les fibromes interstitiels, on se trouve bien, au point de vue hémostatique, des injections intra-utérines de teinture d'iode (au début mélangée à la glycérine 1/4 ; on augmente ensuite jusqu'à employer la teinture pure). Ces injections se font 2, 3 fois par semaine, sont bien supportées et ne donnent lieu à aucun accident.

Dans le traitement symptomatique des fibromes utérins rentre la castration, opération grave qu'on ne doit faire que lorsque l'extirpation de la tumeur étant impossible, sa croissance rapide, l'abondance des pertes sanguines, l'apparition de phénomènes de compression mettent la vie de la malade en danger.

CHAPITRE IV

Traitement de l'endocervite et de l'endométrite fongueuses.

Lorsque, par l'examen au spéculum, le médecin s'est convaincu que la métrorrhagie reconnaît pour cause des granulations du col, l'hypertrophie de la muqueuse du canal cervical, il doit tout d'abord badigeonner deux fois par semaine le canal cervical avec de l'acide pyroligneux, et faire faire des injections chaudes à 35°, deux ou trois fois par jour, lorsqu'il n'y a pas d'hémorrhagie ; dans le cas contraire, il faut porter le nombre des injections à dix par jour, et leur température à 40°. Si cette médication reste sans effet, et que les fongosités ne diminuent pas, le meilleur traitement consiste à dilater la cavité cervicale à l'aide de l'éponge préparée phéniquée, qui vaut beaucoup mieux que les tiges de laminaria ; parfois, il suffit d'une seule éponge, parfois il en faut trois ou quatre.

La cavité cervicale une fois dilatée, il est bon de l'enduire de teinture d'iode à l'aide d'un pinceau. Lorsqu'il y a prolapsus de la muqueuse, on applique, deux fois par semaine, à l'aide du spéculum, de l'acide pyroligneux qu'on laisse en contact avec le canal cervical de 5 à 10 minutes. Ce traitement donne de très beaux résultats.

Si le prolapsus n'est guéri ni par ce moyen ni par l'emploi d'injections chaudes, ni par l'application de tampons de glycérine, on peut alors faire des cautérisations superficielles au fer rouge.

Les injections tièdes ou chaudes peuvent être employées pour diminuer la leucorrhée, due à l'endocervite, surtout lorsqu'il existe des érosions ou des ulcérations sur le col. On fait ces injections avec de l'eau pure ou additionnée de différents médicaments.

Lors d'endocervite aiguë très douloureuse, complication de la blennorrhagie, et dans tous les cas où le vagin, l'utérus et les organes voisins sont très sensibles à l'examen, on recommande les injections avec une décoction de farine de graine de lin laudanisée. Lorsque la sensibilité n'est pas considérable et qu'on rencontre, surtout sur le col de l'utérus, des érosions superficielles, on se trouve bien d'ajouter à l'injection de l'extrait de saturne, une cuillerée à café par verre. S'il n'y a pas du tout de sensibilité, et qu'il existe sur le col des ulcérations, en même temps qu'une vaginite chronique, les injections avec le sulfate de zinc, sont un remède sûr contre l'hypersécrétion. Les parois du vagin sont-elles friables et couvertes d'érosions saignantes ou de veines variqueuses, on obtiendra de bons effets d'injections au perchlorure de fer, 30 à 40 gouttes pour un verre d'eau. Dans le cas où les femmes se plaignent de prurit et de leucorrhée, on ajoute à l'injection de une demi-cuillerée à deux ou trois cuillerées par verre d'acide phénique ; et, si ce médicament est peu efficace ou irritant, on emploie avec avantage de l'hydrate de chloral.

Dans l'inflammation aiguë du col ou l'engorgement des follicules, il faut faire des scarifications, pour diminuer la congestion utérine, et pour dégorger les follicules. On fait de 4 à 8 scarifications peu profondes (2 lignes), d'ordinaire assez près de l'orifice externe, sur la lèvre antérieure et postérieure ; chaque scarification ne donne qu'une cuillerée à café ou une cuillerée et demie de sang. Pour arrêter l'hémorrhagie, on se sert d'ouate phéniquée ou salicylée, et, s'il existe des excoriations ou des ulcérations sur le col, il est bon de tremper l'ouate dans de l'acide pyroligneux. Ces scarifications sont répétées une ou deux fois par semaine ; elles constituent un remède éphémère, car le lendemain déjà la couleur de la portion vaginale du col redevient la même. Lorsqu'aussitôt après les incisions les douleurs s'apaisent et que la femme ressent un soulagement marqué, on peut en conclure que leur emploi est salutaire ; dans le cas contraire, on n'en tirera assurément aucun profit. Pour moi, je n'ai recours que rarement aux scarifications, soit dans les affections du col, soit dans les affections du corps et du fond de l'utérus.

Traitement de l'endométrite fongueuse. — Après avoir dilaté le col de l'utérus, on racle la membrane muqueuse et on fait ensuite une injection de perchlorure de fer et un lavage intra-utérin à l'eau tiède. Le traitement consécutif consiste en injections intra-utérines avec de la teinture d'iode et de la glycérine (1/4), puis avec de la teinture d'iode pure, deux, trois fois par semaine dans l'intervalle des règles. Ajoutez les injections chaudes, l'ergotine et un traitement réconfortant.

CHAPITRE V

Traitement de la déchirure bilatérale du col.
Opération d'Emmet.

Dans les cas de déchirure du col, étudiés par Emmet, avec ectropion des lèvres excoriées ou ulcérées, sécrétions abondantes, hémorrhagies, il y a indication à restaurer le col, à pratiquer la suture d'Emmet.

On commence par administrer des injections chaudes deux, trois fois par jour ; la nuit, on applique des tampons de glycérine. Après une semaine de soins préliminaires, on procède à l'opération. L'époque la plus favorable est la période intermenstruelle. On donne, la veille de l'opération, de l'huile de ricin, et le matin même, un lavement. D'habitude l'opération se fait sans chloroforme. A l'aide d'un spéculum cylindrique, on lave le col avec une solution d'acide phénique à 5 0/0, la malade étant placée dans la position de la taille. Le col est mis à nu à l'aide du spéculum Simon ; on saisit alors la lèvre antérieure ou la postérieure avec des pinces de Museux, et tout l'utérus est abaissé vers l'entrée du vagin. Puis on saisit l'autre lèvre avec des crochets aigus ou avec d'autres pinces de Museux, que l'on confie à un aide. L'opérateur, armé de pinces aiguës, fixe les lèvres de la rupture et, avec des ciseaux droits ou courbes ou un bistouri, il en avive les bords, de l'un et de l'autre côtés. L'hémorrhagie est ordinairement peu abondante; si des branches de l'artère utérine ont été intéressées, on les saisit avec des pinces à mors ou on les lie. On met ensuite des sutures profondes et superficielles (voy. fig. 39) ; une autre suture est placée au-dessus de l'extrémité de la rupture, pour empêcher une hémorrhagie secondaire. La malade est transportée dans son lit ; on fait tous les jours des injections antiseptiques, et les sutures sont enlevées le huitième jour. Parfois les lèvres en ectropion sont excessivement épaisses, de façon que lors de leur rapprochement il se forme, au centre du col, une bosselure empêchant le contact intime des bords de la rupture. Aussi, est-il souvent indispensable de faire des incisions cunéi-

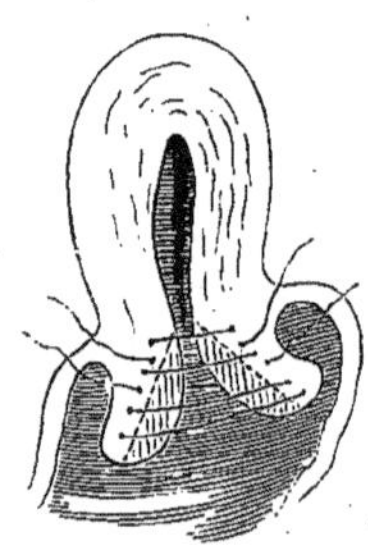

Fig. 39.—Sutures superficielles et profondes dans l'opération d'Emmet.

formes au niveau de la lèvre antérieure et de la postérieure. Les dangers de cette opération sont : la possibilité de la paramétrite et de la cellulite pelviennes et des hémorrhagies secondaires. Si les tamponnements de glace ou les injections chaudes ne suffisent pas à arrêter ces hémorrhagies, on enlève prématurément les sutures, ou bien on en applique une nouvelle au-dessus de la supérieure, afin de saisir les branches de l'artère utérine. On ne doit pas oublier la recommandation suivante d'Emmet : il faut enlever le tissu cicatriciel au niveau des déchirures et dans leur voisinage, la présence de ce tissu rendant la guérison difficile et causant la congestion utérine, l'augmentation de volume de l'organe et toute une série de phénomènes nerveux, particulièrement la névralgie. Il faut donc palper le point qu'on désire aviver, et enlever au couteau toutes les indurations qu'on perçoit.

Emmet conseille de suturer de même les ruptures unilatérales et même les ruptures multiples, lorsqu'elles sont au nombre de trois, quatre.

Si la malade a passé 35 ans et est multipare, il est presque inutile de recourir à la suture ; il vaut mieux amputer le col. Lorsqu'on a affaire à une rupture bilatérale sans ectropion, la suture n'est pas indiquée.

CHAPITRE VI

Traitement de la métrite chronique.

Nous avons déjà dit qu'il était impossible d'exposer un traitement complet de la métrite chronique. Si nombreux sont les remèdes qu'on a proposés et qu'on propose encore dans tous les manuels et les traités qu'il devient littéralement impossible de les classer comme il convient.

La métrite chronique fait partie des maladies curables ; malheureusement les médecins confondent souvent la métrite chronique avec les affections des organes voisins. D'autre part, dans aucune description du traitement de la métrite chronique, on ne trouve de principe fondamental qui serve de guide : on fait un traitement local ; on espère monts et merveilles de l'envoi des malades à différentes eaux minérales et aux bains de mer. Combien ne voit-on pas en Russie de malades envoyées à Kreuznach pour y chercher la guérison de la métrite chronique. J'en ai vu beaucoup qui, après s'être bien trouvées de leur séjour, redevenaient malades au retour. Aussi je me suis fait une règle, dans le traitement des maladies de femmes, de ne pas envoyer les malades aux stations minérales ni aux bains pour la métrite chronique seule, et une expérience de cinq ans m'a prouvé que j'avais bien fait.

La règle fondamentale du traitement de la métrite chronique est la suivante : lutter contre les symptômes principaux de l'inflammation chronique, c'est-à-dire contre les modifications du volume, de la consistance, de la sensibilité de l'utérus et contre ses changements de position.

Il faut avant tout résoudre la question suivante : les troubles généraux observés dépendent-ils tous exclusivement de l'inflammation chronique de l'utérus. La solution de cette question repose exclusivement sur une connaissance approfondie de la pathologie spéciale et générale. Si l'on pense que toutes les modifications dépendent de l'inflammation chronique de l'utérus, le traitement sera principalement le traitement local associé à un traitement général ; si c'est le contraire, c'est aux troubles généraux qu'il faut s'attaquer tout d'abord.

Si l'inflammation chronique a succédé à une inflammation aiguë, le traitement surtout antiphlogistique sera tonique et sédatif.

Enfin, lorsque l'inflammation chronique résulte des troubles de la nutrition, le traitement sera surtout réconfortant.

D'après ces principes, et étant donné que la métrite chronique entraîne souvent après elle la stérilité, le traitement doit se borner à rendre possible la gestation et à obtenir un accouchement régulier qui, comme on le sait depuis longtemps, peut aider à la guérison complète.

D'ailleurs, s'il est utile de connaître le traitement de la métrite chronique, il est bien plus nécessaire encore de savoir en prévenir le développement.

Je diviserai donc le traitement de la métrite chronique en deux parties :

1° Traitement prophylactique ;

2° Traitement de l'inflammation confirmée.

§ I. **Traitement prophylactique.** — L'inflammation chronique de l'utérus s'observe le plus souvent chez les multipares. Son début remonte aux inflammations puerpérales, ou bien elle suit la subinvolution utérine qui dégénère souvent en métrite chronique.

Il faut savoir, pendant la période puerpérale, prévenir l'apparition des processus inflammatoires et obliger l'utérus à se bien contracter, à revenir à son volume normal. Le terme habituel adopté par tous pour cette période puerpérale est de six semaines, jusqu'au retour de couches ; mais les observations montrent que les premières règles, chez les femmes qui n'allaitent pas et dans des conditions normales, apparaissent à la fin du deuxième mois ou à moitié du troisième mois. C'est pourquoi il est difficile de préciser exactement la durée de cette période. Chez les femmes débilitées, la période puerpérale est d'une plus longue durée, et, au point de vue pratique, il est très avantageux de fixer la durée de la période puerpérale en moyenne à deux mois. Durant ce temps, il s'opère évidemment dans l'organisme des modifications essentielles du côté du sang. Mais nous ne savons rien à ce sujet.

Un autre phénomène caractéristique est l'abondance des sécrétions : utérine, rénale, cutanée, etc. Par conséquent, le médecin doit se proposer de favoriser ces sécrétions, règle qu'il ne faut jamais perdre de vue durant la période puerpérale.

La caractéristique pathologique de la période puerpérale est la septicémie ; de telle sorte que toute maladie de l'appareil sexuel peut être considérée comme une maladie septique. Le principe du traitement consiste donc à savoir prévenir la contagion par une propreté idéale et une méthode antiseptique sévère. Les conditions favorisant l'entrée des germes dans l'organisme se rencontrent, après l'accouchement, au niveau des organes sexuels : en effet, outre les lésions, les blessures de ces organes, la face interne de l'utérus n'est, à ce moment, autre chose qu'une plaie exposée à toutes les contagions possibles, surtout au niveau de l'insertion placentaire. Le principe du traitement prophylactique durant la période puerpérale est le suivant : d'un côté, application sévère de la méthode antiseptique ; de l'autre, procédés et remèdes contribuant à favoriser l'involution utérine. Pour ce qui est de l'antisepsie, je renvoie aux traités spéciaux. Je ne m'occuperai que de l'involution.

Mon expérience m'a persuadé que le repos au lit durant un certain temps, c'est-à-dire le repos de l'utérus, du vagin, des ligaments, des parois abdominales et des organes génitaux externes est indispensable à leur involution régulière. On a, d'habitude, pour règle de tenir la femme au lit pendant neuf jours ; c'est suffisant pour une femme tout à fait bien portante. Pour les femmes débilitées, faibles, 12 à 14 jours sont nécessaires. Si l'utérus est alors suffisamment contracté, le col reformé, dur, le fond de l'utérus au niveau du détroit supérieur ou un peu plus haut et tourné en avant, l'accouchée peut quitter le lit. S'il y a le moindre signe de maladie, la femme doit rester alitée. S'il n'existe aucune affection, on permettra dès le premier jour le décubitus latéral ; la femme pourra s'asseoir dans son lit le sixième jour.

Pendant que la malade est encore au lit, le ventre sera bandé matin et soir ; il faut, à ce moment, malaxer l'utérus à travers la paroi abdominale, surtout son fond pendant un quart d'heure au plus. Dès la fin du troisième jour, on administre des injections tièdes, de 30 à 35 degrés, avec un liquide antiseptique quelconque. Si l'utérus revient bien, il suffit d'une injection faite matin et soir ; si l'involution est lente, les injections doivent être plus fréquentes et d'une température plus élevée. Lorsque le cinquième, le sixième, le septième jour, les lochies sont mélangées de caillots et que les injections sont peu efficaces et qu'il n'y a pas de fièvre, il devient indispensable d'avoir recours à l'infusion d'ergot.

On vide l'intestin ordinairement le troisième jour, à l'aide de l'huile de ricin ; les lavements quotidiens qu'on donne par la suite aident l'involution utérine.

Il est absolument nécessaire que la femme allaite, bien que les médecins n'y attachent qu'une faible importance. La lactation a un effet bienfaisant, non seulement sur la contraction de l'utérus et son involution, mais elle semble aider l'involution du sang, si j'ose employer ce terme. La sécrétion lactée est une des sécrétions les plus actives de la période puerpérale, et les observations prouvent qu'en même temps augmente la sudation et la quantité des urines, sécrétions essentielles, indispensables à l'accomplissement normal de l'involution de l'abdomen et du bassin.

La lactation augmente l'appétit chez l'accouchée, la digestion s'accomplit avec plus de régularité. La lactation procure aux organes sexuels le repos indispensable après les couches ; la femme qui allaite peut rester un an sans devenir enceinte ; or, les accouchements trop fréquents sont les plus grandes causes des affections de l'utérus et de ses annexes et en particulier de la métrite chronique.

Par suite de la régularité du fonctionnement de l'intestin, les parois abdominales subissent, elles aussi, leur involution complète ; ainsi disparaît la pléthore abdominale, autre cause de métrite chronique. Telles sont les quelques règles dont l'observation prévient l'apparition de la métrite chronique. Ajoutez à cela que toute affection aiguë de l'utérus et de ses annexes doit être entièrement guérie avant que la femme quitte le lit.

§ II. **Traitement curatif.** — Le traitement de l'inflammation chronique constituée consiste surtout dans le traitement des modifications de la consistance, de l'augmentation de volume et de la sensibilité de l'utérus.

Si la consistance de l'utérus est molle et que cet organe soit volumineux, il faut chercher à ramener l'utérus à son volume et à sa consistance normale. On y arrive à l'aide d'injections chaudes faites matin et soir, à 30° pour commencer ; on les élève graduellement ensuite à 35°. Ce n'est qu'à la fin du sixième mois qu'on commence à s'apercevoir de l'effet de ces injections. Lorsque, grâce à elles, la sensibilité de l'utérus a diminué, de telle sorte qu'on puisse introduire un tampon, l'usage de tampons d'ouate à la glycérine augmentant les sécrétions, contribue à raffermir l'utérus et à diminuer son volume. L'ergotine, les scarifications au début des règles et avant la période d'exacerbation constituent un bon remède.

La diminution de la sensibilité utérine s'obtient soit à l'aide de scarifications, soit à l'aide de narcotiques parmi lesquels la teinture de cannabis indica semble le meilleur ; le fonctionnement régulier de l'intestin qui empêche la congestion pelvienne, l'emploi du bandage, les douches sur le ventre, l'enveloppement à l'aide de draps mouillés, enfin les bains de soleil, rendent également des services.

Si la consistance de l'utérus est molle, et l'utérus volumineux et sensible, le coït doit être défendu. Des promenades à pied en plein air sont indispensables. Les bains tièdes en hiver et en automne sont absolument interdits ; on ne doit les ordonner qu'en été, et à condition qu'ils provoquent la sudation ; sinon ils prédisposent aux hémorrhagies.

Ce traitement est suffisant pour qu'on voie l'utérus diminuer au bout de deux mois et devenir dur, la sensibilité disparaître et le fonctionnement des organes sexuels redevenir régulier.

L'utérus est-il en même temps déplacé, surtout en arrière (rétroversion et rétroflexion), sans adhérences, il est indispensable de placer un pessaire. Si le pessaire est bien supporté, on peut permettre le coït, la gestation est possible, et on sait que l'accouchement guérit la métrite chronique.

Dans le cas où l'utérus est volumineux, dur et très sensible, le principe du traitement reste le même. La première indication est de diminuer la sensibilité (narcotiques, injections chaudes, tamponnement, drap mouillé, douches, surtout bains de soleil). Lorsque la sensibilité a disparu, mais que l'utérus reste encore volumineux et dur, qu'il existe de l'hypersécrétion (catarrhale et menstruelle), on ordonne les injections chaudes dans l'intervalle des règles, deux fois par jour ; pendant les règles on fait plus souvent des injections intra-utérines. Si, malgré cela, l'utérus ne diminue pas et que les hémorrhagies continuent, il faut dilater le col afin de provoquer l'involution utérine ; si celle-ci ne se fait pas et que l'hémorrhagie ne paraisse pas due à l'endométrite, mais à l'induration du parenchyme

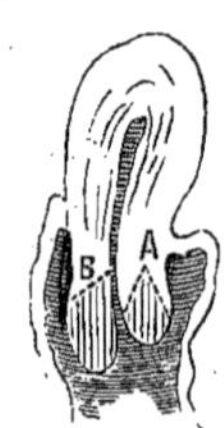

Fig. 40. — Excision cunéiforme de la lèvre antérieure, et résection de la lèvre postérieure.

utérin, on est obligé de recourir à l'incision bilatérale du col, d'exciser un lambeau cunéiforme de la lèvre antérieure, et de cautériser la lèvre postérieure. La malade ne sera pas anesthésiée.

A l'aide du spéculum de Simon, le col est mis à découvert, la lèvre antérieure est saisie avec des pinces de Museux et le col sectionné avec des ciseaux jusqu'à l'insertion des culs-de-sac latéraux. Comme on le voit d'après la figure 40, on enlève un lambeau cunéiforme de la lèvre antérieure et on met sur cette lèvre trois ou quatre points de suture ; sur la lèvre postérieure on coupe la partie inférieure et la plaie est cautérisée au fer rouge. La femme est alors transportée dans son lit, on lui fait des injections tièdes antiseptiques ; les sutures sont enlevées le huitième jour et la plaie laissée par les cautérisations est badigeonnée à la teinture d'iode et à la liqueur de Belloste.

Cette plaie suppure, se cicatrise, et c'est probablement sa cicatrisation qui amène la diminution de volume de l'utérus. C'est alors surtout qu'il est profitable d'employer, d'une façon soutenue, les injections chaudes. J'insiste particulièrement sur ce procédé opératoire qui est très peu dangereux, facile, et produit sûrement la diminution de volume de l'utérus. J'ai obtenu ce résultat dans l'hypertrophie du corps de l'utérus, dans les dégénérescences fibreuses, les prétendues cirrhoses de cet organe au début. Même lors de fibromes interstitiels et sous-séreux, cette opération provoquait la contraction utérine, et l'hémorrhagie cessait parfois complètement.

Il y a déjà huit ans que j'ai recours à ce procédé, et je n'ai pas guéri moins de six cas de dysménorrhée membraneuse, particulièrement lorsqu'elle se greffait sur la métrite chronique.

D'ailleurs nous disposons encore d'un remède qui diminue le volume de l'utérus induré, dans le cas où il n'existe pas d'inflammation du côté du péritoine, du tissu cellulaire ou des trompes : c'est l'application de petits fragments de nitrate d'argent dans la cavité utérine, une ou deux fois par semaine. Mais ce procédé est bien moins efficace que l'opération précédente, après laquelle il m'est arrivé de voir la diminution de l'utérus se faire en trois semaines.

Les métrites chroniques les plus difficiles à traiter sont celles qui sont compliquées d'affections des trompes (salpyngites), qui entraînent si souvent après elles l'inflammation aiguë du péritoine.

Lorsque ni les injections chaudes, ni le traitement hydrothérapique, ni les bains solaires ne réussissent, la question se pose de l'ablation des trompes par l'opération de Tait.

Ablation des trompes. Opération de Tait. — Les cas publiés par Tait doivent nous arrêter à cause de la nouveauté du procédé, des résultats heureux obtenus et des déductions qu'on en peut tirer.

Tait estime que la menstruation est à peine sous la dépendance de l'ovulation ; après l'ablation des trompes, il a toujours vu cesser les règles, tandis qu'il les a vues persister parfois après l'extirpation des ovaires. Il est certain qu'il n'a pas

encore assez d'observations pour que sa façon d'envisager les
choses puisse être adoptée, mais le fait mérite examen. Ce
n'est d'ailleurs que le côté théorique de l'affaire. Le mérite
de Tait, si les faits qu'il rapporte sont vrais, ne consiste pas dans
ce point. Depuis longtemps déjà, on disait que certaines péritonites chroniques, passant souvent à l'état aigu, dépendaient
de l'épanchement dans le péritoine de la sécrétion des trompes.
De même on a observé depuis longtemps que dans les pelvi-
péritonites puerpérales, le maximum des lésions se trouvait
près des pavillons des trompes.

Tait qui a soixante-cinq fois pratiqué l'extirpation des
trompes, pense que les salpyngites se développent le plus souvent consécutivement à la gonorrhée, à un refroidissement, à
une contagion quelconque par une sonde, un pessaire, etc., et
que ces salpyngites entraînent très vite après elle l'inflammation du péritoine pelvien et des ovaires qui, avec l'inflammation
chronique de l'utérus, déterminent des troubles de la santé,
l'irrégularité et l'abondance de la menstruation. D'habitude
les femmes atteintes de salpyngites éprouvent des douleurs
pendant les rapprochements sexuels qui deviennent impossibles au début des règles.

L'examen pratiqué immédiatement avant la période menstruelle dénote une sensibilité très vive du côté des trompes.
Dans 65 cas Tait a trouvé chez ses malades soit l'occlusion,
soit la distension des trompes de Fallope. Dans tous ces cas,
dès que les trompes furent enlevées, les patientes se rétabli-
rent complètement, à l'exception d'une seule. C'est là un fait
des plus intéressants qui nous contraint à rechercher quelles
sont les indications de la laparatomie dans les pelvipérito-
nites.

Tait dit que lorsque avec une péritonite présentant souvent
des poussées aiguës, on sent sur les côtés de l'utérus des
tumeurs qui, au moment des exacerbations, deviennent extrêmement nettes au palper, tandis qu'elles sont peu percepti-
bles à d'autres moments, il y a indication à la laparatomie.

A l'appui de son dire, il rapporte plusieurs observations
dans la majorité desquelles on voit que les exacerbations de la
pelvipéritonite dépendent de la rupture des trompes. A l'état
aigu, dit-il, l'inflammation des trompes est une maladie

qui dégénère rapidement en péritonite généralisée. J'ai vu plusieurs cas funestes de péritonites qui, sans contredit, dépendaient de l'inflammation des trompes de Fallope, et qui auraient dû être traitées par la laparatomie. Et il résume son opinion en ces termes : « Je ne crois pas que je consentirais à laisser mourir une femme de péritonite sans avoir essayé de la sauver d'abord par une opération. »

Dans 13 cas de péritonite chronique cette opération a été pratiquée et les malades ont guéri. A une séance de la Société de Londres (7 novembre 1883), Tait a rapporté 3 cas de péritonite aiguë dépendant de pyosalpingite qu'il guérit par l'ablation des trompes, toilette du péritoine et drainage.

Il a de même, lors du débat provoqué par cette communication, avancé que les péritonites puerpérales, au début de leur développement, doivent être traitées par la laparatomie, le lavage et le drainage du péritoine, bien que jusqu'à présent il ne l'ait pas encore fait.

Les chirurgiens qui prirent part à la discussion firent observer que la salpyngite n'est pas une maladie dangereuse, que les ruptures de la trompe, dans ces conditions, ne donnent pas toujours naissance à la pelvipéritonite, que le nombre des pyosalpyngites est probablement fort limité, car, s'il en était autrement, cette lésion devrait se rencontrer beaucoup plus souvent lors des autopsies.

Ce sont là des faits qui ne peuvent être niés par Tait lui-même. D'ailleurs le rapport de fréquence qui existe entre l'hydro et la pyosalpyngite est inconnu, quoique Tait certifie qu'il est comme 3 est à 2. Le diagnostic différentiel chez la femme vivante, entre l'hydro et la pyosalpyngite est impossible. Il s'ensuit que les indications de la laparatomie restent obscures. Ainsi, la question de l'extirpation des trompes reste encore de nos jours à résoudre, bien que Tait ait déjà rencontré des disciples.

Quant à la proposition de Tait de traiter les accidents puerpéraux par la laparatomie, le lavage et le drainage du péritoine, elle ne rencontrera probablement que peu de partisans, attendu que les péritonites puerpérales ne sont que des localisations de la septicémie. Il serait plus rationnel de traiter l'empoisonnement du sang que la péritonite.

L'opération consiste à extirper les trompes par la lapara-tomie. D'après Tait lui-même, la technique n'est pas difficile. Après l'opération, il lave le péritoine à l'eau tiède et en verse une quantité suffisante pour remplir toute la cavité séreuse. Il saisit ensuite, à pleines mains, les parois abdominales, ferme la plaie et remue l'abdomen en tous sens ; puis, il laisse sortir le liquide. On répète cette manœuvre jusqu'à ce que le liquide ressorte tout à fait clair. Dans l'angle inférieur de la plaie, il place un drain en verre. Il assure que les malades opérées de cette manière guérissent à coup sûr ; il n'en a perdu qu'une sur 65 et encore est-elle morte d'une affection étrangère à celle pour laquelle on la traitait.

On se demande comment l'opération de Tait peut être appli-quée au traitement de la métrite chronique. Les indications peuvent être les complications du côté des trompes et des ovaires.

D'après la remarque de Tait, les indications principales de l'opération sont les suivantes : douleurs au bas-ventre, aug-mentant par les mouvements ou après le coït, atteignant leur maximum d'intensité au moment de l'apparition des règles, qui sont irrégulières, prolongées, c'est-à-dire symptômes de l'inflammation chronique de l'utérus. Mais on ne doit y avoir recours que dans les cas de métrite chronique où tous les autres traitements sont restés sans effet : il ne faut pas oublier en effet que l'opération de Tait conduit à une stérilité absolue.

CHAPITRE VII

Traitement des hémorrhagies de l'avortement.

Si l'examen montre que l'embryon ou l'œuf se trouve encore dans la cavité utérine, et que l'hémorrhagie soit de date récente, on n'emploiera que des remèdes incapables de pro-voquer les contractions utérines : repos, saignée, dérivation sanguine. A l'intérieur on usera des acides, du fer et de la digitale; on donnera des lavements avec 8 à 10 gouttes de laudanum. Les narcotiques, dans ces cas, agissent parfois comme hémostatiques.

Lorsque l'hémorrhagie menace la vie de la malade, que le sang se putréfie, qu'il survient de la fièvre, bref qu'il y a résorption de produits putrides, il est indiqué de débarrasser la cavité utérine de l'œuf, ce qu'on peut obtenir soit à l'aide du tamponnement vaginal, soit par l'emploi de l'ergot de seigle, les injections chaudes ou la dilatation artificielle du col utérin. Mais si l'écoulement vaginal n'a pas d'odeur et qu'il n'y ait pas de fièvre, il faut, avant d'avoir recours aux remèdes ocytociques, s'assurer de la mort du fœtus. C'est là une question des plus difficiles à résoudre. Les observations prouvent, en effet, que parfois, après une métrorrhagie ayant duré 2 mois entiers, on a pu retenir l'œuf dans l'utérus et mener la grossesse à terme. Il n'est pas rare de voir des grossesses, compliquées durant les 9 mois de pertes de sang considérables ressemblant assez aux règles, arriver à terme, l'enfant être expulsé vivant, et les suites de couches évoluer d'une façon tout à fait normale.

Si toutefois, en même temps que les métrorrhagies persistent, l'utérus cesse de se développer, reste dans le *statu quo*, en un mot si le volume de l'utérus n'est pas en rapport avec l'âge de la grossesse, c'est que probablement le fœtus est mort ou qu'on a affaire à une môle.

Dans tous les cas où il faut vider l'utérus, provoquer la fausse couche, on doit procéder avec lenteur, ne jamais se hâter, de telle sorte que l'œuf soit expulsé plutôt par les contractions utérines qu'extrait à l'aide des doigts. Si l'on se hâte il peut rester dans l'utérus une partie de l'œuf ou des membranes qui, non seulement, deviendront une cause d'hémorrhagies secondaires mais encore de septicémie.

Lorsque l'avortement se fait lentement, il est probable que la restauration de la muqueuse utérine commence déjà lorsque l'œuf est encore contenu dans l'utérus. C'est là un fait très important, car dans ce cas l'utérus bien que tapissé d'une muqueuse incomplètement développée est un terrain moins favorable au développement de la septicémie. Cette considération est surtout importante dans les cas de môles hydatiques. C'est pourquoi il vaut mieux d'abord essayer de provoquer la fausse couche par des injections chaudes réitérées et le tamponnement vaginal. Ce n'est qu'en dernier lieu qu'on aura recours à la dilatation du col de l'utérus.

Lorsque l'avortement accompli l'hémorrhagie continue, on peut employer indifféremment tous les remèdes hémostatiques. S'ils restent inefficaces il faut absolument procéder à l'examen de la surface interne de l'utérus et à l'ablation par le raclage des portions de l'œuf qui y sont restées ; on fait suivre cette opération d'injections intra-utérines de teinture d'iode. Si malgré cela l'hémorrhagie continue, et que la fièvre et la septicémie persistent, l'irrigation permanente est ici tout à fait indiquée.

Il ne faut pas oublier que parfois l'œuf mort peut rester dans la cavité de l'utérus pendant toute une année. Lorsqu'après l'expulsion de l'œuf l'hémorrhagie ne cesse pas, et qu'il apparaît des douleurs au niveau de l'utérus et de ses annexes, les applications de glace sur le bas-ventre sont de rigueur, et on peut parfois y joindre le tamponnement vaginal à la glace.

CHAPITRE VIII

Traitement de la subinvolution.

Le traitement prophylactique de la subinvolution consiste à assurer la marche régulière de la période puerpérale comme je l'ai dit plus haut.

Lorsque la subinvolution existe, on prescrit des injections vaginales à 35°, 2 à 3 fois par jour ; on donne de l'ergotine à l'intérieur à la dose de 0,50 centigrammes à 1 gramme ; pendant la nuit, ou dans l'intervalle des injections, on applique des tampons. S'il existe en même temps un déplacement de l'utérus, déplacement qui, le plus souvent, a lieu en arrière, il est bon de remettre l'organe en place au bout d'une semaine, et d'appliquer un pessaire. Le pessaire de Hodge convient aux rétroversions, et aux rétroflexions, celui de Graily Hewitt aux antéflexions et aux antéversions.

Dans les cas rebelles on élèvera la température des injections jusqu'à 40°; et, lorsque l'affection sera de date récente, au lieu d'ergotine on administrera l'infusion d'ergot.

Le problème principal dont la solution s'impose au médecin est de prévenir la contraction insuffisante de la matrice et l'inflammation chronique. Aussi doit-on recommander à la femme d'éviter toute espèce de refroidissement, interdire le coït avant les règles et aussitôt après, faire la plus grande attention à ce que les parois abdominales subissent une involution suffisante, et dans le cas contraire faire porter une ceinture abdominale. On entretiendra avec grand soin la liberté du ventre.

CHAPITRE IX

Traitement des rétroflexions, des rétroversions et des rétropositions.

Le traitement des rétroversions et des rétroflexions acquises consiste : 1° à replacer et à redresser l'utérus ; 2° à maintenir l'utérus redressé à l'aide de pessaires. On emploie au préalable des médicaments qui provoquent la contraction utérine et tonifient l'appareil ligamenteux.

J'appelle spécialement l'attention sur la consistance, le volume et la mobilité de l'utérus. S'il n'existe pas d'adhérences, les injections chaudes à 35°, faites 2 fois par jour, l'ergotine, les tampons, donnent de bons résultats. Sous l'influence de ces moyens l'utérus diminue parfois considérablement de volume en 4, quelquefois même en 2 semaines ; la sensibilité devient insignifiante, et le redressement de l'utérus par le toucher manuel réussit aisément. Pour opérer ce redressement on place la femme dans la position genu-pectorale; puis, à l'aide de deux doigts introduits dans le vagin on refoule le fond de l'utérus vers une des fosses iliaques. Si la sensibilité de l'organe est considérable et ne diminue pas sous l'influence des remèdes précédents, il est bon de badigeonner deux fois par semaine le cul-de-sac postérieur avec de la teinture d'iode. On calme ainsi la douleur.

Dans les cas de rétroversion et de rétroflexion, l'application du pessaire de Hodge n'est indiquée que quand l'utérus est revenu à son volume normal, qu'il n'y a pas de sensibilité ni de symptômes d'inflammation chronique du tissu cellulaire. Si cette dernière complication existe, l'introduction du pessaire est absolument contre-indiquée.

Les pessaires peuvent être confectionnés soit en caoutchouc dur soit en fil d'archal recouvert de gutta-percha. Les seconds sont plus commodes que les premiers, car leur forme peut être facilement modifiée. L'avantage des pessaires en gutta-percha est qu'on peut les entretenir bien plus propres ; il en est de même de ceux en alluminium et en celluloïde. Les pessaires de Hodge s'introduisent d'après les mêmes procédés que le spéculum : l'extrémité la plus étroite se place dans le cul-de-sac postérieur, la plus large repose sur la paroi antérieure du vagin et le col de l'utérus s'applique dans l'orifice du pessaire.

Pendant et après l'introduction du pessaire la femme ne doit éprouver aucune sensation désagréable, telle que celle d'un corps étranger dans la cavité du vagin. L'opération terminée on engage la malade à faire le tour de la chambre, à tousser, à faire un effort, après quoi on cherche si le pessaire n'a pas bougé. Un bon pessaire doit rester en place. On recommande à la femme de ne pas faire le jour même ou le lendemain de mouvements exagérés ; de ne pas soulever de fardeaux, de faire des injections deux fois par jour avec de l'eau additionnée d'une petite quantité d'acide phénique. Tous les deux jours elle doit se présenter à l'examen du médecin aussitôt après avoir uriné, le pessaire pouvant se déplacer lors de la miction. Parfois le déplacement du pessaire au moment de la défécation dépend de la dureté des matières, parfois seulement de ce que, dans les premiers temps, le vagin se contracte sous l'influence du corps étranger. Le pessaire peut être porté pendant un temps très variable : de un à plusieurs mois. Après chaque menstruation il faut l'enlever et le laver. S'il n'existe pas de contre-indication le coït peut être permis, mais avec des précautions, bien entendu. Il n'est pas rare d'observer pendant les premiers temps de l'emploi d'un pessaire une leucorrhée intense qui ne tarde pas à diminuer. Si au début ou par la suite le pessaire détermine des douleurs, de la gêne, de la compression de la vessie, s'il survient sous l'influence de causes quelconques une inflammation pelvienne, le pessaire doit être enlevé immédiatement.

Si la femme devient enceinte pendant qu'elle porte un pessaire on laissera celui-ci en place jusqu'à 3 mois 1/2, c'est-à-dire jusqu'à l'époque ou l'utérus sort tout à fait du petit bassin. Certains gynécologues trouvent nécessaire de changer le pessaire en augmentant progressivement son calibre, pour obtenir la guérison du déplacement. Je n'ai jamais eu besoin d'avoir recours à ce procédé.

Les cas les plus graves de déviations et de flexions utérines en arrière sont ceux dans lesquels le fond et le corps de l'utérus adhèrent aux parties voisines, lorsque l'utérus est en rétroposition. Ici, il s'agit de faire disparaître l'immobilité complète ou limitée de l'utérus en détruisant les adhérences. On a essayé d'un traitement radical consistant à détruire par la laparatomie les adhérences du rectum et du fond de l'utérus, à suturer ce dernier à la paroi abdominale antérieure, à fixer, en un mot, l'utérus en antéversion. D'autres chirurgiens ont tenté de détruire ces adhérences en incisant la paroi vaginale, en plaçant la femme dans la position genu-pectorale et en déchirant les adhérences avec des instruments analogues à l'hystéromètre. Plusieurs observations de ce genre ont été publiées dans l'*American Journal of Obstetrics*. Je rappelle enfin les efforts qu'on a faits pour maintenir l'utérus dans la moitié antérieure du bassin en sectionnant les ligaments ronds de l'utérus au niveau du canal inguinal et en les suturant à la plaie. Toutes ces tentatives chirurgicales ont rencontré fort peu de partisans ; car, malgré la puissance de la méthode antiseptique, la laparatomie reste une opération dangereuse. Spencer Wells à la fin de sa carrière, après avoir fait 1,000 ovariotomies considère la laparatomie comme une opération après laquelle la mort peut être rapide et inattendue. Déchirer les adhérences sans inciser la paroi abdominale est un procédé hardi qui ne supporte pas l'examen réfléchi, car on sait qu'en déchirant ainsi les adhérences à l'aveugle, on peut déchirer le péritoine viscéral de l'intestin et causer la perforation de ce dernier.

Dans ces conditions cette question se pose : les adhérences ne peuvent-elles être détruites sans opération ? Les observations prouvent que si une femme ayant un utérus adhérent en arrière devient enceinte, la grossesse peut, dans certains cas, atteindre son terme, l'accouchement se faire heureusement, et la mobilité de l'utérus devenir complète. Il est donc à supposer que la grossesse développe dans les adhérences un processus quelconque, la dégénérescence graisseuse par exemple, sous l'influence duquel les néomembranes se laissent distendre aisément et peuvent même se résorber. A l'appui de cette opinion, je ferai remarquer qu'à l'époque de la menstruation la mobilité de l'utérus devient également plus grande. Bien que nous n'ayons à notre disposition aucun médicament qui puisse produire la dégénérescence graisseuse des adhérences, l'observation prouve cependant que lorsqu'on tente obstinément de ramener l'utérus et ses annexes à l'état normal, on peut espérer qu'au bout de un ou deux ans la conception redeviendra possible. Dès que ce but sera atteint l'art du médecin consistera à mener la grossesse à bien. Il est superflu de redire ici tous les conseils qu'on a à donner aux femmes dans ces conditions. Le médecin est obligé de voir sa cliente au moins deux fois par semaine pendant les 4 premiers mois de la grossesse, prendre soin d'éloigner tout ce qui est anormal non seulement dans la sphère sexuelle mais dans tout l'organisme. Du côté des organes génitaux il faut empêcher la stase du sang dans le bassin et la tendance à l'hypersécrétion.

Dans ce but, on prescrit la diète, l'exercice modéré en plein air ; on assure le fonctionnement régulier de l'intestin ; parfois même, malgré l'anémie générale, on devra recourir à l'application de sangsues à l'anus ou dans la région coccygienne. Si la grossesse atteint la fin du 4e mois on est à peu près sûr de voir disparaître les adhérences.

Mais que faire lorsqu'on ne peut arriver à rendre possible une grossesse ? Les injections chaudes à 35°, les bains solaires, les douches abdominales, l'emploi du pessaire peuvent parfois augmenter la mobilité de l'utérus et diminuer considérablement les inconvénients des adhérences. Ce résultat s'observe surtout pour les hémorrhagies qui disparaissent tout à fait, et pour la menstruation qui redevient régulière. En résumé, lorsqu'on a constaté des adhérences utérines, il faut traiter l'utérus comme si ces adhérences n'existaient pas, et s'attacher à modifier les changements survenus dans la consistance, le volume, la sensibilité de l'organe en même temps qu'à diminuer la leucorrhée.

Je ne parlerai pas du traitement des déplacements de l'utérus en arrière au moyen de pessaires ou de cathéters intra-utérins, car d'après mon expérience personnelle, ces instruments sont plus nuisibles qu'utiles.

CHAPITRE X

Traitement de l'antéflexion congénitale.

Le traitement des antéflexions congénitales varie suivant qu'on a affaire à des jeunes filles ou à des femmes. Jusqu'au mariage le traitement consiste à combattre la dysménorrhée et la leucorrhée, et à prévenir les complications inflammatoires.

Les meilleurs médicaments pour diminuer la dysménorrhée sont : la teinture de cannabis indica, les suppositoires belladonés, et l'application sur le bas-ventre, au moment des crises douloureuses, de vessies remplies d'eau chaude.

Les jeunes filles peuvent très bien supporter les injections; d'habitude on confie la surveillance de ce traitement à une sage-femme ou à une garde-malade expérimentée. Ces injections chaudes sont données à 28° et plus ; elles diminuent très notablement l'hypersécrétion. Dans le même but on prescrit, l'hiver, des douches sur le ventre, l'enveloppement dans des draps mouillés, et l'été les bains de soleil. Un remède puissant contre les troubles fonctionnels liés aux antéflexions innées est la gymnastique, le massage de la région abdominale ; mais il faut être très réservé dans leur emploi et en bien saisir les indications, à peine de faire plus de mal que de bien.

Chez les femmes mariées on ne doit pas commencer le traitement des antéflexions congénitales immédiatement après le mariage ; il vaut mieux attendre deux ans, car parfois les rapports sexuels et l'achèvement du développement süffisent à amener la guérison. L'observation prouve que la grossesse peut parachever le développement de l'utérus. Le médecin doit surveiller avec le plus grand soin une femme enceinte chez laquelle il a pu constater antérieurement à la grossesse une antéflexion congénitale, car, à la fin du 3e mois, il peut survenir facilement un avortement. Si après deux ans de mariage il n'y a pas de grossesse, il faut intervenir. Le traitement chirurgical consiste à inciser le col d'après la méthode de Sims. Les instruments nécessaires sont : le spéculum de Simon ou de Sims, des pinces de Museux, le couteau de Potoff, le couteau de Sims, des pessaires intra-utérins en verre. La veille

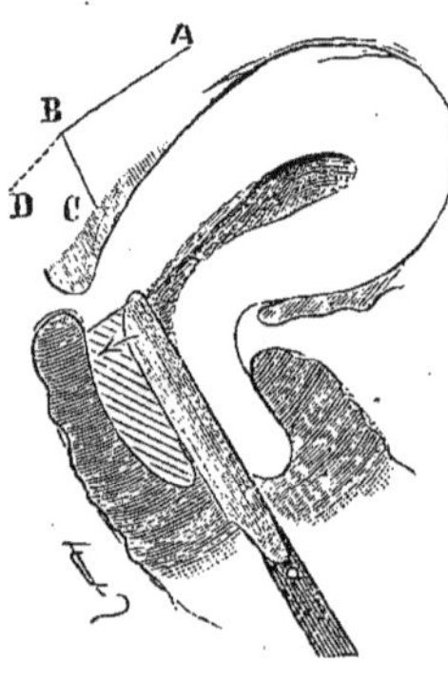

Fig. 41. — Incision du col par le procédé de Sims.

de l'opération on fait prendre à la malade de l'huile de ricin. La femme étant dans la position de la taille, et le spéculum introduit, on injecte dans le vagin une solution à 5 0/0 d'acide phénique. La lèvre antérieure du col est saisie à l'aide des pinces de Museux et l'utérus abaissé en masse vers l'entrée du vagin. A l'aide du couteau de Potoff introduit jusqu'au niveau de l'orifice interne du col on incise toute la moitié postérieure jusqu'à l'insertion du cul-de-sac postérieur. Si en introduisant la sonde on rencontre un obstacle au niveau de l'orifice interne on incise l'orifice interne au niveau de sa partie antérieure en tournant en avant le tranchant du couteau de Potoff qu'on introduit dans la cavité utérine.

Ensuite on place un pessaire intra-utérin, on fait une injection dans le vagin qu'on bourre de tampons d'ouate iodoformée. La femme reste alitée sept jours ; le quatrième jour elle peut s'asseoir dans son lit, et elle se lève à la fin du septième. On laisse le pessaire intra-utérin jusqu'à l'apparition des règles, et lorsque celles-ci reviennent il est expulsé spontanément, ou bien on l'enlève. L'opération est peu douloureuse ; on la fait sans avoir recours au chloroforme. Elle n'est pas sanglante ; on vient facilement en effet à bout de l'hémorrhagie à l'aide des injections à 36 ou 37°.

Lorsqu'on observe les règles de la propreté et de l'antisepsie les dangers de l'opération sont insignifiants. Pendant les premiers temps qui la suivent il se montre des douleurs dues probablement à la présence du pessaire intra-utérin ; elles peuvent être aisément calmées par l'application de compresses ou de sacs chauds sur le bas-ventre et par l'ingestion de quelques gouttes de laudanum. Si les douleurs s'accompagnent de fièvre, de frissons, le pessaire doit être immédiatement enlevé, et on applique sur le bas-ventre une vessie de glace. Lorsque le pessaire tombe il faut en mettre un plus grand et le maintenir constamment à l'aide de tampons.

Le résultat de l'opération est le suivant : elle redresse, comme le montre la figure 4, l'axe de l'utérus, et reporte l'orifice du museau de tanche au niveau de l'insertion du cul-de-sac postérieur.

CHAPITRE XI

Traitement du col conique.

Il consiste à dilater le museau de tanche et à faire disparaître la rigidité du col. On peut procéder à cette opération très rapidement après le mariage.

Les instruments et les préparatifs nécessaires sont les mêmes que pour l'opération de Sims. En outre il est bon d'avoir des ciseaux droits ordinaires ou des ciseaux de Küchenmeister. Après avoir mis à découvert la portion vaginale à l'aide du spéculum de Simon ou de Sims, on saisit avec des pinces de Museux la lèvre antérieure du col et on fait une incision bilatérale jusqu'à l'insertion des culs-de-sac latéraux. Puis, à l'aide du couteau de Potoff qu'on glisse à plat jusqu'à l'orifice interne, on incise des deux côtés le col en diagonale, de l'orifice interne jusqu'aux extrémités des incisions latérales de la portion vaginale (fig. 42). La femme est ensuite mise au lit ; on lui fait des injections quotidiennes.

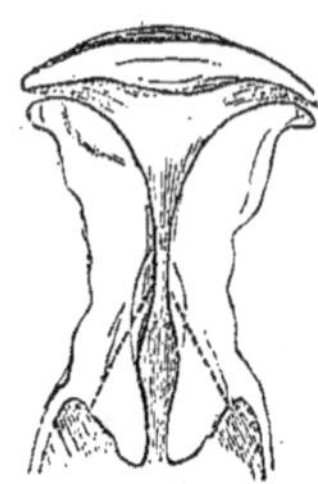

Fig. 42. — Incision bilatérale du col.

Le quatrième jour on introduit la sonde et on détruit les adhérences qui ont pu se faire entre les lèvres des incisions.

Le septième jour la malade quitte le lit ; le neuvième et le dixième elle peut sortir. Les dangers et les inconvénients de cette opération sont les mêmes que ceux de l'opération de Sims. S'il survient une hémorrhagie secondaire, les injections chaudes trouvent ici leur indication. On peut encore pratiquer cette opération à l'aide de l'hystérotome double ; mais il n'atteint pas aussi bien le but, est dangereux, et peut déterminer des lésions profondes du col.

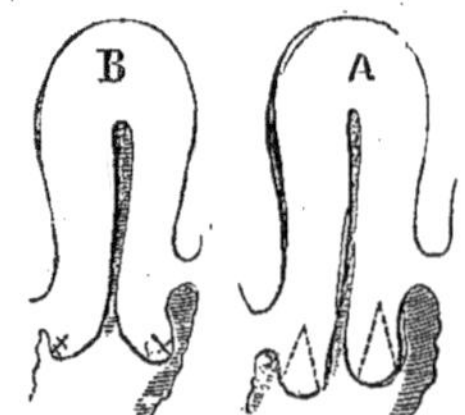

Fig. 43. — Excision de lambeaux cunéiforme (*Kegelmantel förmige excision*).

A. Excision. — B. Suture.

Un troisième moyen est l'excision de lambeaux cunéiformes des lèvres antérieure et postérieure associée à l'incision bilatérale de la portion vaginale (Kegelmantelfœrmige excision). Ce procédé met davantage à l'abri des adhérences de la portion vaginale (fig. 43 et 44).

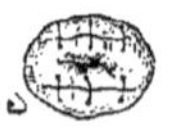

Fig. 44. — Museau de tanche après la suture.

Dans le cas ou l'opération est impossible (affection bilatérale des ovaires, cellulite, péritonite) les principes du traitement sont les mêmes que pour la métrite chronique.

CHAPITRE XII

Traitement des hémorrhagies pendant la grossesse.

Le traitement des hémorrhagies de la grossesse varie avec leur cause (placenta prævia, grossesse extra-utérine, môle hydatiforme).

Ici se pose une question intéressante. Est-il possible de traiter, pendant la grossesse, les ulcères ou la dégénérescence cancéreuse du col lorsqu'elle cause des hémorrhagies, sans entraver la marche de la gestation ? Oui, on peut appliquer sur le col tous les caustiques possibles, en surveillant la réaction locale et générale qui peut en être la conséquence.

L'ablation des polypes, des fibromes, du carcinome du col de l'utérus est-elle possible ? De nos jours cette question a été résolue par l'affirmative ; les opérations sont possibles pendant la grossesse non seulement sur le col de l'utérus mais même sur l'abdomen : ovariotomie, myomotomie.

Il arrive souvent lorsqu'on débute dans la carrière qu'on est appelé à traiter des métrorrhagies survenant pendant la grossesse et dont la cause est difficile à découvrir. Dans ces cas il ne faut pas user de remèdes ayant une action sur la contractilité utérine ; on se bornera à faire de la dérivation et à ordonner des médicaments palliatifs et sédatifs (opium et digitale).

Il faut signaler ici l'excellent effet des bains chauds sur les métrorrhagies. Dans le cas où la perte mettrait la vie de la femme en danger on ferait le tamponnement du vagin, et si cela ne suffisait pas on aurait recours à l'accouchement prématuré artificiel.

Lors de grossesse extra-utérine tubaire ou ovarique il faut immédiatement extirper le kyste ; si l'on a affaire à une grossesse extra-utérine abdominale on ponctionne le kyste fœtal pour arrêter la gestation.

Dans le cas de rupture de l'utérus, la laparatomie et l'amputation supravaginale de l'utérus doivent être pratiquées.

CHAPITRE XIII

Traitement de l'apoplexie des ovaires.

Le traitement de l'apoplexie des ovaires comprend deux parties : le traitement au moment de l'accident et le traitement prophylactique ou préventif.

Au moment où se fait l'hémorrhagie on a d'abord recours au froid ; on applique sur le bas-ventre des vessies remplies de glace. Si la malade ne peut les supporter, si elles provoquent des douleurs plus intenses et des phénomènes de collapsus, on les remplace immédiatement par des sacs chauds. Dans certains cas pourtant ce traitement n'est pas supporté ; on peut alors essayer d'appliquer surtout le ventre des compresses trempées dans l'eau chaude, et si ce moyen échoue on a recours à l'ouate ou aux compresses trempées dans une solution chloroformique d'huile d'olive ou à l'éther sulfurique.

On se trouvera également bien, s'il n'y a pas de vomissements, des narcotiques : teinture de cannabis, laudanum, suppositoires belladonés. Lorsqu'il existe des vomissements, on use des injections hypodermiques de morphine et de suppositoires. L'accès passé, on peut immédiatement faire faire des injections vaginales, d'abord à 32°, puis à 35° et plus. Il faut aller prudemment et donner en même temps de petites doses d'ergotine.

Dans le but de prévenir l'apoplexie, on recommande le traitement hydrothérapique : enveloppement à l'aide de draps mouillés, douches sur le ventre. Il faut veiller, et c'est là un point important, à ce que la femme ne fasse pas d'excès de coït ; une semaine avant les règles et pendant quatre jours après les rapports doivent être absolument interdits. On évitera le refroidissement des extrémités inférieures. Si l'ovaire est abaissé et quelque peu volumineux, la femme se mettra dans le vagin, dans l'intervalle des injections du matin et du soir, des tampons d'ouate imbibés de glycérine.

S'il n'y a pas de contre-indication, il faut placer un pessaire de Hodge ou celui de Mayor.

CHAPITRE XIV

Traitement de l'hématocèle.

Il se divise en deux périodes : traitement du début lorsque l'enkystement du sang épanché n'est pas encore un fait accompli ; traitement de l'hématocèle après enkystement. Les indications à la première période sont les suivantes : arrêter l'hémorrhagie interne et externe et parer au shock et à l'anémie aiguë. On prescrit la position horizontale, l'application de glace sur le bas-ventre, le tamponnement du vagin avec de la glace ; du vin, le musc et la valériane. S'il y a des nausées, on fait des injections sous-cutanées d'éther. On continue ce traitement jusqu'à la fin du deuxième jour. Puis, lorsque débute la réaction péritonéale, on donne les narcotiques ; laudanum à l'intérieur et en suppositoires; diète absolue. Dès que les phénomènes inflammatoires s'apaisent, on prescrit les injections chaudes dans le but d'arrêter l'hémorrhagie externe qui persiste, et d'activer la résorption du sang épanché. Sous l'influence de l'application de glace sur le bas-ventre et des injections vaginales chaudes, les épanchements sanguins moyens se résorbent vite, surtout dans les premiers temps. Si la résorption est lente, il est préférable de remplacer les injections chaudes par des irrigations permanentes. Lorsque la résorption marche vite et que les phénomènes réactionnels ne réapparaissent pas, on peut supprimer la glace et la remplacer par l'application de compresses ou de sacs chauds sur le ventre. Il ne faut pas oublier que la récidive de l'hémorrhagie interne survient, le plus souvent, à l'époque des règles ; la femme fera bien de rester alitée au moment de ses règles durant quelque temps après l'accident. Au moindre soupçon d'hémorrhagie interne, on appliquera de la glace sur le ventre. Si l'épanchement sanguin a été assez considérable pour remplir tout l'espace de Douglas, refouler l'utérus en avant et le rectum en arrière, la résorption en sera fort lente. Si le sang ne se décompose pas, si l'hématocèle ne suppure pas, il ne faut pas compter voir disparaître l'épanchement avant six ou huit mois.

Lorsque, vers le second mois, on observe de la fluctuation dans le kyste sanguin, il est profitable de faire plusieurs ponctions aspiratrices par le rectum ou le vagin à l'aide de l'appareil Dieulafoy. Ces ponctions diminuent la tension, favorisent la résorption rapide du sang épanché, et facilitent l'ouverture spontanée au niveau des piqûres, ce dont je me suis assuré plus d'une fois.

Lorsque le sang épanché s'altère, il survient de la fièvre hectique ; la tumeur devient tendue et il y a indication à vider le kyste. Dès qu'on s'est convaincu, par une ponction exploratrice à l'aide de l'appareil Dieulafoy, de la suppuration, il faut inciser le cul-de-sac postérieur, longitudinalement ou transversalement, évacuer le contenu du kyste et y introduire un tube de verre, à l'aide duquel on fera de l'irrigation permanente. On bande solidement le ventre et on le couvre de glace. Si la fluctuation n'existe pas et si la tumeur, quoique volumineuse, n'occasionne pas de troubles menaçant la vie, il ne faut pas intervenir.

Dans la grande majorité des cas, l'expulsion forcée des caillots prédispose aux hémorrhagies internes secondaires. Lorsque, dans l'hématocèle, l'inflammation du tissu cellulaire est intense, le traitement chirurgical n'est guère profitable.

Quand le kyste se rompt dans le péritoine, il est indiqué de faire la laparatomie pour nettoyer le péritoine et draîner, par le vagin, le cul-de-sac de Douglas.

CHAPITRE XV

Traitement des métrorrhagies de la ménopause.

Il faut ici, pour instituer un traitement utile, examiner avec grand soin les modifications subies par l'organisme entier et s'attacher à les corriger. Parmi ces modifications organiques, on peut citer l'obésité, l'athérome, les troubles de l'innervation du cœur.

Il ne faut pas croire que les degrés extrêmes de l'obésité puissent seuls donner naissance aux métrorrhagies ; on n'oubliera pas que, dans l'obésité au début, le cœur est atteint avant les autres organes. Le traitement de l'obésité consistera dans une diète sévère, l'abstinence de viande et de végétaux, le régime lacté, la cure de petit lait, les bains de soleil et l'hydrothérapie. Ce n'est que lors de métrorrhagies abondantes qu'il devient indispensable de maintenir les malades au lit. Si l'on observe la pléthore abdominale et de la congestion du foie, on applique, avec fruit, des sangsues à l'anus, en quantité variable, selon les forces de la malade. Localement, on a recours aux injections chaudes, au tamponnement et aux médicaments qui contribuent à amener l'atrophie utérine. Quant à l'ergot de seigle et à ses dérivés, ils n'ont que peu d'efficacité; il vaut mieux ne pas les employer, se rappelant qu'à la ménopause l'atrophie de l'utérus est un phénomène essentiel qui peut également porter sur d'autres organes et principalement sur le cœur.

Des hémorrhagies modérées peuvent être indispensables au maintien de l'équilibre de l'organisme.

Si l'hémorrhagie ne cède pas au traitement que je viens d'indiquer, on peut dilater le col et gratter la membrane muqueuse, bien que cette opération ne donne que des résultats éphémères. Si, en même temps que d'autres phénomènes caractéristiques de la ménopause, le médecin constate une augmentation de volume du col de l'utérus, son induration, un certain degré d'hypertrophie de l'utérus, l'amputation ou l'excision de la lèvre antérieure du col, et la cautérisation de la lèvre postérieure au fer rouge donnent de très bons résultats.

Enfin, on rencontre des cas graves dans lesquels tous les efforts et tous les remèdes hémostatiques échouent. Les métrorrhagies sont tellement abondantes que la vie de la femme est en danger. On peut alors poser la question de l'extirpation totale de l'utérus ou de la castration. Une observation me pousse vers cette opération : c'est celle d'une femme qui mourut de métrorrhagies de la ménopause. L'utérus n'était pas volumineux ; il était assez friable. Quant aux autres organes, on n'y trouvait rien d'anormal. Il me semble que dans ce cas, l'hystérectomie aurait pu sauver la vie de la malade.

CHAPITRE XVI

Traitement de la superinvolution.

Le traitement de la superinvolution doit être plutôt général que local. Le changement de résidence, le séjour à la campagne, l'usage du lait, du koumiss, les bains de soleil, l'arsenic et le fer constituent tout le traitement. Ce serait une erreur profonde que de croire les médecins qui prétendent devoir des succès à l'emploi de pessaires intra-utérins galvaniques dans le traitement de la superinvolution. Ce qu'il faut craindre ici, ce n'est pas l'aménorrhée, mais les troubles nerveux et psychiques. Si, à l'examen attentif des trompes et des ovaires, on les trouve augmentés de volume et qu'il existe en même temps de la fièvre hectique, on doit se demander si l'on n'a pas affaire à de la tuberculose. C'est dans ce sens qu'il faut chercher. Ma conviction est que la superinvolution aujourd'hui n'est, le plus souvent, qu'un symptôme d'une maladie générale. La tuberculose peut débuter par les trompes et les ovaires.

CHAPITRE XVII

Traitement de l'inversion utérine.

Il consiste soit à réduire l'utérus inversé, soit à amputer le corps et le fond de l'organe.

Lorsqu'il s'agit d'un cas aigu ou chronique, mais sans adhérences de l'entonnoir, il y a indication à réduire le fond et le corps de l'utérus renversés. Il y a pour cela un grand nombre de procédés ; mais je ne m'arrêterai qu'à ceux que j'ai employés.

Préalablement, on fait, durant une semaine, des injections chaudes réitérées et fréquentes (s'il s'agit d'un cas chronique), dans le but d'arrêter l'hémorrhagie et de diminuer le volume de l'utérus ; en même temps, on administre du fer et on soumet la malade à un régime fortifiant.

La femme sera chloroformée jusqu'à résolution complète. Si, pendant les inhalations de chloroforme, on observe des spasmes du col de l'utérus, il sera bon de donner un lavement d'hydrate de chloral. La femme étant dans la position de la taille, on saisit à pleines mains le fond et le corps de l'utérus et on l'attire vers le bord inférieur de la symphyse pubienne. Deux doigts introduits dans le rectum pénètrent à travers la paroi antérieure du rectum dans l'entonnoir; en même temps, de l'autre main, on comprime le fond et le corps de l'utérus, et on s'efforce de les pousser à travers l'entonnoir. On est parfois obligé, pour réussir, de fixer et d'attirer en bas la lèvre postérieure ou antérieure du col, ce qui se fait à l'aide des pinces de Museux. Si le spasme du col est intense, il est bon de faire une incision intéressant la muqueuse et la musculeuse; dans le cas où cette incision serait insuffisante, on ferait mettre la femme dans la position genu-pectorale, on pousserait l'entonnoir vers la paroi abdominale antérieure et, après l'avoir fixé à l'aide d'une main, on renouvellerait les tentatives de réduction dans cette position. Lorsque toutes ces manœuvres sont restées infructueuses, on replace la femme dans son lit, on lui applique, sur le bas-ventre, des vessies remplies de glace, et on prescrit des injections chaudes. Ce n'est qu'après sept ou huit jours qu'on peut renouveler les tentatives. S'il existe de l'inflammation du tissu cellulaire et du péritoine, il ne faut pas tenter les manœuvres en question, car l'inflammation en est aggravée, prolongée, et il faut arriver à l'amputation du corps et du fond de l'utérus. Je n'ai jamais fait plus de trois tentatives de réduction. Lorsque la réduction par les mains ne réussit pas, on peut la tenter avec le colpeurynter introduit dans le vagin et rempli d'eau froide ou chaude. Ce moyen est douloureux; quelquefois, les malades ne peuvent le supporter. Cependant, le médecin doit insister et exiger qu'on en fasse l'essai, attendu que parfois, au moment où les douleurs sont à leur maximum, la réduction se produit.

Le procédé de Thomas consiste à pratiquer la laparatomie et à dilater l'entonnoir, à l'aide d'un dilatateur. On peut avoir recours à ce procédé chez de jeunes femmes qui veulent à tout prix conserver leur utérus.

Lorsqu'il y a adhérences de l'entonnoir, gangrène de l'utérus, ou dégénérescence du fond et du corps avec de la paramétrite chronique et des hémorrhagies menaçantes, il y a indication d'amputer le corps et le fond de l'utérus inversé.

La veille de l'opération, on donne de l'huile de ricin et, du soir au matin, on fait une irrigation permanente. La malade est anesthésiée au maximum, le vagin dilaté à l'aide du spéculum de Simon ou de Sims ; le fond de l'utérus inversé étant saisi avec une pince de Museux, on l'abaisse vers l'entrée du vagin et on amène le pédicule au dehors. On prend alors une aiguille droite, pourvue d'un fil d'argent, qu'on passe au travers du pédicule, et à l'aide duquel on le lie. Au-dessus de la ligature d'argent, on place une ligature circulaire de soie. Le fond et le corps de l'utérus sont alors sectionnés au-dessous de la ligature d'argent, un peu en biais, de manière que les feuillets péritonéaux fassent une légère saillie et puissent être suturés. On applique ensuite un tampon iodé et la femme est reportée dans son lit. La suture des feuillets du péritoine est indispensable, les ligatures pouvant parfois se rompre, de sorte que la partie du col qui est restée, remontant dans l'abdomen, donne lieu à une hémorrhagie interne. Si, au contraire, les feuillets du péritoine sont suturés, l'hémorrhagie est externe et peut être facilement arrêtée. C'est là un fait dont je me suis personnellement convaincu. La ligature se détache spontanément au dix-septième jour où on l'enlève. Le traitement, après l'opération, consiste à faire des injections antiseptiques quotidiennes et à prévenir la péritonite.

CHAPITRE XVIII

Traitement de l'obésité.

Que l'obésité soit congénitale ou acquise, le traitement est le même : il consiste dans l'observation sévère du système de Benting : exercice, hydrothérapie, eaux minérales de Marienbad, Carlsbad et Vichy. Localement, les incisions du col sont parfois utiles dans les cas d'obésité congénitale ; mais, le plus souvent alors, il existe en même temps ou un col conique ou de l'antéflexion innée. On se gardera de maintenir au lit les femmes obèses lorsqu'elles ont des métrorrhagies. L'ergot et ses dérivés sont sans effet, parfois même nuisibles. Les injections chaudes et les douches abdominales donnent souvent de brillants succès.

HAVRE. — IMPRIMERIE DU COMMERCE, 3, RUE DE LA BOURSE.